护理院业务与管理丛书

# 护理院护理技术

主　审　霍孝蓉

总主编　张秀花

主　编　张兰凤

科学出版社

北　京

# 内 容 简 介

本书共分 6 章，包括总论、预防和控制护理院院内感染、护理院常见症状护理、护理院常见疾病护理、护理院常用护理技术及护理院常见护理风险防范等内容。本书从护理院的实际出发，结合国内养老护理最新动态，尤其是临床各科指南、共识、建议等，总结并提炼出准确而全面的护理院护理技术，具有可读性、适用性及先进性。

本书适用于护理院护理人员、康复护士、医学院校养老护理专业学生等专业人员参考阅读。

**图书在版编目（CIP）数据**

护理院护理技术 / 张兰凤主编．—北京：科学出版社，2021.3
（护理院业务与管理丛书）
ISBN 978-7-03-066954-4

Ⅰ.护… Ⅱ.张… Ⅲ.护理学 Ⅳ.R47

中国版本图书馆 CIP 数据核字（2020）第 226714 号

责任编辑：肖　芳　纳　琨 / 责任校对：张　娟
责任印制：赵　博 / 封面设计：吴朝洪

科　学　出　版　社 出版
北京东黄城根北街 16 号
邮政编码：100717
http://www.sciencep.com

北京凌奇印刷有限责任公司 印刷

科学出版社发行　各地新华书店经销
*
2021 年 3 月第 一 版　　开本：787×1092　1/16
2021 年 3 月第一次印刷　　印张：13 1/2
字数：345 000
POD 定价：80.00 元
（如有印装质量问题，我社负责调换）

# 丛书编委会名单

# 编者名单

主　审　霍孝蓉

总主编　张秀花

主　编　张兰凤

副主编　史崇清　陈玉华

编　者　（按姓氏笔画排序）

丁彩云　邓筱娟　史崇清　张兰凤

张曦霞　陈玉华　宗志萍　施芊妤

崔沙沙　谢　娟

常言道，"百善孝为先"。中国孝文化源远流长，是中华传统文化的精髓。它深深扎根于古老而文明的中华大地，影响深远。我国自1999年步入老龄社会以来，人口老龄化快速发展，截至2019年末，我国60周岁以上人口达到2.54亿，占总人口的18.1%，其中65周岁以上人口达到1.76亿，占总人口的12.6%。据测算，到2050年，中国将进入重度老龄化阶段，60周岁以上人口数量将达到峰值4.87亿。我国是世界上老龄人口最多的国家，人口老龄化及养老问题已经成为党和国家高度重视、社会各界普遍关注的重大民生问题。党的十九届四中全会强调，要积极应对人口老龄化，加快建设居家社区机构相协调、医养康养相结合的养老服务体系。鼓励社会力量针对老年人健康养老需求，通过市场化运作方式，创办医养结合机构及老年康复、老年护理等专业医疗机构。

2005年，中国老龄事业发展基金会提出实施"爱心护理工程"，建设医养结合的"爱心护理院"。2006年，全国人民代表大会通过的"十一五"规划纲要，把"实施爱心护理工程，加强养老服务、医疗救助、家庭病床等面向老年人的服务设施建设"列入积极应对人口老龄化的工作重点。"爱心护理工程"实施以来，逐步在全国各地建立了近800家为高龄失能老年人提供专业护理和临终关怀服务的"爱心护理院"，为老年人创造良好的养老和生活环境，很好地践行了"帮天下儿女尽孝，给世上父母解难，为党和政府分忧"的初心，取得了良好的社会效益。

作为对全国爱心护理工程开展以来的理论和实践经验的全面总结，中国老龄事业发展基金会联合部分院校和科研院所的专家学者、社会企业、养老护理行业的经营管理者深入开展调查研究，认真总结实践经验，并加以系统化、理论化提升，编撰了这套"护理院业务与管理丛书"，为全国各地开展医养结合业务的机构在运营管理、医疗、护理、康复及生活照护等各专业领域提供了从理论到实践的指导，也可以作为教材广泛应用于养老护理人才培训工作，对促进养老护理机构运营管理的规范化、标准化，提高专业医护人员的技能水平和综合服务质量都具有很好的指导意义。

我国医养结合事业需要长期探索、总结和提高。希望本套丛书的编撰者坚持实践、认识，再实践、再认识，不断总结实践经验，力争为读者提供更好的护理知识。

全国人大常委会原副委员长　顾秀莲

当前，我国已进入快速老龄化阶段，截至 2018 年末，全国 65 周岁及以上人口达到 16 658 万人，老年人口中患有慢性病的比例达 75%，失能和部分失能老人约有 4000 万人，老年人健康问题突出。近年来，为缓解养老服务供求矛盾，护理院得到快速发展，老年护理从业人员队伍壮大，老年护理服务逐渐由机构内延伸至社区和家庭。随着大数据、互联网、信息化技术等与护理领域的深度融合，智慧护理、"互联网＋护理服务"等新型服务模式的出现，对养老护理专业提出了更高的要求。而老年护理专科护士培养刚刚起步，相关专业人才培养短缺，现有的护理教材尚不能满足老年护理人员学习与培养的需求。因此，进一步加快老年护理人才的培养，积极推进教材的建设，提升老年护理教材的整体水平具有十分重要的意义。

《护理院护理技术》是上海申丞医疗集团护理院系列培训用书之一，用于护理院护理人员、康复护士等专业人员的培训，本书的编写遵循科学、专业、实用、启发性的指导思想与原则，全书紧密结合护理院实践与发展，以整体护理观为指导，以护理程序为主线，以常见的护理技术为切入点，以满足老年护理多元化、多层次需求为重点，使本书更具可读性、适用性及先进性。

本书根据临床护理工作特点，重点介绍了护理院护理人员工作职责及职业准则、老年人心理护理、临终关怀、"互联网＋护理服务"、预防和控制护理院院内感染、护理院常见症状护理、护理院常见疾病护理、护理院常用护理技术、护理院常见护理风险防范等内容，力求为护理院护理人员提供一个较全面、规范的指导依据。

限于编写人员工作经验和学术水平，书中不足之处，恳请各位同仁批评指正。

上海申丞医疗集团护理总监、主任护师　张兰凤

# 目　录

# 第 1 章

# 总　论

## 第一节　概　述

### 一、定义

#### （一）护理

护理是诊断和处理人类对现存的或潜在的健康问题所产生的反应。这一定义表明护理的服务对象是人，不仅包括已有健康问题的患者，而且包括具有潜在健康问题的人，帮助他们减轻痛苦、恢复健康、预防疾病、促进健康，并与护理程序紧密联系，目前这一概念被大多数国家护理界认同和采用。

#### （二）老年人

世界卫生组织（WHO）将老年人的年龄界限做了以下划分：60～74岁为年轻老年人；75～89岁为老老年人；90岁以上为非常老的老年人或长寿老年人。中华医学会老年医学分会的标准为：60～89岁为老年人；≥80岁为老龄老年人；90～99岁为长寿老年人；≥100岁为百岁老年人。

#### （三）老年护理学

老年护理学是以老年人为研究对象，旨在研究及了解老年人对自身存在和潜在健康问题反应的学科，是满足老年人各方面合理需求，提供针对性护理措施，提高老年人生活质量，使老年人获得或保持最佳的健康状态，或有尊严、安宁地离开人世的学科。

#### （四）护理院

护理院是指由医护人员组成的，在一定范围内为长期卧床患者、晚期姑息治疗患者、慢性病患者、生活不能自理的老年人及其他需要长期护理服务的患者提供医疗护理、康复促进、临终关怀等服务的医疗机构。

### 二、护理管理

#### （一）定义

根据世界卫生组织对护理管理的定义，护理管理是为了提高人们的健康水平，系统地利用护士的潜在能力及其他相关人员或设备、环境和社会活动的过程。科学、有效、严谨、完善的护理管理是保证护理质量的基础，是提高护理质量的重要措施。

### （二）护理管理的任务

护理管理是对护理工作中涉及的诸多要素（如人员、时间、目标、任务、信息、技术、设备等）进行科学的计划、组织、领导、协调、控制，从而使护理系统优质高效地运转，圆满完成组织目标和任务，并使护理人员的能力和素质得到全面提升。

### （三）护理管理的特点

1. 广泛性　主要表现为护理管理涉及管理的范围广泛、参与管理的人员众多。
2. 综合性　护理管理是综合应用管理理论和护理实践的过程。
3. 实践性　护理管理是科学的管理方法在临床护理工作实际中的运用。
4. 专业性　护理管理必须适应护理工作科学性、技术性、安全性的专业要求。

### （四）护理管理的作用

1. 提高护理院护理技术质量　科学规范的护理管理可以提高护理技术水平，为护理院老年人提供准确、安全、可靠、先进的治疗和优质的护理服务，从而提升护理质量和老年人的满意度。护理技术质量直接影响着医疗护理效果，也是衡量护理院水平的重要标志。
2. 促进护理院团队协作　加强护理管理有利于促进护理院各科室之间的协作，如老年人的营养、康复作业训练等。只有各部门相关人员之间通力合作，才能实现高质量、高效率的护理服务。

## 三、护理质量

### （一）定义

护理质量是指护理人员为患者提供护理技术服务和基础护理服务的效果及满足患者对护理服务一切合理需求的综合，是在护理过程中形成的客观表现，直接反映了护理工作的职业特色和工作内涵。护理质量不仅取决于护理人员的素质和技术水平，更直接依赖于护理管理水平，尤其是护理质量管理的方法。

### （二）护理院护理质量内涵

护理院护理质量是指以老年人为中心，强化基础护理，全面落实护理责任制，注重护理专业内涵，整体提升护理服务水平。"以老年人为中心"是指在思想观念和护理行为上，处处为老年人着想，一切活动都要把老年人的需求放在首位；紧紧围绕老年人的需求，提高服务质量，制订便捷方法，简化工作流程，控制服务成本，为老年人提供优质、高效、低耗、满意、放心的护理服务。

### （三）护理质量管理

1. 定义　护理质量管理是指按照护理质量形成的过程和规律，对构成护理质量的各要素进行计划、组织、协调和控制，以保证护理工作达到规定的标准和满足服务对象需求的活动过程。

2. 护理院护理质量管理的实施原则

（1）以老年人为中心的原则：这是护理院的服务宗旨，是其赖以存在和发展的基础。以老年人为中心的原则强调的是养老护理工作流程设计与优化、护理标准制订和日常服务的评价等管理活动都必须打破以工作为中心的模式，建立以尊重入住老年人人格、满足老年人需求、提供专业化养老护理服务和保障老年人安全为核心的制度与文化。

（2）防微杜渐的原则：即尽量采用事前控制的方式，在养老护理质量管理中树立"第一次把事情做对"的观念，对护理质量相关要素、过程和结果的风险进行识别，建立相关风险防范预案，采取相应预防措施，减少不良事件的发生。

（3）整体联动的原则：护理质量涉及每个环节和每位护理人员，且各级护理管理者和各层次护理人员的工作态度和行为举止直接影响着护理质量，因此，在护理质量管理中必须发挥全体护理人员的作用。通过全员培训和引导，增强护理人员的质量意识，充分发挥大家的主观能动性和创造性，使每位护理人员自觉参与护理质量管理，不断提高护理质量。如运用 PDCA 循环［计划（Plan）、执行（Do）、检查（Chcek）、处理（Act）］、品管圈等管理工具，就是全员参与质量管理的方法。

（4）科学决策的原则：运用现代管理理论和统计学原理，充分利用数据分析技术，对护理质量各要素、过程及结果进行测量评估和监控分析，找出其内在规律，比较不同质量控制方法的优劣，结合积累的经验做出准确的质量管理决策并组织实施，从而避免决策失误。如通过护理不良事件的采集、分析，获得护理质量管理的基本数据，并提出有针对性的改进措施，这就是科学决策的方法。

（5）不断完善的原则：护理质量没有最好，只有更好。要强化护理人员特别是护理管理者追求卓越的质量意识，主动寻求质量改进的机会，确定质量改进的内容，不要等出现了问题再进行质量改进。只有在原有护理质量基础上进行持续改进，才能不断完善护理质量管理体系，提升护理服务水平。

**3. 护理院护理质量管理的实施过程**

（1）建立完善的护理质量管理体系：护理质量管理体系是护理院管理体系的重要组成部分，应与护理院质量管理体系同步建立。一般来说，护理院的护理管理模式采用护理部 - 护士长二级护理质量管理体系模式，护理部负责全院护理质量控制的日常工作，充分发挥各级护理管理人员的作用，规定护理人员在质量控制中的具体任务、职责和权限，确保护理管理活动的有效实施。护士长在护理部领导下落实护理质量管理的具体措施。

（2）制订和完善护理质量标准：护理质量标准是规范护理人员行为和评价护理质量的依据。护理管理者的重要任务之一就是建立护理质量标准，并结合实际进行不断更新。护理质量标准应以老年人的需求为导向，依据国家、部门或行业标准，结合护理院的实际情况来制订。制订标准时，要求护理院标准要服从国家和行业标准，可以高于但不能低于国家和行业标准。

（3）组织落实护理质量标准的培训：护理人员的质量意识直接影响着他们的行为活动及服务效果，做好护理质量管理的关键在于通过培训，提高护理人员的质量意识。全方位加强质量教育，包括有计划地进行护理质量标准和质量管理方法的培训和教育，使护理人员掌握和运用质量管理的方法和技术，并帮助他们在临床实践中规范应用，提升护理人员对质量标准的执行能力，不断提高护理服务质量。

（4）提高全面质量管理的执行力：首先，要建立切合实际的考核机制；其次，建立质量可追溯机制；再次，建立质量控制组织，完善监督检查机制。各级护理管理者应按护理质量标准进行动态和全程监控，及时对督查中发现的问题进行反馈、整改，以问题为导向，将前馈控制、现场控制和反馈控制有机结合，采用定期与不定期督查相结合的方式；最后，对于质量管理的方法、技术难题或突发事件等组织相关专家进行指导。

（5）效果评价与持续改进：评价一般指衡量所定标准或目标是否实现或实现的程度，即对一项工作的成效、好坏、进度、对策等方面做出判断的过程。评价贯穿工作的全过程,不应仅在工作结束之后再进行。质量评价结果可以通过向上反馈、平行反馈、向下反馈等形式告知相关单位、部门和个人,以达到护理质量持续改进的效果。

**(四)护理质量标准**

1. 定义 护理质量标准是根据护理工作内容、特点、流程、管理要求,护士及服务对象的需求和特点制订的护士应当遵守的准则、规定、程序和方法。护理质量标准是护理管理的重要依据,它不仅是衡量护理工作优劣的准则,也是护理人员的工作指南。

护理院的护理质量标准由一系列行业标准组成,广义的标准包括各种法律条例、制度规范、岗位职责、技术指南和操作常规等,如《护士条例》《病历书写基本规范》《常用临床护理技术服务规范》等;狭义的标准有护理管理质量标准、护理专科质量标准、行为礼仪标准等,如各级护理人员工作质量标准、护理区管理质量标准、整体护理质量标准、生活照料质量标准等。

2. 分类 根据运用范围可分为护理业务质量标准、护理管理质量标准。根据运用目的可分为方法性标准和衡量性标准,其中方法性标准包括质量计划标准(如工作计划、技术发展规划)、质量控制标准(如患者满意率、不良事件上报率)、工作实施标准(如护士工作职责、技术操作规范);衡量性标准即质量检查评价标准(如护理区管理标准、整体护理质量标准)。根据管理过程结构可分为要素质量标准、过程质量标准和结果质量标准。要素质量、过程质量和结果质量标准是不可分割的标准体系。

(1)要素质量标准:要素质量是指构成护理工作质量的基本元素。要素质量标准包含护理技术操作的要素质量标准和护理管理的要素质量标准,每项要素质量标准都应有具体的要求。如《护理院基本标准(2011版)》对护理人力资源配备的具体要求是:每床至少配备0.8名护理人员,其中,注册护士与护理员之比为1:(2～2.5);每10张床或每病区至少配备1名具有主管护师以上专业技术职务任职资格的护士。每病区设护士长1名。

(2)过程质量标准:过程质量是各种要素通过组织管理所形成的各项工作能力、服务项目及其工作程序或工序质量,它们是一环套一环的,所以又称为环节质量。在过程质量中强调,协调的护理服务体系能保障高效、连贯的护理服务。在养老护理服务中,卧床老年人转运流程、翻身拍背流程、喂食喂水流程等具体护理技术操作,都是过程质量标准的体现。

(3)结果质量标准:护理工作的终末质量是指老年人所得到护理效果的综合质量。它是通过某种质量评价方法形成的质量指标体系。例如入住老年人跌倒坠床发生率、非计划性拔管率、压力性损伤发生率、老年人及其家属满意度等指标都属于结果质量标准。

3. 制订原则

(1)客观性原则:制订护理质量标准时要用数据来表达,对一些定性标准也尽量将其转化为可计量的指标。

(2)科学性原则:制订护理质量标准必须遵循法律法规和规章制度,并满足老年人的合理需要。护理工作的对象是人,任何疏忽、失误或处理不当,都会给老年人造成不良影响甚至严重后果。

(3)可行性原则:从养老护理服务实际出发,掌握护理院目前护理质量水平与国内外护理质量水平的差距,根据现有的护士、护理员、技术、设备、物资、时间、任务等条件,制订切实可行的护理质量标准和具体指标。制订标准值时应基于实际并略高于实际,即标准应是经过努力才能达到的。

（4）严肃性原则：在制订各项护理质量标准时要有科学的依据和员工的支持，经审核确定后，必须严肃认真地执行，切忌朝令夕改。凡是强制性和指令性标准应真正成为质量管理的法规；其他规范性标准，也应发挥其规范和指导作用。

4. 制订方法

（1）广泛调研，收集资料：调研内容包括国内外有关护理质量标准资料、相关科研成果、实践经验、统计分析的技术数据及有关方面的意见和要求等。调研方法采用收集资料与现场考察相结合、典型调查与普查相结合、本单位与外单位相结合等方式。

（2）充分论证，拟定标准：通过广泛调查研究，对收集到的各类资料进行认真分析、归纳和总结，形成护理质量标准初稿后，邀请护理质量管理专家及护理人员对初稿进行深入讨论，征求意见和建议，论证其科学性及可行性后形成试行稿。然后在具有代表性的护理单元试行，验证其科学性和可操作性，根据验证的结果再次进行修改与完善，形成可以全面运用的、现阶段实施的护理质量标准审批或备案稿。

（3）上级审批，培训实施：根据质量标准的不同类别，对制定的护理质量标准上报相关卫生行政主管部门或医院审批，并组织相关人员进行系统化培训后，再组织全面实施。

（4）与时俱进，修订完善：随着老年人需求的不断变化，护理质量管理也应与时俱进，对原有的、不能适应新形势要求的质量标准应该进行修订、完善或废止，并顺应老年人的需求和护理院的发展制订新的护理质量标准，以保证护理质量的不断提升。护理管理部门应定期组织相关人员开展对现有标准的复审及修订工作。

总之，正确把握护理质量管理的重点，不断优化护理质量标准，确保护理质量的不断提升，提高入住老年人的幸福感和满意度，是护理院管理者的主要工作，也是护理院各项工作的主要目标。

## 四、护理在护理院中的地位和作用

### （一）护理在护理院中的地位

1. 全球人口老龄化发展趋势　据联合国经济合作与发展组织（OECD）对人口发展的预测，到 2030 年，中国 65 周岁以上人口占比将超过日本，成为全球人口老龄化程度最高的国家。60 周岁以上人口占比将年均增长 16.55%，2040 年 60 周岁以上人口占比将达 28% 左右。到 2050 年，中国将进入深度老龄化社会，60 周岁以上人口占比超过 30%。在老龄化社会形势下，如何对待失能、失智老年人，使他们的长期生活照料得到保障，是关系到社会安宁、千家万户福祉和失能、失智老年人生活质量的国家重要的民生工程，更是社会文明进步的重要标志。

2. 护理在护理院中的地位　护理院就是适应人口老龄化而发展起来的医疗机构。它的服务对象主要是失能或半失能、失智、慢性病及肿瘤晚期需要临终关怀的老年人群，是为入住的老年人提供养老、医疗、护理、康复、生活辅助与心理精神支持等服务的场所。由此可见，护理工作是护理院各项工作的重中之重，护理工作的优劣直接关系到护理院的生存与发展。

（1）从人员构成上看：医养结合护理院与医院不同，每床至少配备 0.8 名护理人员，其中，注册护士与护理员之比为 1 ：（2 ～ 2.5），100 张床的护理院就拥有 80 名护理人员，护理人员的数量占据护理院人员的绝大多数。

（2）从管理程序和过程上看：护理人员直接参与管理的部门占护理院所有部门的 3/4，从诊疗、检查、护理到饮食、起居、环境，老年人康养的每个环节都有大量的护理工作，在护理院的各项管理中如病房管理、专科建设、内涵提升及物资设备管理等方面，护理管理均起着至关重要的作用。

（3）从护理分系统与其他分系统的广泛联系上看：护理工作与医师、医技科室、总务后勤、信息科室之间都有着广泛的联系，并对这些部门的工作施以较大的影响。

### （二）护理在护理院中的作用

护理有促进健康、预防疾病、恢复健康和减轻痛苦四项基本任务，根据护理院的特点和要求，护理在护理院中的作用包括以下方面。

1. 满足生活需要　根据入住老年人的日常生活依赖程度，提供满足老年人所需的生活照料服务。

2. 老年专科护理　参照《老年护理实践指南（试行）》，运用护理学专业理论和技能，遵医嘱为老年人提供专业的护理服务、相关检查和治疗的配合等。遵循护理核心制度，符合消毒隔离、无菌技术和标准预防原则。药物治疗后注意观察疗效和不良反应，如发生异常情况要及时处理。负责做好入住老年人发生急、危重症时的抢救和转诊服务，确保老年人安全。

3. 康复作业训练　根据入住老年人的失能情况，提供专业的康复护理，促进失能老年人生活自理能力的恢复，提升老年人的生活质量。

4. 乐龄康养活动　根据有一定自理和活动能力入住老年人的需要，组织开展适宜的文化娱乐活动，增强他们与衰老和疾病抗争的信心，提升老年人的幸福指数。为入住老年人建立健康档案，普及健康养生知识，从而达到促进健康、预防疾病、身心愉悦的目的。

5. 心理精神支持　由心理咨询师、社会工作者、医护人员或经过心理学相关培训的医疗护理人员、养老护理员承担，包括环境适应、情绪疏导、心理支持、危机干预、情志调节等方面的心理疏导和精神慰藉。根据需求为入住老年人提供疼痛及其他症状控制，舒适照护，心理、精神及社会支持等人文关怀服务。帮助入住老年人应对情绪反应、寻求社会及亲属支持，为临终老年人提供死亡教育等心理支持和人文关怀服务。尊重老年人的价值观与信仰，保护他们的隐私与权利。

## 五、护理院中护理人员配备要求

### （一）护理人员配备原则

在护理院，护理人力资源管理是护理管理工作的重要内容，是完成护理目标的关键。护理人员合理的配备应遵循以下原则。

1. 功能需要的原则　护理人员的编配应根据护理院的性质、规模、功能任务和发展趋势，科学、合理地编配人员，以保证各项护理任务的顺利完成及护理质量的持续改进。

2. 以人为本的原则　为给老年人提供最佳的护理服务，配备护理人员的数量和结构应以满足老年人的护理需要为原则，体现"以老年人为中心"的责任制整体护理服务宗旨。

3. 结构合理的原则　护理人员的配备除应根据护理岗位职责、技术要求、合理设置和调整能级结构外，还需要考虑人员数量和人员层次的结构比例。充分发挥不同层级护理人员的作用，优化人力资源配置。

4. 动态调整的原则　护理专业的发展、服务对象的不同及护理院业务的拓展，均要求对护理人员的配备实行动态化管理。另外，继续教育、生育及退休等都涉及护理人员的调整。

## （二）护理人员配备要求

**1. 资质要求** 护理人员应当持有相关部门颁发的执业资格证书，并符合国家相关规定和行业规范对执业资质和条件的要求。根据服务需要聘请的康复治疗师、公共营养师、心理咨询师、护理员、社会工作者等相关人员应当持有相关部门颁发的资格证，餐饮工作人员应当持有 A 类健康证。

**2. 人员配备**

（1）每床至少配备 0.8 名护理人员，其中，注册护士与护理员之比为 1 ∶（2～2.5），100 张床的护理院需配有 80 名护理人员。

（2）每 10 张床或每护理区至少配备 1 名具有主管护师以上专业技术职务任职资格的护士。每护理区设护士长 1 名，护理员组长 1 名，每 20～25 张床配备 1 名护理责任组长。

**3. 人员配比** 根据护理工作量、入住老年人的数量和病情等因素综合考虑，遵循弹性排班原则，合理确定护士配备数量。各班次人员和数量安排也应遵循护理工作量、老年人的数量和病情、专科疾病护理要求等情况进行弹性排班，增加护理工作量高峰时段的护理人员数量，改进排班模式，增加重点时段护理人力配备，如增设早晚班、延时班等。

（1）一线护士占护理院护士总数的比例 ≥ 95%。

（2）护理院注册护士与实际开放床位比不低于（0.15～0.2）∶1。

（3）参照养老机构星级评定国家标准，从一星级至五星级养老机构 24 小时内护理员与重度失能老年人比例不低于 1 ∶（4～10），养老护理员与中度失能老年人比例不低于 1 ∶（5～25）。

## （三）护理人员组织架构

**1. 管理模式** 按照护理院护理管理标准，可采取院长或分管院长领导下的护理部主任和护理区护士长二级管理模式。由护理部具体组织实施全院的护理管理工作，负责制订护理院各项护理管理制度规范和工作计划。

**2. 组织架构**

（1）护士组织架构：分管护理院长→护理部主任→护理区护士长→责任护士组长→责任护士及总务护士→实习护士。

（2）护理员组织架构：分管护理院长→护理部主任→病区护士长及护理员大组长→护理员组长→护理员→实习护理员。

# 第二节 护理人员的职业准则与要求

## 一、容貌服饰礼仪

### （一）礼仪原则

五官端正，面带微笑，淡妆上岗，服饰庄重得体，语音清晰柔和。

### （二）工作服礼仪

工作服整洁庄重、大方合体，衣长过膝 5～10cm，内衣不可外露，不佩戴耳环、手镯、戒指等首饰，鞋子统一为白色软底坡跟护士鞋，袜子为肤色，袜口不露出裙装底边。

### （三）戴工作帽礼仪

1. **戴燕帽**    应保持燕帽的洁白、挺括，无皱褶，头发不宜过高或过肩，耳边头发一律梳到耳后，帽冠底边距前额发际 2～5cm，用发夹在帽后方固定，保持两翼外展似燕子飞翔的形象。

2. **戴圆顶帽**    应将头发全部遮住，帽檐在两眉之上 1～2cm。

### （四）戴口罩礼仪

戴口罩时，应罩住口鼻，系带松紧适宜，一次性无纺布口罩的有效使用时间为 4 小时，暂时不戴的口罩应折叠后放在工作服上方口袋内，不可将口罩挂在胸前或耳郭上。

### （五）佩饰礼仪

1. **胸卡**    佩戴于工作服上方口袋边缘处，持卡上岗。

2. **挂表**    佩戴于胸卡的左侧，上岗前核准时间。

## 二、举止行为礼仪

### （一）遵循的原则

护理人员举止行为礼仪应遵循"四轻"的原则，即说话轻、走路轻、操作轻、关门轻。

### （二）举止行为礼仪规范

1. **站姿**    头正颈直、两眼平视、下颌微收、收腹挺胸，两肩自然下垂，右手握住左手四指背侧，两腿直立，身心上提，丁字步站立。两脚脚尖距离 10～15cm，脚跟距离 5～7cm，使后背部五点（足跟、双肘、头枕部）在同一平面上。站立时忌手叉腰、弯腿或倚靠在墙上或门旁。

2. **行姿**

（1）行走时，双眼平视前方，收腹挺胸，两臂自然摆动，摆动幅度为 30°左右，双脚在一条直线上，步态轻稳，弹足有力。两人同行擦肩而过应保持 10cm，防止相互碰撞，失礼失态。

（2）忌走路时不抬脚跟、步伐懒散；忌双手插口袋内或二人勾肩搭背，嬉笑打闹；忌双臂摆动过大，边走边吃东西。

3. **坐姿**

（1）搬座椅时，右手握住椅背上缘，四指并拢于外侧，拇指在内，平稳提起，放下动作要轻，以保持病房安静。

（2）坐下时，右脚先后退半步，头稍侧，顺左眼余光，左手抚衣裙或双手从腰部向后下抚衣裙，缓缓落座，坐在椅子前 1/3 或 1/2 处。

（3）坐下后，双手掌心向下放于同侧大腿上（或左下右上重叠放于左侧大腿上） 中 1/3 处，躯干与大腿呈 90°，两眼平视、挺胸抬头、自然大方，双脚平放在地面上，脚尖朝前，或双脚前后稍错开。

（4）站起时，右脚稍许后退，平稳站起。

4. **蹲姿**    蹲下时，右脚稍许后退，前脚掌贴地，脚跟抬起，左手提衣裙或双手从腰部向下扶衣裙，缓缓蹲下。蹲下后，双手左上右下，置于左腿上 1/3 处，保持重心平稳，拾物时用右手拾取物体。

5. **推治疗车**    推车时双手扶住车缘把手两侧，躯干略向前倾，进病房时先停车，用手轻轻开门，再把车推至老年人床前。

6. **持病历夹** 左手握病历夹稍前端，并夹在肘关节与腰部之间，病历夹前沿略上翘，右手自然下垂或摆动，翻病历夹时，右手拇指与示指从中缺口处滑至边缘，向上轻轻翻开。

7. **端治疗盘** 取自然站立姿势，双肘托住盘底边缘1/3处，拇指与示指夹持盘体，其余三指自然分开托住盘底。肘关节呈90°，使盘边距躯体3～5cm。要保持治疗盘的平稳，不可倾斜，也不可将手指伸入盘内。

8. **携带血压计** 将听诊器挂于颈上或以单手一同端平血压计、听诊器行走。

9. **言谈礼仪** 语言交流时提倡说普通话，面带微笑，语言要清晰、语气要适合、语意要准确、语速要平稳、语调要压低。

10. **电话礼仪** 面带微笑，及时接听，响铃不超过3声。接听电话时应先作自我介绍，要专心致志，说话主次分明，如要找的人在附近应立即去叫；如要找的人不在，应询问对方是否需要帮助转达，转达应记录准确，口头重复一遍加以确认并及时转达，挂断电话前要说"再见"。

11. **迎送礼仪** 老年人入院时护士要起立，热情接待，主动自我介绍，给予老年人及其家属必要的解说和帮助，并把老年人护送到床前。出院时要送到护理院门口，用送别语与老年人道别。

### 三、老年护理的道德准则与执业标准

#### （一）道德准则

1. 举止稳重，文明礼貌。
2. 尊老爱老，扶病解困。
3. 热忱服务，一视同仁。
4. 高度负责，技术求精。
5. 耐心细致，注重沟通。
6. 保护隐私，人文关怀。
7. 工作严谨，慎独自律。
8. 执行制度，认真负责。

#### （二）执业标准

1. **依法执业** 护理人员必须是注册执业护士，并通过学校教育、在职教育、继续教育和岗前培训等方式进行专业知识的学习，掌握老年护理及急救护理知识和技能。

2. **知识更新** 护理人员应了解老年护理的发展方向及国内外研究前沿，并参与老年护理理论的研究和创新，以先进理论的研究成果作为临床护理的基础，用理论指导老年护理活动。

3. **应用护理程序，实施整体护理**

（1）评估：护理人员在老年护理实践中须将老年人的健康状态进行定期、完整、详尽、正确、系统评估。健康评估中所获得的资料应与健康照护的所有护士、护工、老年人及其家属分享。

（2）诊断：护理人员根据健康评估情况决定其护理诊断。

（3）计划：护理人员与老年人及相关人员围绕护理诊断，共同制订护理计划。计划包括共同目标、优先顺序、护理方式及评价方法。计划可协助老年人达到维持健康、终末期最大程度地提高生活质量的目的，以满足老年人治疗性、预防性、恢复性和康复性等需求。

（4）实施措施：护理人员依据护理计划提供护理措施，以恢复老年人的功能性能力，预防

并发症和残疾的发生。护理措施源自护理诊断，并以老年护理先进理论为基础。

（5）评价：护理人员应持续评价老年人和家属对护理措施的反应、目标完成的进度，根据评价结果，修正护理诊断和护理计划，并进行持续改进。

4.医护团队合作　护理院的医护团队包括医师、护士、康复师、营养师、护理员等成员，他们的工作既相对独立又密不可分，服务对象相同，但工作侧重点不同。因此，和谐的医护团队关系既是医务人员医德修养和医德实践的具体体现，又是保证护理院优质护理服务质量的重要因素之一。理想的医护团队关系模式应是勤沟通、多协作、创共赢。

（1）对工作中涉及的各方面信息，团队成员间应及时沟通与交流。通过有效沟通达到思想上形成共识、时间上注意缓急、流程上按照轻重、内容上正确取舍、方式上讲究技巧、人格上互相尊重的效果。

（2）工作中团队成员之间要相互配合、支持、协作，尤其在老年人情绪或病情发生变化时，更要体现团队协作的护理院文化。

（3）团队成员之间应遵循尊重、信任、协作、谅解、制约、监督的原则，共同完成服务老年人的工作。

# 第三节　老年心理护理

## 一、定义

### （一）老年心理学

老年心理学是研究个体和群体成年以后增龄老化过程的心理活动变化、特点、规律的一门学科，主要的内容是研究老年期个体的心理特征及其变化规律，又称老化心理学。

### （二）老年护理心理学

老年护理心理学是将研究老年心理活动的理论和技术应用于护理领域，根据老年人的心理现象及其规律、特点，解决护理实践中的心理问题，以实施最佳护理的一门应用科学。

### （三）心理评估

心理评估是依据心理学理论和方法对人的心理现状及水平做出综合性评价、鉴定，可视作过程、手段或技术。

### （四）临床心理评估

临床心理评估特指将心理评估的通用理论与方法运用于临床，以临床老年人为主要评估对象，可评定与甄别其心理状态的一系列应用性评估手段和技术。

### （五）自卑感

自卑感是一种不能自助和软弱的复杂情感，主要表现为轻视自己，认为自己不及别人。

### （六）眷恋感

眷恋感是指对往昔熟悉的人、生活习惯、家庭社会环境等较为留恋的情感表现。

### （七）归属感

归属感主要是指人作为社会和群体中的一员，融入群体和社会的心理感受。

## （八）精神慰藉服务

精神慰藉服务是为老年人等服务对象提供环境适应、关怀访视、生活陪伴、情绪疏导、情感交流、心理咨询、健康生活指导、危机干预等服务。

## 二、老年人心理特点

### （一）生理功能减退引起的心理改变

1. 衰老引起的心理改变

（1）感知觉衰退：主要表现为老视、视物模糊、听力下降，其次为味觉不敏感、痛温觉迟钝。对事物反应缓慢、动作不如过去灵活、睡眠时间减少、日夜颠倒、深居简出、懒于交际。易有隔绝感、丧失感、衰老感，易产生悲观、孤独、冷漠、敏感、猜疑等情绪，甚至有心因性偏执观念。

（2）记忆能力衰退：表现为兴趣爱好减少，对新鲜事物缺乏好奇心，不喜欢参加集体活动，近事容易遗忘，远事记忆尚好，害怕学习新知识，电话号码反复记不住，书报、电视内容忘得快，刚放的东西忘记在哪里，刚说的话转身就忘了。强记和速记明显不如年轻人，但有的老年人理解性记忆和逻辑性记忆常不逊色，如对过去与生活经历有关的事物或有逻辑联系的事物记忆较好。

（3）思维能力衰退：表现为思考问题迟钝，逻辑性推理欠佳；概念形成缓慢；注意力不易集中；语言表达能力下降，讲话变得缓慢啰唆；幻想渐渐减少，理想慢慢消失；不易接受新鲜事物，习惯心理固化。但也存在较大的个体差异，有些高龄老年人思维仍很清晰，特别是对自己熟悉的、与其专业有关的思维能力仍保持很好，而有些年龄不大的老年人却有思维障碍。

（4）意志力衰减：表现为做事犹豫不决，缺乏探索精神，意志消沉；害怕困难，遇到挫折勇气丧失；有的对要做的事情信心不足，甚至容易放弃。

（5）情绪不稳定：老年人的情绪变化存在个体差异，有的易烦躁、易消极，有的常有莫名其妙的焦虑；对刺激反应有时强烈、有时冷淡；敏感多疑，捕风捉影，对似是而非的事常常很认真，借题发挥。有的因家庭矛盾多、子女不关心、缺乏亲友照顾则会变得自卑、易怒、暴躁、忧郁、孤独、古怪，甚至不近人情。

（6）人格改变：老年人的性格变化因人而异，一般有稳定、连续的特点，但随着年龄的增长，有的老年人会出现社会适应性差，出现以自我为中心、保守、心胸狭隘，有的甚至有无视道德标准和社会行为规范的行为。

2. 疾病因素引起的心理改变　老年人常见的心身疾病主要为高血压、糖尿病、冠心病、胃十二指肠溃疡、支气管哮喘、癌症、精神疾病。躯体疾病同时也影响着老年人的心理健康，如高血压、脑动脉硬化症等，轻则会削弱老年人的记忆力及生活能力，重则可致老年人长期卧床不起，智力减退甚至痴呆。而生活不能自理的老年人，更易抑郁、焦虑、孤独、自卑、依赖等。

### （二）社会因素引起的心理改变

1. 职业角色退化引发的心理问题　老年人一旦退休，从几十年有责任、有规律的职业角色，立即成为无拘无束、自由自在的闲暇角色，生活习惯和生活节奏大幅改变，生活中自主支配时间大大增加，会产生失落、孤独、忧郁、空虚、寂寞、惆怅的情绪，感觉自己已成为无用武之地之人，由此极易诱发或加重心身疾病。

2. 从主角转化为配角引起的心理问题　老年人退休后，其政治地位、经济地位下降，社会活动范围缩小，社交圈减小，权力和晋升机会丧失，经济收入减少，从社会发展的主要力量变为被社会赡养的闲人；入住护理院后，觉得自己是完全靠他人抚养照顾，但又无能为力，因此存在心理落差，使老年人感到不习惯，心理失去平衡，极易产生不良情绪，如悲观、失望等，这些也极易诱发或加重原有的心身疾病。

3. 多因素叠加引起的心理问题　入住护理院的老年人，从居家生活角色变为集体生活角色，易对家庭产生眷恋感；入住护理院后子女因工作繁忙等原因，不能前来探望，老年人则易产生孤独、悲观情绪；老年夫妻突然有一方病故，会引起丧偶老年人剧烈的心理变化，甚至产生严重的心理障碍，其程度可因人而异，大部分丧偶老年人的心理长期表现为消极、孤独、悲观。当出现严重的传染病疫情时，因疫情防控需要，护理院采取封院管理，家属无法前来探视，这也容易诱发或加重老年人的心身疾病。

### （三）其他因素引起的心理改变

不同类别的老年人心理也有差异：生活较有目标，经常与周围人交往的知识型老年人，其孤独、悲观感相对较弱；而生活无明显目标，较少参与交往的老年人孤独、悲观感相对较强。

## 三、老年人心理护理原则

### （一）具备高尚的道德情操

护理人员必须加强职业修养，具备高尚的道德品质，以满腔的热情关怀老年人，以强烈的同情心体贴老年人，不论其职位高低、贫穷富贵，均一视同仁，以礼相待，真诚相对，做到爱护老年人，尊重老年人，视老年人为亲人，努力解除老年人的心理苦恼，使老年人感到温馨和亲切。

### （二）具有良好的工作作风

护理人员必须做到耐心、细心、热心、爱心、责任心，始终如一，细致观察老年人的思想变化、情志波动、病情变化等，并及时采取相应措施，为老年人排忧解难，让老年人享受到护理人员带给他的安全舒适感。

### （三）具有熟练的护理技术

护理人员应用娴熟的专业技术，及时发现现存的或潜在的心理问题，采用个性化护理方式，使老年人有安全感和信赖感。

## 四、老年人心理评估常用方法

### （一）心理评估的方法

综合运用观察法、访谈（调查）法、量表（测验）法等各种心理学方法，有时还需采用实验法。

### （二）老年人心理评估的实施原则

1. 综合评估原则　不少临床护士对临床心理评估的概念存在误解，以为只有使用心理量表，才是心理评估。量表也有其主观性和局限性，应结合多种方法的评估结果，这样才能体现量表评估的价值。临床心理评估的方法各有侧重，如观察法可评估老年人的表情动作；访谈法可通过老年人的语言评估其心理活动；量表法可较集中评估老年人的某种情绪反应，感知老年人的主观体验等。故实施评估时主张同时或交替使用 2～3 种评估方法。

2. 动态实时原则 老年人的心理活动随疾病、环境等变化过程而波动，任何阶段都有发生心理失衡、心理危机的可能，临床心理评估不可一蹴而就，必须贯彻"动态、实时"的原则。该原则与临床上动态监测老年人的某些生理指标的思路相似，老年人的心理活动起伏多变，动态、实时的评估，可随时甄别老年人的心理危机，指导护士及时给予老年人心理疏导或干预，帮助老年人实现有效应对，有望避免因其心理危机所致的悲剧。

3. 循序渐进原则 临床心理评估可借鉴疾病诊疗路径，以先简后繁的方式，循序渐进地展开。一般先确定老年人有否存在威胁其身心健康的负性情绪状态，若其评估结果提示"严重抑郁或焦虑"，再进一步评估该老年人发生严重心理反应的主要原因。若经初步心理评估显示其无明显负性情绪反应，则无须进一步评估。遵循循序渐进的原则，还可减少心理评估的盲目性，不致过多地增加护士、老年人的负担。

### （三）临床心理评估的注意事项

1. 选择合适的量表 护理院虽然使用的是简便易行的情绪状态及原因、人格特质、生活事件、应对方式等量表，但评估者需要经规范化训练才能掌握。

2. 建立良好信任关系 评估的关键事项是赢得老年人的信任，心理评估若得不到老年人的充分认同，其结果便大打折扣。设想若某位老人不能对访谈敞开心扉或答非所问，对护士提供的量表敷衍了事或草率应付，其评估必然受挫。护士应尽其所能让老年人了解评估的积极意义，避免老年人对评估产生误解（如看作给护士帮忙），方可确保评估结果的真实性、可靠性。至于如何赢得老年人的认同，关键在于护士的沟通技巧。

3. 保护老年人隐私 实施心理评估会涉及老年人的个人隐私。老年人发生心理危机与其个人感情密切相关，除护士外再无合适的倾吐对象，倾吐后又担惊受怕、坐卧不宁等，此时，护士应承诺替老年人保守秘密。量表法所得的结果有时涉及老年人的人格特质等私密性评价，护士必须严格遵循心理评估的职业操守，妥善保管老年人的个人资料。

4. 尊重老年人权益 临床心理评估同样需要老年人的知情同意，护士不可自居职业角色优势而凌驾于老年人的意愿之上。如某位老人因心绪混乱拒绝量表评估，此时护士不应流露出任何不满或不屑，应当即表示理解，暂缓对其实施评估。同时还应予以老人更多的关注，先以观察法观察老年人的表情、动作，分析其情绪状态，发现异常及时干预。护士的善解人意、密切关注，不仅可使老年人深感自身权益得以维护，还可激发老年人与护士主动合作。

## 五、老年临床心理护理实施步骤

### （一）建立良好的护患关系

把"建立良好的护患关系"置于心理护理基本程序的首位，要求护士在实施心理护理过程中将此理念贯穿始终，此环节主要注意细节护理与舒适护理两个方面。要遵循伦理学三原则，即无损于老年人身心健康、不违背老年人主观意愿、不泄露老年人个人隐私，以赢得老年人的信任并取得友好合作。

### （二）有效的沟通技巧

有效的沟通技巧是指护士运用语言沟通和非语言沟通等人际交往技巧与老年人有效沟通。

语言沟通是指护士应注重语言修养，如文明性用语、安慰性用语、治疗性用语、规范性用语；非语言沟通是指护士应善用面部表情、目光接触、倾听姿态、恰当手势、人际距离、触摸等技巧。

### （三）全方位采集心理信息

通常运用临床观察法、访谈法，如通过观察老年人的各种表情动作，倾听老年人或其亲属的叙述，收集反映老年人心理状态的真实信息。老年人的心理信息应与其他临床资料同时收集，分析老年人基本心理状态，再根据需要将其从诸多资料中抽出。条件许可时，还可使用量表法、问卷调查法等收集老年人的心理信息，根据老年人心理问题的特点，选用人格量表、情绪量表等心理测评工具，以了解老年人心理活动的深层信息。

### （四）客观量化的心理评定

客观量化的心理评定是指护士借助心理评定量表，对老年人进行客观量化的心理评定。对千差万别的老年人的心理状态实施准确评估，需酌情选用评定方法和测评工具，客观分析出老年人心理问题的性质、程度及主要原因。老年人心理的客观量化评定结果，应既能反映老年人心理的共性规律，又可甄别个别老年人心理的个性特征。如某些特殊老年人（如癌症、严重意外所致伤残等），不同性别、职业、文化程度等因素所致老年人心理的共性规律，老年人人格的个性化特征（如内向与外向、乐观与悲观、敏感与迟钝等），均可通过量化评定获得相应结果。

### （五）确定老年人的基本心理状态

1. 确定老年人基本心理状态的性质　总体判断其心态"好、中、差"，重点确定老年人占主导地位、具有本质特征的心理反应，判定其是否存在"焦虑、抑郁、恐惧、愤怒"等负性情绪。

2. 确定老年人负性情绪的强度　以"轻、中、重"区分。确定老年人的基本心理状态，既不可忽略，也不宜夸大，以便为优选心理护理对策提供有价值的参照。依据心理学原理，焦虑具有双重作用。适度焦虑，为个体加强自身保护、建立心理防御机制所必需；过度焦虑或焦虑缺如的两极倾向，则均属负性情绪，易对个体身心造成危害。

3. 实施心理护理前后的量化比较　首先应了解老年人的焦虑适度与否，再酌情考虑是否对其焦虑实施干预。仅凭护士的个人经验主观评价老年人的心理或不分轻重缓急的做法，难以为优选心理护理对策提供可靠依据。确定老年人的基本心理状态，如同明确老年人的临床病症，越具体、越清晰，越有利于护士掌握老年人的心理状态。不宜用"严重焦虑"等含糊、笼统的词语评价，宜用焦虑值来评价。量化评定有助于护士较确切地掌握老年人焦虑的严重程度，酌情采取对策，防止老年人焦虑加重。实施干预后老年人焦虑的再评定结果，可作为心理护理效果较客观、公正的评价依据。因此，使用焦虑量表等测评工具，建立老年人常模，可筛查两极焦虑的老年人，再设法将其焦虑值调整至适宜范围，以确保心理护理的实效。

### （六）分析主要原因和影响因素

此步骤在于增强心理干预的针对性。通常个体遭遇疾病、意外等挫折所致心理反应强度及其应对方式，主要取决于其人格类型。如有些老年人病情不严重，却产生很强的情绪反应；有些老年人病情严重，却保持着良好的心境。临床上常见同类疾病的老年人，可因其外向或内向、乐观或悲观等人格差异，使之心理负重程度不同，导致其疾病发展、转归的影响也不同。性格外向的老年人多以言行宣泄负性情绪而如释重负；性格内向的老年人则易成天闷闷不乐、积郁成疾。人格特征决定个体的疾病态度，生性乐观者，身患癌症也不致终日以泪洗面，经历短暂痛苦体验后,大多能很快找到新的人生支点,不会轻率地结束生命。如聚集在"癌症俱乐部"的老年人,多为性情开朗、乐观、心理承受能力较强者。

### (七)选择适宜对策

首先应考虑老年人心理的共性规律、心理护理的总体对策和实施原则;再结合老年人的个性特征,在具体操作中举一反三、灵活应用,便可使各类老年人的心理问题迎刃而解。例如,老年人在心理应激的表现形式上各有其鲜明的特点,但却反映其急需解除病痛的共同心态。面对病痛,老年人常有风烛残年的悲哀,都源自其最本质的需求——解除病痛,尽快康复。护士可把满足老年人本质需求作为实施心理护理的主导策略,再结合老年人的特点,归纳出针对不同年龄老年人行之有效的操作模式,及时缓解各类老年人的心理冲突。

### (八)观察评估效果

心理护理的效果评定应为综合性评价,包括老年人的主观体验、身心的客观指标(生理、心理的指标)。总之,需建立心理护理效果的评价体系及其相应评定标准。例如实施心理干预后,可评定老年人的极度焦虑是否显著缓解。被施以心理护理对策的老年人,其身心康复进程是否明显加快等。

### (九)确定新的方案

护士经心理护理的效果评定,总结前一阶段心理护理的对策,并根据不同结果确定新的方案。对心理护理后获得适宜身心状态的老年人,可暂时中止其个性化心理护理;对负性情绪已部分改善的老年人,需巩固或加强心理护理的效果;对负性情绪持续未得到控制的老年人,则需再做较深入的原因分析,调整其心理护理对策。总之,心理护理是一个循环往复的过程,贯穿于护理过程的始终。

## 六、老年人常见心理干预方法

### (一)认知行为干预

1. 认知矫正技术　通过引导老年人识别认知性错误(主要包括非黑即白、以偏概全、过度延伸、过度夸大或缩小等认知曲解),使老年人意识到自己对目前所遇到问题的错误认知,领悟其伴发抑郁症状的实质,从而改变错误的认知观念,打破旧的恶性循环,建立新的良性循环。

2. 心理健康教育技术　与老年人建立良好的信任关系,为老年人发放健康知识手册,并通过友好、参与性、互动式的知识讲座等方式,使用简短的关于治疗的理论或干预的解释,使老年人理解相关的概念。采用解释与提问等相结合的方式,向老年人讲解事件、情感和行为的关系。

3. 渐进性肌肉放松训练　通过全身主要肌肉反复交替进行收缩放松训练,并有意识地去感受身体的轻重、松紧和冷暖的程度,使个体体验到紧张和放松的不同感觉的差别,诱导人体进入全身松弛状态,以恢复体力、消除疲劳、降低应激水平、减轻负性情绪、增强个体应对紧张事件的能力。它不仅使大脑皮质处于较低的唤醒水平,从而影响肌肉骨骼系统的活动,还可以调整身体各器官的功能。

### (二)怀旧治疗

怀旧治疗是通过引导老年人回顾以往的生活,重新体验过去生活的片段,并给予新的诠释,协助老年人了解自我，减轻失落感，增强自尊及增进社会化的治疗过程。怀旧治疗的具体方法是通过鼓励老年人谈论自己过去所发生的事情，以及通过看老照片和收藏的纪念物品，听老歌曲等来唤起老年人对往事的记忆，以促进老年人和干预者进行交谈。建议由以下方式诱导怀旧过程的开始。

1. 鼓励老年人将一生中所经历的大事罗列出来，再逐一探讨。

2. 鼓励老年人先将怀旧内容书写下来，再与小组中其他成员分享。

3. 与老年人共同翻阅相册，鼓励老年人说明每一张相片中所包含的故事及所处的时代背景。

4. 将过去值得怀旧的片段用图画描绘出来。

5. 鼓励老年人展示多年的收集品，并说明每一物品所包含的意义及纪念价值。

6. 与老年人共同欣赏有年代特殊纪念意义的老歌或老电影。鼓励老年人说出或写下有趣的往事。

## 七、老年人心理及精神慰藉服务标准

### （一）服务人员要求

1. 资质要求　提供精神慰藉服务的心理咨询师、社会工作者应经过专业培训，具有相关培训证书或资格证书。

2. 专业培训　护理人员应接受过精神慰藉方面的业务培训，能及时了解老年人的心理、精神需求，具备一定的精神慰藉服务能力。

3. 招募志愿者　护理院宜招募有心理学知识的志愿者，定期为老年人提供精神慰藉服务。对明显不适合提供精神慰藉服务的志愿者，不应安排为老年人提供精神慰藉服务。

4. 配置标准　护理院应按照实际入住老年人的人数配备为老年人提供精神慰藉服务的社会工作者。每 100 名老年人应配备 1 名社会工作者或心理咨询师。

### （二）服务内容及要求

1. 制订个性化计划　制订有针对性的"入住适应计划"，帮助入住老年人顺利度过入住初期。

2. 丰富日常生活　根据老年人的身体状况、兴趣爱好、文化程度，每周开展有益身心的各种文娱活动，如美术、棋牌、健身、游艺、观看影视、参观游览等，丰富老年人的文化生活。

3. 建立谈话机制　与老年人每天谈话 15 分钟以上，并做好谈话记录。及时掌握每位老年人的情绪变化，对普遍性问题和极端的个人问题集体研究解决，保持老年人的自信状态。

4. 提供公益活动　为有劳动能力的老年人提供参加公益活动和适度劳动的机会。组织健康老年人每季度开展一次公益活动。

5. 营造社交环境　经常组织老年人进行必要的情感交流和社会交往。不定期开展为老年人送温暖、送欢乐活动，消除老年人的心理障碍。帮助老年人建立新的社会联系，努力营造和睦的大家庭氛围，基本满足老年人情感交流和社会交往的需要。根据老年人的特长、身体状况、社会参与意愿，不定期组织老年人参与社交活动。

# 第四节 临终关怀

## 一、定义

### （一）临终

临终是指由疾病或意外事故而造成人体主要器官的生理功能趋于衰竭，生命活动即将结束、濒临死亡的状态和过程。我国对"临终"未有具体时限规定，一般认为，患者在经过积极治疗后仍无生存希望，直至生命结束之前这段时间称为"临终"。

### （二）临终关怀

临终关怀是指为临终患者和家属提供姑息性和支持性的医护措施。"临终关怀"也称"安宁疗护"和"缓和照护"等。由于国人比较忌讳"临终"二字，国家《"十三五"健康老龄化规划》用"安宁疗护"代替"临终关怀"，正式提出了"安宁疗护"这一概念，由此"安宁疗护"得到了官方认定。在本文中，"安宁疗护"与"临终关怀"为同义，在不同场合交替使用。

## 二、老年人临终前常见症状护理

老年临终患者的疾病与症状特点是：疾病与衰老同时存在；症状不典型，并发症较多；反应迟钝，主诉不清；生理老化加重心理障碍等。常见的临终前症状及护理如下。

### （一）呼吸困难

【评估】

1. 评估老年人病情：呼吸困难的程度。

2. 评估缺氧的症状：发绀、呼吸频率。

3. 进一步评估缺氧的程序：动脉血气分析、末梢血氧饱和度（$SpO_2$）。

【护理措施】

1. 提供安静、舒适、洁净、温湿度适宜的环境。

2. 保持呼吸道通畅，痰液不易咳出者采用辅助排痰法，协助患者有效排痰。

3. 根据病情取坐位或半卧位，改善通气，开窗通风或用电风扇通风，给病床周围留出足够的空间。另外，使用吗啡或其他有类似阿片制剂的合成麻醉剂是减轻患者喘气困难和焦虑的最好办法。

4. 根据病情的严重程度及患者实际情况选择合理的氧疗。

### （二）食欲缺乏或厌食

【评估】

评估老年人平时的饮食习惯、喜好，咀嚼、吞咽能力。

评估老年人有无恶心、呕吐、腹胀等症状。

评估近期体重下降的程度。

【护理措施】

1. 根据具体病情及患者、家属意见选择喂养或营养支持方式，如经口、鼻饲、胃空肠造瘘管饲或静脉营养。

2. 每天或每餐提供不同的食物，增加其食欲，在进餐时减少任何可能导致情绪紧张的因素。

3. 提供患者喜爱的食物，提供一些不需太过咀嚼的食物。

4.少食多餐，在患者需要时提供食物，将食物放在患者易拿到的位置。

5.濒死的老年人常常不会感到饥饿，相反，脱水等缺乏营养的状态，会使患者有一种异常欢欣感，这时不必强行灌输营养液。

### （三）水肿

【评估】

1.评估水肿的部位，如上、下肢水肿，全身性水肿。

2.评估水肿的发展速度，既往史及个人史。

3.评估水肿受压部位的皮肤。

【护理措施】

1.观察生命体征、颈静脉充盈程度，有无胸腔积液和腹水，监测体重等。

2.轻度水肿患者限制活动，严重水肿患者取适宜体位卧床休息。

3.遵医嘱使用利尿药，必要时记录每日液体出入量。

4.预防水肿部位出现压力性损伤，保持皮肤完整性。

### （四）谵妄

【评估】

1.评估谵妄可能的诱因，是否存在感染、全身衰竭、疲劳、过度刺激、焦虑、疼痛等。

2.评估患者意识水平、精神行为、情感和觉醒规律的改变。

3.评估患者谵妄发生的药物及环境因素。

【护理措施】

1.保持环境安静，避免刺激。尽可能提供单独的房间，小声交流，调暗照明，使用老年人熟悉的物品，较少改变房间摆设。

2.在家属知情同意的基础上，遵医嘱使用合适的约束带。

3.安抚老年人，减少恐惧，对其的诉说做出必要的反应。

4.老年人烦动不安时需要专人守护，密切观察，以保护老年人的安全。

此外，临终老年人还有咳嗽、咳痰、咯血、呕血、便血、腹胀、发热、恶病质、口干、睡眠/觉醒障碍等症状，应做好对症护理，减轻临终老年人的痛苦（详见第3章）。

## 三、临终老年人心理行为特征

针对临终老年人的心理特征，影响较为广泛的是美国医学博士伊丽莎白·库布勒-罗斯（Elisabeth·Kubler-Ross）的临终心理发展5个阶段，其各阶段的区分及心理、行为表现如下。

第一阶段：否认期。在这个阶段，很多老年人不相信自己得了不治之症，常常认为是医院或者是医师的误诊，当老年人知道自己的疾病已进入晚期即将离开人世时，最初的反应是震惊、焦虑、恐惧，并在强烈求生欲的支配下，出现否认疾病的反应，认为医师判断有误，要求复查，希望推翻诊断。这种反应是人的一种防卫机制，可减缓疾病不良信息的刺激。

第二阶段：愤怒期。在这个阶段，由于老年人在面对自己的确诊结果之后，无法找到有效的治疗方法，求生愿望无法实现，责怪命运不公，内心充满痛苦、愤怒和怨恨，常以谩骂或各种破坏性行为向家属及医护人员发泄，拒绝配合治疗。

第三阶段：协议期。这个阶段也被称为讨价还价阶段。这个阶段持续的时间更短，与前两个阶段相比，表现不是非常明显，在这个阶段，有些老年人常常企求上帝或者神灵的保佑，或希望佛祖能够保佑他身体健康，心理上存在着茫然、焦虑，试图用合作的态度和良好的表现，期待医护人员能够妙手回春。此阶段的老年人能积极配合治疗、护理，情绪较安稳，看到医生就讲自己的病情，希望医生能重视他，采取最好的治疗方案。

第四阶段：忧郁期。经历了前三个阶段后，老年人的身体状态更加衰弱，病情加重，在这个阶段，一种失落感会替代他们之前的愤怒，病情的恶化、身体的各项指标开始恶化，频繁的治疗、经济负担的加重等聚集到一起，使原本已经逐渐虚弱的老年人开始难以面对，老年人会陷入极大的悲伤和失落之中，常表现为情绪消沉、低落，在行为上，有时会痛哭流涕，有时又沉默不语，要求最后会见亲人或自己思念的人，以表达对世间的留恋，或者急于向家属交代后事。

第五阶段：接受期。经历了上述四个阶段后，老年人的身体状况越来越差，病情恶化，沉默不愿意与人交流。在这个阶段，老年人已经基本失去了与死亡抗争的力量和能力，不得不去接受死亡这一事实，这个阶段的老年人会表现出非常坦然的状态，也不再是冷漠的情绪，但由于身体虚弱和疲惫，可能整天处于睡眠状态，并且希望一个人能够安然地离开世界。

伊丽莎白·库布勒－罗斯认为，由于个体差异，上述五个阶段不一定相互衔接，有时交错，有时也可出现逆转的情况。并且，各个阶段持续的时间长短也不相同。以上所述，仅仅是临终者的一般心理、行为特点，由于老年人的文化背景、社会地位、人生观（尤其是生死观），以及年龄、性格、病程长短、症状轻重等方面的不同，其心理、行为反应会有很大的差异。而长期有慢性病的老年人临终过程较长，慢性病对生理、心理上的折磨则会给老年人带来巨大的痛苦。

## 四、老年人临终关怀护理内容及目标

### （一）临终关怀护理内容

1. 以对症为主的"舒缓疗护"  老年人临终关怀护理的理念是以对症为主的"舒缓疗护"。患者处于不可逆转的临终状态，一般观念下的"治疗"对其已经毫无意义，所以我们不称之为"治疗"而称之为临终"舒缓疗护"，用"关怀""照护"取代"治疗""治愈"。临终关怀中几乎一切针对患者的操作措施只有"照护""关怀"上的意义，并无一般的"治疗"意义可言。在临终关怀过程中的所有操作措施，尽管有些与一般"治疗"相同，例如控制疼痛等症状的药物使用，或者为了缓解症状而采取的其他治疗等，这些都不能归于一般"治疗"范畴，只能归于"照护"的范畴，因为它们对于病因的祛除、功能的改善和健康的恢复毫无意义。在临终关怀伦理范畴内淡化"治疗"的观念，医护人员、家庭和社会真挚地对临终患者进行关怀，不必受治疗效果牵制或干扰，从而真正地维护了临终关怀人道主义的真谛，使得临终患者感受到亲情的温馨，感受到医护人员带来的人间温暖。

2. 以提高生命质量为宗旨  现代临终关怀，不以延长患者的生存时间为目的，而是以丰富患者有限的生命、提高其临终阶段生命质量为宗旨，遵照人道主义、全方位照护原则，对临终患者进行 24 小时生理、心理、社会等方面的全面照护与关心，维护临终患者作为人的尊严与价值，提供给他们一个安静、舒适、有意义、有尊严、有希望的生活环境，使其在有限的时间里，能有质量地生活，在可控制的症状中接受关怀，享受人生最后的乐趣。

3. 以关怀与照护家属为延伸  与其他疾病患者不同，临终患者多以死亡为结局，患者去世对家属的刺激十分强烈。故临终关怀理念在服务对象和内容方面，要求延伸到对患者家属的关护。

### （二）临终关怀的护理目标

临终关怀的核心目的：减轻临终患者的痛苦，控制疾病相关症状，给予患者心理和精神支持，提高患者生活质量，使其善终。临终关怀护理的目标不是"治疗模式"，而是"满足模式"。即以患者为中心，从满足患者要求的角度出发，提供全面细致的照顾，尽量满足他们的各种需求，使其在这一非常时期，尽可能实现患者的死而无憾，生者的问心无愧。

世界卫生组织（WHO）提出了临终关怀的6条标准：①肯定生命、认同死亡是一种自然的过程；②并不加速或延缓死亡；③尽可能减轻痛苦及其他身体的不适症状；④支持患者，使他在死亡前有很好的生活质量；⑤结合心理、社会及灵性照顾；⑥支持患者家属，使他们在亲人的疾病期间及去世后的悲伤期中能做适当调整。

## 五、老年人临终关怀护理基本措施

"总是去帮助"是护理专业的核心和精髓，对不同疾病的临终患者，护理的需求是不同的，护理人员要认真进行评价，找出临终患者的需求，有针对性地实施护理。

### （一）加强基础护理，满足临终患者的生理需求

1. 改善病室环境，提供舒适安宁环境  临终病房应保持安静、洁净、空气新鲜。房间面积不宜太大，一般为 $15m^2$ 左右；室内布局应合理、颜色协调，以浅蓝或浅绿色为主色调；病室内要保持安静，患者床单位及被服应整洁、温暖、舒适，一旦污染要及时更换；病房内可摆放一些绿色植物、鲜花，以净化病房空气。

2. 做好患者的日常生活护理，满足其生理需要  临终患者的日常生活护理包括饮食护理、口腔与皮肤护理、排泄护理、睡眠护理等。

（1）饮食护理：终末期老年人往往表现为食欲缺乏、体质衰弱及恶病质等现象，若无必要的营养支持，患者很快会衰竭死亡。因此，应根据病情适当也补充营养与水分，每餐配备高热量、高蛋白、高维生素饮食。当摄入量不足时应采取支持疗法，可以经鼻饲或经胃肠道造瘘供给营养，也可以经静脉供给以延长生命。此外，应注意营养液的均衡配制，并且定期复查患者相关生化指标，以维持水、电解质等的平衡。

（2）口腔与皮肤护理：终末期老年人的口腔经常会出现炎症、出血、溃疡，引起味觉改变，甚至造成咽喉部或呼吸道炎症。同时，临终患者的长期卧床，压力性损伤发生率很高。因此，加强口腔与皮肤护理至关重要。①应注意加强病情观察，采用各种护理措施，保持口腔清洁与舒适，祛除异味，减少并发症；②提供患者良好舒适的体位并定时翻身；③对已发生的压力性损伤应积极处理，缓解其痛苦。

（3）排泄护理：具体措施包括患者排便后房间及时开窗通风、换气；对尿失禁患者可采用一次性防漏且较松软的纸尿裤、尿垫或尿兜，必要时留置导尿管；采用热敷、针灸、插肛管等措施，帮助腹胀患者消除肠内积气；通过口服蜂蜜、缓泻药、肛门栓剂、少量不保留灌肠等方法，帮助便秘患者排便等。

（4）睡眠护理：临终患者因焦虑、恐惧和孤独感等心理问题，经常出现睡眠紊乱。因此，帮助患者获得较高质量的睡眠也是护士的重要职责。护理措施包括：提供安静、光线幽暗、空气清新、温度适宜、被褥柔软、舒适的睡眠环境；尽量减少夜间护理操作，但对恐惧、孤独感

严重者应多巡视；指导患者睡前采取正确卧位，做一些散步、按摩穴位、听轻音乐等松弛活动，饮热牛奶，用热水擦身等，以促进入睡；必要时，还可给予适量的镇静药或催眠药。

3. 实施优逝护理，最大限度避免患者的躯体痛苦  疼痛是临终患者最普遍、最主要的症状，有关调查显示：60%～90%晚期癌症患者伴有不同程度的疼痛，40%以上患者的疼痛得不到满意控制，以至于癌性疼痛成为患者的心理定势，严重影响患者的生命质量及医疗活动的进行。晚期癌症患者的疼痛可使患者和家属产生绝望，随着疼痛加剧和延长，患者甚至可能会发生人格改变，同时，痛苦的哭泣或呻吟，会使每一个接近患者的亲友陷入"继续接近"与"撒手不管"的矛盾之中，也使参与治疗的医护人员承受内疚和失职的压力。为此，WHO 已将缓解患者躯体疼痛问题提到重要地位，列为首要任务。

2005 年美国国立综合癌症网络癌痛治疗指南特别强调两个方面内容：一方面，疼痛强度是选择治疗的依据，尽管疼痛是主观感受，但必须对疼痛强度进行量化评估，此外还需要综合评估和动态评估；另一方面，合理应用镇痛药，强调掌握合理剂量和预防不良反应的发生。

疼痛的三阶梯治疗原则包括 5 个方面：①首选无创（口服、透皮等）给药；②按阶梯用药；③按时用药；④个体化给药；⑤注意具体细节。

护理人员要动态、量化评估患者疼痛的强度，除按医嘱给药外还要做好疼痛的心理治疗，如支持疗法、生物反馈及放松训练，从而在一定程度上转移患者对疼痛的注意力，达到减轻疼痛的效果。

### （二）进行心理干预，满足临终患者的心理需求

1. 善待患者的宣泄，提供情感支持  以高度的责任心和强烈的同情心理解临终患者，并用真挚、亲切的语言和态度对待患者，是对临终患者实施良好心理关护的重要体现。无论患者的病情发展到何种程度，也无论患者处在何种情绪和心理状态，护理人员都不可流露出厌烦或消极、失望的情绪；对患者的暴躁或怒气，应宽容、大度和体谅，进行温和的开导，并以高超的技术赢得患者的信任，给他们以希望，增强他们的信心和安全感，使患者在生命最后阶段体验到人间的温馨。

2. 减轻患者的恐惧，提供精神支持  在临终关怀中，护理人员应提供精神支持以减轻临终患者的忧虑及恐惧。护理人员可通过谈心、暗示等心理疗法缓解、疏导患者的不良情绪，在与患者交谈时，护理人员根据患者的文化层次、社会背景、生活环境等因素，有意识地谈及患者以往的兴趣、爱好，系统地协助患者以一种崭新的观点去回忆其生命中的过往或快乐的过程，来体验生命的意义；也可通过播放轻柔、悠扬的音乐，缓解病房内的沉闷气氛；还可通过亲人的陪伴，为患者提供必要的社会联系，以减轻患者的孤独感。尊重患者的信仰，协助其探寻生命、死亡与濒死的意义，获得心灵的真正平静。

3. 针对不同阶段，提供心理支持  伊丽莎白·库布勒－罗斯博士提出临终患者的 5 个心理阶段为评估临终患者的心理问题，做好心理护理提供了临床依据。虽然临终关怀团队中有心理医师、社会工作者，但是护士是临终患者昼夜接触最多的人，因此，心理支持始终是临终关怀护理工作的重要内容。由于临终患者的心理反应错综复杂，为提高临终患者的心理护理效果，一般按以下程序进行：①仔细观察患者的心理反应和需求；②认真收集临终患者的心理信息；③分析信息，提出心理问题并制订措施；④进行心理护理效果评价；⑤重新制订新的护理计划。

## 六、对家属的哀伤辅导

临终关怀的任务之一就是在患者死亡前后，提供对患者家属的帮助。哀伤者失去至亲，不仅情绪受困扰，也给实际生活带来急需解决的事务问题。作为护理人员，可考虑协助分担一些事务，若一人力量有限，可寻求社会力量的支持，协助哀伤者度过哀伤期。哀伤辅导分为 4 个步骤。

### （一）接纳失去至亲的事实

失去至亲有时候是突发性的，让人一下子难以接受，患者死亡后护士应给予家属心理治疗和精神支持，帮助哀伤者接纳亲人离世的真实，使其认识到，安排好未来的生活、努力工作，是对亲人最好的悼念。

### （二）处理伤痛的情绪

接受至亲离世是伤痛的过程，伤痛的情绪需要处理，不能一味地压抑与忽略。护理方法有：提供宣泄伤痛情绪的方法；提供相关心理学的知识；给予针对性的安慰。

### （三）调整和适应失去至亲的生活

包括生活规律的调整、生活习惯的改变和适应、家庭责任上的重新分配等指导。

### （四）生活重回正轨

随着时间的推移，哀伤者情绪逐渐平静，护士可通过信件、电话随访、登门访视等方式，对死者家属进行追踪随访，帮助他们走出心灵的沼泽，帮助哀伤者重建未来的生活，回归正常的生活轨道。

## 七、临终关怀病房建设

2017 年 2 月 9 日，国家卫计委发布了《安宁疗护中心基本标准和管理规范（试行）》，其中指出：安宁疗护中心是为疾病终末期患者在临终前通过控制痛苦和不适症状，提供身体、心理、精神等方面的照护和人文关怀等服务，以提高生命质量，帮助患者舒适、安详、有尊严离世的医疗机构。

### （一）床位

应根据当地实际需求和资金情况，并兼顾发展等设置床位数，床位总数应在 50 张以上。

### （二）科室设置

1. 临床科室  至少设内科、疼痛科、临终关怀科。安宁疗护住院病区应当划分病房、护士站、治疗室、处置室、谈心室（评估室）、关怀室（告别室）、医务人员办公室、配膳室、沐浴室和日常活动场所等功能区域。

2. 医技和相关职能科室  至少设药剂科、医疗质量管理、护理管理、医院感染管理、病案管理部门。医学影像、临床检验及消毒供应服务等，可以由签订协议的其他具备合法资质的机构提供。

### （三）人员

1. 医师  安宁疗护中心至少有 1 名具有副主任医师以上专业技术职务任职资格的医师。每 10 张床位至少配备 1 名执业医师。根据收治对象的疾病情况，可以聘请相关专科的兼职医师进行定期巡诊，处理各专科医疗问题。

2.护理人员　安宁疗护中心至少配备 1 名具有主管护师以上专业技术职务任职资格的注册护士。每 10 张床至少配备 4 名护士，并按照与护士 3∶1 的比例配备护理员。

3.其他　可以根据实际需要配备适宜的药师、技师、临床营养师、心理咨询（治疗）师、康复治疗师、中医药、行政管理、后勤、医务社会工作者及志愿服务人员。

#### （四）建筑要求

1.设计布局要求　安宁疗护中心的建筑设计布局应当满足消防安全、环境卫生学和无障碍要求。

2.床单位要求　病房每床净使用面积不少于 $5m^2$，每床间距不少于 1.5m。两人以上房间，每床间应当设有帷幕或隔帘，以利于保护患者隐私。每床应配备床旁柜和呼叫装置，并配备床挡和调节高度的装置。

3.卫生间要求　每个病房应当设置卫生间，卫生间地面应当满足无障碍和防滑的要求。

4.洗澡间要求　病区设有独立洗澡间，配备扶手、紧急呼叫装置。充分考虑临终患者的特殊性，配备相适应的洗澡设施、移动患者设施和防滑倒等安全防护措施。

5.其他　设有室内、室外活动等区域，且应当符合无障碍设计要求。患者活动区域和走廊两侧应当设扶手，房门应当方便轮椅、平车进出；功能检查用房、理疗用房应当设无障碍通道。

#### （五）设有关怀室（告别室）

考虑民俗、传统文化需要，尊重民族习惯，体现人性、人道、关爱的特点，配备满足家属告别亡者需要的设施。

#### （六）设备

1.基本设备　至少配备听诊器、血压计、温度计、身高体重测量设备、呼叫装置、给氧装置、电动吸引器或吸痰装置、气垫床或具有防治压力性损伤功能的床垫、治疗车、晨晚间护理车、病历车、药品柜、心电图机、血氧饱和度监测仪、超声雾化器、血糖检测仪、患者转运车等。临床检验、消毒供应与其他合法机构签订相关服务合同，由其他机构提供服务的，可不配备检验和消毒供应设备。

2.床单位基本装备　应当与二级综合医院相同。

3.其他　应当有与开展的诊疗业务相对应的其他设备。

# 第五节　互联网＋护理服务

## 一、定义

### （一）延续护理

延续护理是通过一系列的行动设计，用以确保患者在不同健康照护场所（如从医院到家庭）及同一健康照护场所（如医院的不同科室）得到不同水平协作性与连续性的照护，通常是指从医院到家庭的延续，包括经由医院制订的出院计划、转诊、患者回归家庭或社区后的持续随访与指导。

延续护理包含 3 个方面的含义。

1. 信息延续　确保患者在不同的医疗场所转诊过程中信息的精确性。

2. 医疗护理服务延续　确保患者在整个医疗服务系统中，得到延续性的健康照护。

3. 医－护－患关系延续　在患者接受不同的健康照护者提供服务的同时，一直保持忠诚和信任的医－护－患关系。

### （二）互联网＋护理服务

互联网＋护理服务是指医疗机构通过互联网信息平台，派出本机构执业护士为适合在家庭条件下进行医疗护理的患者提供居家护理的一种服务模式。

## 二、服务试点现状

### （一）确定试点城市

2019年2月，国家卫健委下发了《"互联网＋护理服务"试点工作方案》，确定了北京市、天津市、上海市、江苏省、浙江省、广东省作为"互联网＋护理服务"的试点省份，旨在依托互联网等信息技术手段，鼓励护理服务发展的新业态，通过线上和线下护理服务的有效对接，探索社区居家上门护理服务新模式，满足人民群众多样化的健康养老服务需求。

### （二）利用信息化技术手段

"互联网＋护理服务"的实现是利用互联网等信息技术手段，实现线上申请、线下服务相结合，由护士主体上门提供护理服务的一种方式。单纯使用互联网技术实现派单功能，只是"互联网＋护理服务"的最初级功能，俗称"网约护士"，实际上属于医疗领域的"互联网＋居家延续护理服务"，其涉及面广，单独存在的意义和与风险间的博弈有待进一步论证，但是如果将其纳入"互联网＋医疗"体系，通过互联网医院平台实施监管，构建新型网络整合医疗，如医联体云医院系统的一部分，其功能与价值将会得到可持续发展。

### （三）各试点城市形式多样

1. 鼓励社会资本参与　北京市在东城区、朝阳区、石景山区开展了"互联网＋护理服务"的试点，鼓励社会资本参与并开展基层护理服务。

2. 规范服务，防控风险　上海从资质管理、服务模式、服务清单及风险防控等入手，对"互联网＋护理服务"从业人员予以规范，在一些区域先行试点。

3. 确定服务范畴　浙江省卫健委下发《浙江省"互联网＋护理服务"工作实施方案（试行）》，依托互联网提供老年护理、母婴教育、慢性病管理、康复护理、长期照护等31项服务。

4. 实施长期护理保险制度　广东省试点实施长期护理保险（简称长护险）制度。患者在长护险定点机构，经过评估确认长护险资格后，安排责任护士制订护理计划，定时上门。"互联网＋护理服务"正是依托长护险试点，提供长护险购买清单目录内的护理服务。

5. 明确服务项目正面清单和负面清单　江苏省卫健委发布了《江苏省"互联网＋护理服务"试点工作实施方案》，明确7个市、县（市、区）率先开展"互联网＋护理服务"试点工作，并列出服务项目正面清单和负面清单。

6. 明确重点服务对象及收费　天津市重点关注高龄或失能老年人、康复期患者和终末期患者等行动不便人群及其他有居家护理需求的特殊人群。服务内容涵盖慢性病管理、康复护理、专项护理、健康教育、安宁疗护等。对辖区试点范围、服务对象、服务内容、服务行为、如何收费等做出明确规定。

通过一年多的试点，已经基本明确"互联网＋护理服务"的内容和形式，取得了卓有成效的成果，为全面推广提供了指导依据。

## 三、团队构建

### （一）团队模式

以护士为主的多学科专业合作团队是主体，患者及其家属作为团队中的一员，对出院前患者进行综合性护理评估、出院后的随访跟进、电话随访和家庭访视等。随访期间及时进行护理评估，根据患者的需求，提供个性化护理干预，协调解决患者的健康问题。服务对象主要集中在高危、患慢性病的老年人，提供生理、心理、社会全方位的整体护理服务，主要模式如下。

1. 延续护理服务中心　对各科室的出院患者进行出院随访和延续性护理指导服务，针对面较窄、实施内容较为单一，主要对象是本院收治过的慢性病患者和恶性肿瘤术后患者，在具体操作上有一定的局限。

2. 病区护士电话随访　经济、方便、高效，不需要随访者掌握特殊的技能和拥有尖端的设备。但电话回访受到患者身边照顾者观察力、责任心、表达能力等条件的限制，这些因素将妨碍回访护士健康宣教的针对性、及时性和有效性。

3. 病区制订患者出院健康教育卡　为出院患者提供疾病防治知识，在一定程度上延续了对患者的管理。如针对 PICC 导管携带者，给各专科发放《PICC 导管使用指南》等，以便没有维护经验或置管护理经验不足的护士在维护前阅读使用，配合《患者出院健康教育卡》，联合电话随访，为患者实施出院后的健康教育，减少患者导管并发症的发生。

4. 病区护士家庭访视　家庭访视实现了居家延续护理服务，解决管路的更换、重置和拔除等维护问题，给予陪护者专业指导，示范管路维护的各种细节，防止意外和感染发生。家庭访视时护士能现场发现问题，解决问题，有利于建立护患亲情服务，但因时间限制，在医院人力资源相对缺乏的情况下，服务覆盖面小。

5. 家庭病床管理　医院与社区联动的家庭病床不但提高了患者生活质量，而且减少了患者住院压力，同时降低了医疗费用，被社会所认可，但目前面临医师紧缺的局面。

6. 医院－社区－居家联动　以医疗机构为中心，联系周围多个社区，建立医院－社区－居家联动网络体系，网络共享患者信息，这是目前较为理想的模式。

### （二）团队建设具体内容

1. 按照机构＋社区＋居家护理服务　首先，需要制订制度、规范和流程等，包括技术规范、服务规范、岗位职责、工作标准、安全制度、风险应急预案、收费标准、绩效分配方案等。其次，选派专业的服务人员，通常居家医疗服务以护士为主，当患者有病情变化或医疗需求时，则需要请医生出诊，或者根据患者的病情及病程，确定医生巡诊和查房频率，这给护理人员和患者都会带来便捷与安全保障。

2. 按照护理部统一管理的方式建设　主要由护理部牵头，在全院范围内选拔培训一批"居家服务种子护士"。选拔条件为：具有 5 年以上临床经验，熟练掌握内、外科常见疾病护理常规、常见护理技术操作，并具有良好沟通能力、职业道德，自愿居家上门服务的优秀护士。经过动员—居家服务理论与技能培训—出诊技能操作项目再培训—居家护理服务相关安全培训等流程，考核评估合格后，接单开展上门护理服务。缺点：因为没有固定的医生团队作后盾，在患者有特殊情况发生，或希望医生定期巡诊时，护理部无权直接调动医生及其他专业人员，且需要几个科室及领导的协调沟通，对患者及护士都不方便，难以实现团队合作。

3. 按照门诊部统一管理的方式建立专科护士门诊　医院开设专科护士门诊，专为造口伤口、糖尿病、高血压等慢性病患者提供专科护理和指导。由取得相关资质的专科护士持证上岗，以优质、高效、专业的护理为患者提供延续性护理服务。护理院通过"互联网＋平台"的手段融入医联体实施业务对接，形成和上级医院同质化专科护理管理模式，满足居家延续护理服务的需求。缺点：专科护士有限，专科护士一般集中在大医院，大多基层医院尚未开设护理专科门诊，可采用三级医院专科护士下基层门诊的方式带动基层提高专科护理能力。

## 四、护理内容

2019 年 11 月北京市卫健委印发了《北京市互联网居家护理服务项目目录（2019 版）》（以下简称《目录》），共有 39 项互联网居家护理服务项目列入此版《目录》，涉及健康评估与指导、临床护理、专科护理、康复护理、中医护理及安宁疗护六大类别，并详细规定了每项具体工作内容。同时，疼痛评估与指导、氧气吸入、生命体征测量、康复辅助器具使用指导等新项目首次出现在《目录》中，扩大了"互联网＋护理服务"的内涵。

《目录》中明确了能够提供互联网居家护理服务的人员应具有执业护士、执业医师与专科护士的资质。增加了执业医师这一资质，从而扩大了提供互联网居家护理服务的人员范畴。

2019 年 4 月，广东省确定了一批 43 项"互联网＋护理服务"项目，明确规定服务项目中的基本医疗服务按规定纳入医保支付范围。

2019 年 5 月江苏省出台了"互联网＋护理服务"试点服务项目名录清单，明确了"互联网＋居家护理服务"的内容与要求。

## 五、实施步骤

### （一）评估需求

在患者住院时对患者病情和家庭社会支持情况进行评估与筛选，建立患者信息档案：由责任护士在患者入院后病情稳定时及时进行评估，包括患者的躯体功能、精神状态、生活自理能力、居家安全状况、照顾者状况、家庭经济条件、社区支持系统情况。

### （二）制订计划方案

针对患者具体疾病制订系统的、以循证为基础的延续护理计划。首先，建立护士、患者及照顾者的沟通渠道，重视三者之间的协调合作关系；其次，通过健康教育增强患者对疾病的认识和自我护理的技能，影响其对健康的态度和行为，积极参与到自我护理活动中，改善自我护理行为，提高自我护理能力；最后召开出院准备服务个案讨论会，由责任护士、医生、康复师和社区医护人员等与患者和家属一起制订服务方案，并将患者信息输入计算机系统备案，制订居家护理服务评估表和居家基本服务内容。

### （三）确定服务对象

1. 有较高再入院率或出院后对居家护理仍有较高需求的患者。
2. 老年、高龄、独居或缺乏社会支持者。
3. 慢性病患者，如糖尿病、心力衰竭、脑卒中、慢性阻塞性肺疾病等。

4. 外科疾病及手术后，如髋部骨折、周围血管疾病、冠状动脉旁路移植术后等。

5. 长期接受放化疗的肿瘤患者、有反复跌倒史的老年患者。

6. 其他，如大小便失禁、长期置管、需长期换药者。

### （四）服务内容

1. **药物指导**　药名、药物不良反应、服用方法、协调用药等。

2. **饮食指导**　为老年人提供个体化指导。

3. **症状管理与识别**　出院后病情恶化症状的识别及应对。

4. **居家环境评估提供相应的建议**　侧重于防止老年人跌倒的安全知识。

5. **活动/锻炼指导**　包括活动方式、时间、活动度等。

6. **康复指导**　辅助器具的使用、康复训练等。

7. **社会支持**　对有需要的患者及其家属帮助联系社工服务。

8. **心理指导**　提供心理支持，情绪疏导。

### （五）实施流程

居家护理服务包括出院前准备与出院后延伸两个阶段。

1. **出院前准备**　出院前准备服务是一种集中性、协调性及科学整合性的过程，通过医疗护理专业人员、患者及其家属的共同合作，确保患者在出院后获得持续性照护，包括追踪患者出院后的居家护理需求。

（1）患者入院当天：责任护士针对病情评估患者的需求，根据纳入标准判断其是否为延伸服务的对象，针对案例制订"出院准备"计划，指导患者和主要照顾者掌握自我照顾技能。

（2）出院当天：责任护士对患者进行相应护理知识和技能的指导，包括翻身、喂食、清洁、活动协助、跌倒预防、排痰、上下床、轮椅使用、用药指导、关节功能运动、饮食与制作指导、压力性损伤与伤口护理、气管切开与用氧护理、导尿管护理、鼻胃管护理等，并明确患者所在的社区服务中心，对社区护士进行专科护理技术指导，实现无缝对接。

2. **出院后延伸服务**　向出院后的患者提供医护或辅助性护理（支持性护理）。

（1）患者转入社区：由责任护士评估出院后照顾者的情况，主动联系患者居住地社区卫生服务中心、护理院、康复医院等社会支持机构，并将其管理档案转给相应的机构，与机构医护人员交接班，并给予专业技术指导，从而实现无缝隙服务。

（2）患者回到家中进行康复：由责任护士对患者进行电话回访，指导社区护士访视，参与社区护理会诊，指导社区护士及照顾者掌握疾病有关知识、病情观察技巧、必要的护理技能；实施"互联网＋护理服务"试点地区护士可利用互联网平台对出院患者提供服务，护士深入到患者家里进行访视，现场指导患者和主要照顾者进行相应的康复技能训练。"互联网＋护理服务"基本模式见图1-1。

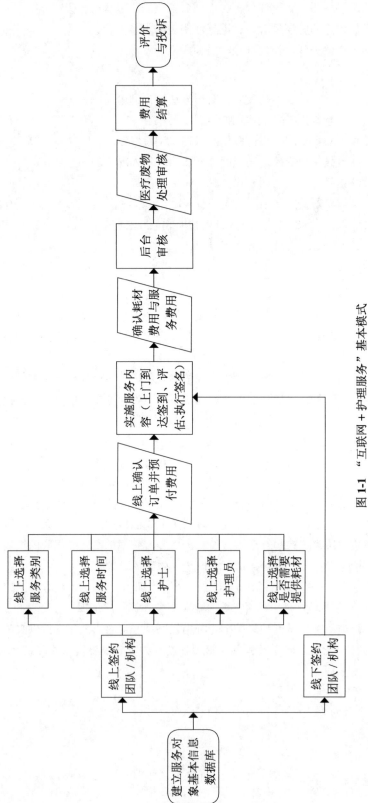

图 1-1 "互联网 + 护理服务" 基本模式

我国"互联网＋护理服务"尚处于初级发展阶段，居家延续护理服务的实施过程需要随时调整以适应市场变化。尽管居家延续护理服务能够缓解我国医疗资源紧张的问题，但由于护士多点执业相关政策有待完善、护士执业风险、服务收费等诸多原因，我国护士上门服务发展速度缓慢。在实施过程中，需要逐步规范互联网居家护理服务流程。

以北京为例，2018 年 12 月 30 日北京市卫健委、北京市市场监督管理局、北京市医疗保障局颁布了《关于发展和规范互联网居家护理服务的通知》，首次发展和规范了互联网居家护理服务。并强调互联网居家护理服务，首先必须是医疗机构，取得《医疗机构执业许可证》，且必须依托实体医疗机构；其次必须是通过互联网信息平台，利用信息技术的同时要注重信息安全，注重留痕和追溯；最后是适宜，即开展部分适宜在家中进行的护理操作。

## 六、评价标准

"互联网＋护理服务"目前仍在探索中，尚无评价标准，鉴于延伸服务可从以下几个方面评估其服务质量，便于持续改进服务质量，提升服务内涵。

### （一）患者及其家属

1. 患者的幸福指数。
2. 患者的自我照顾能力。
3. 患者治疗护理的依从性。
4. 患者的服务满意度。
5. 患者的生活质量。
6. 患者及其家属对医院、社区、护理院医务人员服务的评价。

### （二）医务人员

1. 医院医务人员对社区及护理院医务人员技能的评价。
2. 社区医务人员对护理院医务人员服务的评价。
3. 护理院医务人员对社区服务人员服务的评价。
4. 社区及护理院对医院医务人员培训带教能力的评价。

### （三）社会行政管理部门

1. 卫生行政主管部门　评价包括：①团队间协作和及时的支持；②享受到延伸护理的人群受众比；③患者的评价与投诉；④医疗废物的处理；⑤患者安全、医护人员上门服务安全、信息安全；⑥医疗资源人均年耗费、医疗资源的利用率、有限资源的高效使用等。

2. 学术团体　是否能够培养高水平居家护理人才。高水平居家护理人才是居家护理开展的必备条件。医疗管理部门和相关机构建立居家护理人才的准入制度，培养与国际接轨的高水平居家护理人才，以保证服务品质。高水平居家护理人才应具有扎实的专业技能、敏锐的评判性思维能力、良好的职业道德、优良的服务态度与沟通能力。

3. 社会评价
（1）是否形成统一的规范、标准流程并有法律法规做保障。
（2）是否具有相关物价医保政策支撑。
（3）是否能引导护理产业化发展进程。
（4）是否建立准入居家护理评鉴政策与组织。

（5）三级医院与社区卫生服务中心、护理院是否有制度进行技术对接。

（6）是否建立"互联网＋护理服务"背景下医疗废物管理办法。

（7）是否能够保障"互联网＋护理服务"信息系统的安全。

（邓筱娟　张兰凤　张曦霞　谢　娟）

# 第 2 章

# 预防和控制护理院院内感染

## 第一节 概 述

### 一、定义

#### （一）护理院院内感染

护理院院内感染是指住院老年人在护理院内（入院 48 小时后）获得的感染，包括在护理院内发生的感染和在护理院内获得但在出院后发生的感染，不包括入院前已经开始或者入院时已存在的感染。护理院工作人员在院内获得的感染也属于护理院院内感染。

#### （二）护理院院内感染暴发

在护理院或科室的老年人及医务人员中，短时间内发生 3 例或 3 例以上同种同源感染病例的现象称为护理院院内感染暴发。

### 二、护理院院内感染诊断标准

#### （一）下列情况属于院内感染

1. 无明确潜伏期的感染，规定入院 48 小时后发生的感染为护理院院内感染；有明确潜伏期的感染，自入院时起超过平均潜伏期后发生的感染为护理院院内感染。

2. 本次感染直接与上次住院有关。

3. 在原有感染基础上出现其他部位新的感染（除外脓毒血症迁徙灶），或在原感染已知病原体基础上又分离出新病原体（排除污染和原来的混合感染）的感染。

4. 由于诊疗措施激活的潜在性感染，如疱疹病毒、结核杆菌等的感染。

5. 医务人员在工作期间获得的感染。

#### （二）下列情况不属于院内感染

1. 皮肤黏膜开放性伤口只有细菌定植而无炎症表现。

2. 由于创伤或非生物性因子刺激而产生的炎症表现。

3. 老年人原有的慢性感染在护理院内急性发作。

### 三、护理院院内感染发生的原因

#### （一）机体自身因素

1. 生理因素 护理院感染发生率高，主要原因是老年人脏器功能衰退、抵抗力下降。

2. 病理因素　由于疾病使老年人对病原微生物的抵抗力降低，如恶性肿瘤、血液病、糖尿病、肝脏疾病等造成老年人自身抵抗力下降；皮肤或黏膜损伤，局部缺血，伤口内坏死组织、异物、血肿、渗出液积聚等均有利于病原微生物的生长繁殖，易诱发感染。个体的意识状态也会影响护理院院内感染的发生，如昏迷或半昏迷老年人易发生误吸而引起吸入性肺炎。

3. 心理因素　老年人的情绪、主观能动性、暗示作用等在一定程度上可影响其免疫功能和抵抗力。如老年人情绪乐观、心情愉快，能充分调动自己的主观能动性，可以提高个体的免疫功能，从而减少院内感染的机会。

### （二）机体外在因素

1. 诊疗活动　现代诊疗技术和相应的药物应用对医学发展具有强大的推动作用，然而在造福人类健康的同时，也增加了护理院感染的危险性。

（1）侵袭性操作：各种侵袭性诊疗技术的应用与推广，如中心静脉插管、气管插管、机械通气等破坏了机体皮肤和黏膜的屏障功能，损害了机体的防御系统，把致病微生物带入机体或为致病微生物入侵机体创造了条件，从而导致护理院院内感染。

（2）放疗、化疗、免疫抑制剂的应用：老年恶性肿瘤患者在行放疗、化疗杀灭肿瘤细胞的同时，对机体正常细胞也造成了一定程度的损伤，降低了机体的防御功能和免疫系统功能，为护理院院内感染创造了条件。皮质激素、各种免疫抑制剂的使用改变了机体的防御状态，对免疫系统甚至起破坏作用，增加了对感染的易感性。

（3）抗菌药物使用：治疗过程中不合理使用抗菌药物，如无适应证的预防性用药、用药剂量过大或联合用药过多等，均易破坏体内正常菌群，导致耐药菌株增加、菌群失调和二重感染。由于抗菌药物滥用引起的护理院院内感染，其病原体多以条件致病微生物和多重耐药细菌为主。

2. 护理院环境　护理院环境易受各种病原微生物的污染，如某些建筑布局不合理会增加空气中病原微生物的浓度，医疗器械等未按规定进行消毒灭菌等，均会增加发生感染的概率。而且院内居留越久的病原体，其耐药、变异，病原微生物的毒力和侵袭性越强，常成为护理院院内感染的共同来源或持续存在的流行菌株。

3. 护理院院内感染机制　护理院院内感染管理制度不健全；感染管理资源不足，投入缺乏；工作人员缺乏院内感染的相关知识，对院内感染的严重性认识不足、重视不够、制度执行不严格、监管不到位等都会导致护理院院内感染的发生。

## 四、护理院院内感染发生的条件

感染源、传播途径和易感宿主是护理院院内感染发生的 3 个要素，三者同时存在并互相联系，就构成了感染链，缺少或切断任一要素，将不会发生感染。

### （一）感染源

1. 内源性感染源　指老年人本人。老年人身体某些特定部位（皮肤、泌尿生殖道、胃肠道、呼吸道及口腔黏膜等）的常居菌或暂居菌，或来自外部环境并定植在这些部位的正常菌群，以及身体其他部位感染的病原微生物，在老年人抵抗力下降、菌群易位或菌群失调时，成为内源性感染的重要来源。既可导致自身感染，也具有传播他人的能力。

2. 外源性感染源　指老年人之外的宿主或护理院环境。

（1）已感染的老年人及病原携带者：病原微生物侵入人体所引起的感染可表现为有临床症

状的老年人或无症状的病原携带者。已感染的老年人是最重要的感染源，一方面老年人不断排出大量病原微生物，另一方面排出的病原微生物致病力强，常具有耐药性，并且容易在另一易感宿主体内定植。病原携带者（包括携带病原体的老年人、工作人员和探陪人员）是护理院感染中另一个重要感染源，其临床意义重大，一方面病原微生物不断生长繁殖并经常排出体外，另一方面携带者本身因无自觉症状而常常被忽视。

（2）环境贮源：护理院的空气、水源、设备、器械、药品、食品及垃圾等容易受各种病原微生物的污染而成为感染源，如铜绿假单胞菌、沙门菌等兼有腐生特性的革兰氏阴性菌可在潮湿的环境或液体中存活并繁殖达数月以上，金黄色葡萄球菌、肺炎链球菌等革兰氏阳性菌可在干燥的环境及物体表面存活多日，但由于不能繁殖，其致病力可随时间的延长而降低。

（3）动物感染源：各种动物如鼠、蚊、蝇、蟑螂、蜱、螨等都可能感染或携带病原微生物，成为动物感染源。

**（二）传播途径**

1. 接触传播　指病原体通过手等媒介物直接或间接接触导致的传播，是护理院院内感染中最常见也是最重要的传播方式之一。

（1）直接接触传播：感染源直接将病原微生物传播给易感宿主，老年人之间、老年人与其他人员（包括工作人员、探陪者）之间、工作人员之间，都可通过手的直接接触而感染病原体。内源性护理院感染中老年人既是感染源，也是易感宿主，由于微生态环境改变所导致的自身感染，也属于自身直接接触传播。

（2）间接接触传播：感染源排出的病原微生物通过媒介传播给易感宿主。①最常见的传播媒介是护理院工作人员的手，因为手经常接触老年人及其感染性物质、污染的物品，很容易通过接触将病原体传播给其他老年人、工作人员或物品；②因各种诊疗活动如侵袭性诊治器械和设备、血液及血制品、药品及药液而引起的传播，如呼吸机相关性肺炎、输血导致的病毒性肝炎、静脉高营养液污染后引起的菌血症；③因水源或食物被病原微生物污染而引起的传播，病原体通过饮水源、食物进行传播常可导致护理院院内感染暴发流行。

2. 空气传播　指带有病原微生物的微粒子（≤5μm）以空气为媒介，远距离（>1m）随气流而导致的疾病传播。包括专性经空气传播疾病（如开放性肺结核）和优先经空气传播疾病（如麻疹和水痘）。

3. 飞沫传播　指带有病原微生物的飞沫核（>5μm）在空气中近距离（≤1m）移动到易感人群的口、鼻黏膜或结膜等导致的传播。如老年人伤口脓液、排泄物、皮肤鳞屑等传染性物质，老年人在咳嗽、打喷嚏、谈笑时从口、鼻腔喷出的小液滴，医务人员进行某些诊疗操作时产生的液体微粒，由于在空气中悬浮时间不长即降落于地面或物体表面，只能近距离传播给周围的密切接触者。

4. 其他途径　如通过动物携带病原微生物而引起的生物媒介传播。病原体在动物中感染、繁殖并传播，通过接触、叮咬、刺蜇、注毒、食入等方式使易感宿主致病。

**（三）易感宿主**

易感宿主是指对某种疾病或传染病缺乏免疫力的人。如将易感者作为一个整体，则称为易感人群。护理院是易感人群相对集中的地方，易发生感染且感染容易流行。

病原体传播到宿主后是否引起感染主要取决于病原体的毒力和宿主的易感性。病原体的毒力取决于其种类和数量；而宿主的易感性取决于病原体的定植部位和宿主的防御功能。护理院院内感染常见的易感人群主要有：①机体免疫功能严重受损的老年人；②接受各种免疫抑制剂治疗的老年人；③不合理使用抗生素的老年人；④接受各种侵入性诊疗操作的老年人；⑤营养不良的老年人；⑥精神状态差，缺乏主观能动性的老年人。

### 五、护理院院内感染的监测与报告

#### （一）护理单元感染管理小组

1. 护理单元感染管理小组及主管医师必须对本单元住院老年人开展护理院感染病例监测。

2. 护理院院内感染病例由临床主管医师按照《医院感染诊断标准》进行初步诊断，及时进行病原微生物检测，并于 24 小时内报告感染管理科。确诊为传染病的护理院感染病例，需按《中华人民共和国传染病防治法》的有关规定进行报告。

3. 对疑似护理院院内感染的诊断，主管医师报告科室主任，做进一步的检查、分析及讨论，并进行报告。护理院感染管理科对上报病例进行核实，并及时组织经治医师、护士查找感染原因，采取有效控制措施。

4. 护理区医务人员应根据本护理区感染防控主要特点开展针对性风险因素监测。怀疑护理院院内感染暴发时，应及时报告护理院感染管理部门，并配合调查，认真落实感染控制措施。

#### （二）护理院感染管理科

1. 感染管理科根据本护理院院内感染病例发病特点、高危因素等每年进行 1 ～ 2 项目标性监测。

2. 感染管理科及护理区监控医师每年联合进行一次护理院院内感染现患率调查，以掌握本护理院院内感染发病特点，为院内感染控制提供科学依据。

3. 感染管理科每季度将全院监测结果进行汇总分析，分析护理院院内感染的危险因素，并针对导致院内感染的危险因素，实施预防与控制措施。同时向分管院长、感染管理委员会汇报后，按标准上报至上级疾控中心。特殊情况及时汇报与反馈。

4. 护理院应当及时发现院内感染暴发，启动感染暴发事件卫生应急处置预案，分析感染源、感染途径，采取有效的处理和控制措施，积极救治老年人。

# 第二节　清洁、消毒与灭菌

## 一、定义

### （一）清洁

清洁是指去除物体表面有机物、无机物和可见污染物的过程。适用于各类物体表面，也是物品消毒、灭菌前的必要步骤。常用的清洁方法包括水洗、清洁剂或去污剂去污、机械去污、超声清洗等。

### （二）消毒

消毒是指清除或杀灭传播媒介上病原微生物，使其达到无害化的处理。

## （三）灭菌

灭菌是指杀灭或清除医疗器械、器具和物品上包括芽孢在内的一切微生物的处理，包括病原微生物及有害微生物，同时也包括非病原微生物及非有害微生物，包括细菌繁殖体、芽孢、真菌及真菌孢子。

## 二、消毒、灭菌的基本原则

重复使用的诊疗器械、器具和物品，使用后应先清洁，再进行消毒或灭菌；环境与物体表面，一般情况下先清洁，再消毒，当受到老年人的血液、体液污染时，先去除污染物，再清洁与消毒；被朊病毒、气性坏疽及突发不明原因的传染病病原体感染时，应选用一次性诊疗器械、器具及物品，使用后应双层密闭封装焚烧处理；护理院内消毒工作中使用的消毒产品应经卫生行政部门批准或符合相应标准技术规范，并应遵循批准使用的范围、方法和注意事项。

## 三、护理院内清洁、消毒、灭菌工作

### （一）消毒灭菌方法的分类

根据消毒因子的适当剂量（浓度）或强度和作用时间对微生物的杀菌能力，可将其分为 4 个作用水平的消毒方法。

1. 灭菌法　杀灭一切微生物，包括细菌芽孢，达到无菌保证水平。常用的方法包括热力灭菌、辐射灭菌等物理灭菌，以及采用环氧乙烷、过氧化氢、戊二醛、过氧乙酸等化学灭菌剂，在规定条件下，以合适的浓度和有效的作用时间进行灭菌。

2. 高水平消毒法　杀灭一切细菌繁殖体包括分枝杆菌、病毒、真菌及其孢子和绝大多数细菌芽孢，达到高水平消毒。常用的方法包括采用含氯制剂、过氧乙酸、过氧化氢、碘酊等以及能达到灭菌效果的化学消毒剂，在规定的条件下，以合适的浓度和有效的作用时间进行消毒。

3. 中水平消毒法　杀灭除细菌芽孢以外的各种病原微生物包括分枝杆菌，达到中水平消毒。常用的方法包括采用碘伏、醇类消毒剂，在规定的条件下，以合适的浓度和有效的作用时间进行消毒。

4. 低水平消毒法　能杀灭细菌繁殖体（分枝杆菌除外）和亲脂病毒的化学消毒方法及通风换气、冲洗等机械除菌法，如采用季铵盐类消毒剂、双胍类消毒剂（氯己定）等，在规定的条件下，以合适的浓度和有效的作用时间进行消毒的方法。

### （二）消毒灭菌方法的选择

1. 根据物品污染后导致感染的风险高低选择相应的消毒或灭菌方法

（1）高度危险性物品：进入人体无菌组织、器官、脉管系统，或有无菌体液从中流过的物品或接触破损皮肤、破损黏膜的物品，一旦被微生物污染，具有极高的感染风险，如侵入性治疗用器械、穿刺针、活检钳、心脏导管、植入物等。高度危险性物品应采用灭菌方法处理。

（2）中度危险性物品：与完整黏膜相接触，而不进入人体无菌组织、器官和血流，也不接触破损皮肤、破损黏膜的物品，如胃肠道内镜、气管镜、喉镜、肛表、口表、呼吸机管道、麻醉机管道、压舌板等。中度危险性物品应采用达到中水平消毒以上效果的消毒方法。

（3）低度危险性物品：与完整皮肤接触而不与黏膜接触的器材，如听诊器、血压计袖带等；病床围栏、床面及床头柜、被褥；墙面、地面；痰盂（杯）和便器等。低度危险性物品宜采用低水平消毒方法，或做清洁处理；遇有病原微生物污染时，针对所污染病原微生物的种类选择有效的消毒方法。

2.根据物品上污染微生物的种类、数量选择消毒或灭菌方法

（1）对受到致病菌芽孢、真菌孢子、分枝杆菌和经血传播病原体（乙型肝炎病毒、丙型肝炎病毒、艾滋病病毒等）污染的物品，应采用高水平消毒或灭菌。

（2）对受到真菌、亲水病毒、螺旋体、支原体、衣原体等病原微生物污染的物品，应采用中水平以上的消毒方法。

（3）对受到一般细菌和亲脂病毒等污染的物品，应采用达到中水平或低水平的消毒方法。

（4）杀灭被有机物保护的微生物时，应加大消毒药剂的使用剂量和（或）延长消毒时间。

（5）消毒物品上微生物污染特别严重时，应加大消毒药剂的使用剂量和（或）延长消毒时间。

3.根据消毒物品的性质选择消毒或灭菌方法

（1）耐高热、耐湿的诊疗器械、器具和物品，应首选压力蒸汽灭菌，耐热的油剂类和干粉类等应采用干热灭菌。

（2）不耐热、不耐湿的物品，宜采用低温灭菌方法，如环氧乙烷灭菌、过氧化氢低温等离子体灭菌或低温甲醛蒸气灭菌等。

（3）物体表面消毒应考虑表面性质。光滑表面宜选择合适的消毒剂擦拭或用紫外线消毒器近距离照射，多孔材料表面宜采用浸泡或喷雾消毒法。

**（三）消毒灭菌效果监测**

护理院各护理单元应对消毒、灭菌效果定期进行监测。灭菌合格率必须达到100%，不合格的物品不得进入临床使用部门，护理院可与有资质的单位签订消毒供应外送协议，交由第三方消毒灭菌。

**（四）护理院常用物品清洁、消毒、灭菌方法（表2-1）**

表2-1　护理院常用物品清洁、消毒、灭菌方法

| 类别 | 消毒物品 | 清洁 | 消毒与灭菌方法 | 更换频率 | 注意事项 |
|---|---|---|---|---|---|
| 常用器械类 | 杯、钳、罐、盘、碗；开口器、舌钳、压舌板等 | 机械清洗或手工清洗 | 1.压力蒸汽灭菌<br>2.清洗消毒90℃ 5分钟或93℃ 3分钟 | 1.一用一消毒或一用一灭菌<br>2.杯、钳、罐干式保存，每4～6小时更换1次，有污染时及时更换 | 用后立即冲洗器械上的血迹、污渍；密闭送供应室集中处理 |
| 玻璃类 | 体温表 | 流动水清洗、擦干 | 1.500mg/L 含氯消毒剂盖盒浸泡30分钟，冷开水冲净，纱布擦干<br>2.腋表也可采用乙醇擦拭，终末用500mg/L含氯消毒剂盖盒浸泡30分钟 | 1.一用一消毒<br>2.消毒液每日更换 | 体温表离心机使用后，清水冲洗；含氯消毒液500mg/L 浸泡30分钟，流动水冲洗晾干 |

续表

| 类别 | 消毒物品 | 清洁 | 消毒与灭菌方法 | 更换频率 | 注意事项 |
|---|---|---|---|---|---|
| 玻璃类 | 盛乙醇或碘伏消毒液的玻璃瓶 | 弃去消毒液，密闭送供应室集中清洗 | 压力蒸汽灭菌 | 每周灭菌 2 次 | |
| | 吸引瓶、引流瓶 | 流动水冲洗，晾干 | 1. 湿热消毒<br>2.500mg/L 含氯消毒剂浸泡 30 分钟，流动水冲净，晾干 | 每日 1 次 | 尽可能使用一次性吸引、引流装置 |
| 搪瓷类 | 痰盂、便器 | 流动水冲洗，晾干 | 1.90℃ 5 分钟或 93℃ 3 分钟<br>2.500mg/L 含氯消毒剂浸泡 30 分钟，流动水冲洗 | 专人专用，用后冲洗，出院终末消毒 | |
| | 餐具 | 用洗涤剂擦洗，清水冲洗干净 | 1. 流动蒸汽消毒 20 分钟或煮沸 10～20 分钟<br>2. 自动冲洗消毒洗碗机<br>3. 远红外消毒箱，温度达 125℃，维持 15 分钟 | 一人一用一消毒 | |
| | 研钵 | 流动水冲洗，晾干 | 1. 清洗消毒 90℃ 5 分钟或 93℃ 3 分钟<br>2.500mg/L 含氯消毒剂浸泡 30 分钟，流动水冲洗 | | |
| 塑料及橡胶类 | 呼吸机湿化罐 | 流动水冲洗、晾干 | 1. 湿热消毒<br>2. 用 500mg/L 含氯消毒剂浸泡 30 分钟后，流动水冲洗<br>3. 新生成氧化电位水冲洗浸泡 10～15 分钟<br>4. 自动清洗消毒机 90℃ 5 分钟 | 1. 湿化罐每周更换 1 次<br>2. 湿化液每天更换 | 湿化液必须用无菌水 |
| | 氧气湿化瓶氧气连接管 | 1. 氧气湿化瓶流动水清洗，晾干<br>2. 长期吸氧患者氧气连接管每次用后清水清洁，晾干备用 | 1. 清洗消毒机清洗消毒（清洗消毒 90℃ 5 分钟或 93℃ 3 分钟）<br>2. 用 500mg/L 含氯消毒剂浸泡 30 分钟后，流动水冲洗，晾干备用 | 1. 湿化瓶每周消毒更换 1 次。湿化液用无菌水每天更换<br>2. 一次性吸氧装置每周更换 1 次 | |

续表

| 类别 | 消毒物品 | 清洁 | 消毒与灭菌方法 | 更换频率 | 注意事项 |
|---|---|---|---|---|---|
| 塑料及橡胶类 | PICC 置管静脉留置针 | 一次性无菌包装，不得重复使用 | | 1. PICC 换管时间应根据其材质及厂家说明书确定<br>2. 静脉留置针留置时间为 72～96 小时，或参照产品说明书更换，对有穿刺困难的老年人可在严格评估的基础上适当延长留置时间 | PICC 置管局部纱布敷料每 2 天更换 1 次，敷贴则每周更换 1 次。遇敷料松动、潮湿或沾污及时更换 |
| | 留置胃管 | 一次性无菌包装，不得重复使用 | | 每月更换或根据胃管材质、厂家说明书更换 | 1. 口腔护理每日 2 次<br>2. 每次鼻饲营养液前后均用温开水冲洗，末端用纱布包裹固定 |
| | 留置导尿管 | 一次性无菌包装，不得重复使用 | | 1. 导尿管更换频率根据厂家说明书要求<br>2. 普通尿袋每周更换 2 次。精密集尿袋每周更换 1 次 | 1. 每日评价留置导尿管的必要性；尽早拔除导尿管<br>2. 尿道口每日清洁 |
| | 各种引流管 | 手工清洗 | 湿热消毒 | 1. 硅胶等特殊引流管按规范清洗、消毒<br>2. 一般引流袋 1～3 天更换 1 次。胸腔闭式引流水封瓶根据病情 1～7 天更换 1 次 | 建议使用一次性引流管 |
| | 血压计、袖带、听诊器 | 血压计袖带清洗、晾干 | 1. 必要时血压计及听诊器用 75% 乙醇或 250mg/L 含氯消毒剂擦拭<br>2. 血压计袖带可用 250～500mg/L 含氯消毒剂浸泡 30 分钟后清洗干燥后备用 | 1. 血压计袖带每周清洗、晾干备用<br>2. 有污染时用消毒剂浸泡消毒处理 | |

续表

| 类别 | 消毒物品 | 清洁 | 消毒与灭菌方法 | 更换频率 | 注意事项 |
|---|---|---|---|---|---|
| 塑料及橡胶类 | 热水袋、冰袋、橡皮气圈、橡胶中单 | 流动水清洗、擦干 | 必要时用 250mg/L 含氯消毒剂浸泡或擦拭 | 一人一用一清洗 | |
| | 脸盆 | 流动水清洗、擦干 | 1. 必要时清洗消毒剂清洗消毒（清洗消毒 90℃ 5 分钟或 93℃ 3 分钟）<br>2. 必要时 500mg/L 含氯消毒剂浸泡或擦拭 | 一人一用一清洗 | |
| | 止血带 | 流动水清洗、晾干 | 1. 清洗消毒机清洗消毒（清洗消毒 90℃ 5 分钟或 93℃ 3 分钟）烘干自然完成<br>2.250mg/L 含氯消毒剂浸泡 30 分钟，清水冲净晾干 | 一用一消毒 | |
| 布类 | 床上用品 | 床单、被套及枕套定期送指定地点清洗 | 1. 热力清洗（洗衣机 70℃ 25 分钟洗涤）<br>2. 感染老年人的被服单独清洗（洗衣机 80℃ 30 分钟并加入相关消毒剂洗涤） | 1. 一人一用一消毒<br>2. 有污染时随时更换 | 感染老年人使用过的床单、被套及枕套，用有色标识袋送指定地点清洗消毒 |
| | 工作服、病员服 | 定期送指定地点清洗 | 热力清洗（洗衣机 70℃ 25 分钟洗涤） | 1. 定期更换<br>2. 有污染时随时更换 | |
| | 枕心、棉絮、床垫 | 定期更换 | 1. 床单位消毒器消毒 30 分钟<br>2. 暴晒 6 小时<br>3. 紫外线照射 30～60 分钟 | 1. 定期更换<br>2. 有污染时随时更换 | |
| 环境及物体表面 | 空气 | 1. 开窗通风<br>2. 自然通风不良时，可安装通风设备，如风机、风扇 | 必要时使用动态空气消毒器消毒或紫外线消毒 | 每日上、下午开窗通风 2 次，每次 20～30 分钟 | |
| | 床单位（床、床头柜、椅子、热水瓶、储存柜） | 清水擦拭 | 1. 床单位每日清水擦拭，有污染随时擦拭或消毒<br>2. 床单位终末处理：250mg/L 含氯消毒液擦拭消毒 | 1. 抹布一人一巾<br>2. 对床单位实行终末消毒处理<br>3. 有污染时随时用消毒剂擦拭 | |

续表

| 类别 | 消毒物品 | 清洁 | 消毒与灭菌方法 | 更换频率 | 注意事项 |
|---|---|---|---|---|---|
| 环境及物体表面 | 各种推车、轮椅、推床 | 清水擦拭 | 必要时用 250mg/L 含氯消毒液擦拭 | 1. 每日清水擦拭 1 次<br>2. 有污染时随时擦拭消毒 | |
| | 电脑、电话各种仪器表面 | 保持清洁 | 必要时用 75% 乙醇擦拭 | 有污染时随时擦拭消毒 | |
| | 病历夹、病历车 | 保持清洁 | 必要时用 500mg/L 含氯消毒液擦拭 | 每周擦拭，有污染时随时消毒处理 | |
| | 门窗、墙壁、桌椅、楼梯扶手 | 用清水擦拭，保持无尘和清洁 | 必要时用 500mg/L 含氯消毒液擦拭 | 1. 每天或每周用清水擦拭<br>2. 有污染时随时消毒擦拭 | |
| | 开饭车 | 清水擦拭饭车，应用流动水刷洗干净 | 1. 流动蒸汽消毒 20 分钟<br>2. 必要时用含氯消毒液 500mg/L 擦拭 | 1. 每天消毒 1 次<br>2. 有污染时随时消毒擦拭 | |
| | 水龙头、水池 | 用清水擦拭，保持清洁 | 必要时用含氯消毒液 500mg/L 擦拭 | 1. 每天擦拭<br>2. 有污染时及时消毒擦拭 | |
| | 地面 | 湿式清扫 | 必要时用含氯消毒液 500mg/L 拖地 | 1. 每天湿式清扫 2 次以上<br>2. 有污染时随时清扫消毒。地面被呕吐物、分泌物或粪便污染时，应先去除污染物，再使用消毒剂覆盖消毒 | 1. 每个拖布清洁面积不超过 20m²<br>2. 拖布要有明显的标识，专区专用 |
| | 空调滤网 | 定期清洗 | | 每 1～3 个月清洗 1 次 | |
| 清洁工具 | 拖布 | 用清水清洗 | 1. 清洗机类清洗（程序包括水洗、洗涤剂洗、清洗、消毒、烘干）<br>2. 含氯消毒液 500mg/L 浸泡 30 分钟，冲净消毒液干燥备用 | | 分区使用 |
| | 擦拭布巾 | 用清水清洗 | 1. 清洗机类清洗（程序包括水洗、洗涤剂洗、清洗、消毒、烘干）<br>2. 含氯消毒液 250mg/L 浸泡 30 分钟，冲净消毒液干燥备用 | | 分区使用 |

# 第三节　手　卫　生

## 一、定义

### （一）暂居菌和常居菌

暂居菌主要是指寄居在皮肤表面，常规洗手容易被清除的微生物；常居菌通常是指在皮肤上定植的正常菌群，不易被机械的摩擦清除，一般不致病。

### （二）洗手

洗手是指用肥皂（皂液）和流动水去除手部皮肤污垢、碎屑和部分致病菌的过程。

### （三）手卫生

手卫生包括洗手、卫生手消毒和外科手消毒。卫生手消毒指用速干手消毒剂揉搓双手，以减少手部暂居菌的过程。

## 二、手卫生设施

### （一）流动水洗手设施

洗手应采用流动水，水龙头应置于洗手池的适当位置。有条件的护理院在诊疗区域均宜配备非手触式水龙头。

### （二）清洁剂

洗手的清洁剂可用肥皂、皂液或含杀菌成分的洗手液。使用固体肥皂应保持清洁和干燥。当皂液或洗手液出现浑浊或变色时应及时更换；盛放皂液的容器宜一次性使用，重复使用的容器应每周清洁消毒。

### （三）干手设施

洗手后需正确进行手的干燥。干手设施最好为一次性使用纸巾；也可使用纯棉小毛巾，一用一消毒；还可使用干手机等其他可避免手部再次污染的方法。

### （四）卫生手消毒设施

护理院需要配备合格的速干手消毒剂。

## 三、洗手和卫生手消毒的指征

（1）直接接触每一个老年人前后，从同一老年人身体的污染部位移动到清洁部位时。

（2）接触老年人的黏膜、破损皮肤或伤口前后，接触老年人的血液、体液、分泌物、排泄物、伤口敷料等之后。

（3）穿、脱隔离衣前后，摘手套后。

（4）进行无菌操作、接触清洁、无菌物品之前。

（5）接触老年人周围环境及物品后。

（6）处理药物或配餐前。

## 四、洗手和卫生手消毒的操作步骤

洗手和卫生手消毒的操作步骤见表 2-2，表 2-3。

表 2-2　洗手的操作步骤

| 步骤 | 要点与说明 |
|---|---|
| （1）准备：打开水龙头，调节合适水流和水温 | 水龙头使用非手触式或感应水龙头 |
| （2）湿手：在流动水下，使双手充分淋湿 | 水流不可过大以防溅湿工作服<br>水温适当，太热或太冷会使皮肤干燥 |
| （3）涂剂：关上水龙头并取适量清洁剂均匀涂抹至整个手掌、手背、手指和指缝 | |
| （4）揉搓：认真揉搓双手至少 15 秒，具体揉搓步骤为：①掌心相对，手指并拢相互揉搓；②掌心对手背沿指缝相互揉搓，交换进行；③掌心相对，双手交叉指缝相互揉搓；④弯曲手指使关节在另一掌心旋转揉搓，交换进行；⑤一手握另一手的拇指旋转揉搓，交换进行；⑥五个手指指尖并拢，在另一手掌掌心旋转揉搓，交换进行 | 注意清洗双手所有皮肤，包括指背、指尖和指缝<br>必要时增加手腕的清洗，要求握住手腕回旋揉搓手腕及腕上 10cm，交换进行 |
| （5）冲净：打开水龙头，在流动水下彻底冲净双手 | 流动水可避免污水沾污双手<br>冲净双手时注意指尖向下 |
| （6）干手：关闭水龙头，用擦手纸或毛巾擦干双手或在干手机下烘干双手；必要时取护手液护肤 | 避免二次污染，干手巾应保持清洁干燥<br>一用一消毒 |

表 2-3　卫生手消毒的操作步骤

| 步骤 | 要点与说明 |
|---|---|
| （1）洗手：按洗手步骤洗手并保持手的干燥 | 符合洗手的要求与要点 |
| （2）涂剂：取速干消毒剂于掌心，均匀涂抹至整个手掌、手背、手指和指缝，必要时增加手腕及腕上 10cm | 消毒剂要求：作用速度快，不损伤皮肤，不引起过敏反应 |
| （3）揉搓：按照揉搓洗手的步骤揉搓双手，直至手部干燥 | 保证消毒剂完全覆盖手部皮肤<br>揉搓时间至少 15 秒 |
| （4）干手：自然干燥 | |

# 第四节　隔离与防护

## 一、隔离的基本原理和技术

### （一）隔离

　　将处于传染期内的老年人、可疑传染者和病原携带者同其他老年人分开，或将感染者置于不能传染给他人的环境下。隔离的目的是切断感染链中的传播途径，保护易感者，最终控制或消灭感染源。因此，隔离技术是预防微生物在老年人、护理人员及媒介中播散的重要措施。正确的隔离技术对控制感染源、切断传播途径、保护易感宿主起着重要作用。

### （二）隔离区域的设立

　　隔离区域的设立应包括三区、二通道、二缓冲区，即清洁区、潜在污染区和污染区，洁污通道两区之间设立缓冲区，缓冲区内设有洗手设施，并备有口罩、隔离衣、帽子、手套等防护用物。隔离区的设立要符合洁污分开的原则，防止感染的播散。各区域应用不同颜色的标识加以区分。

### （三）防护用品的使用

1. 口罩的使用　为防止血液、体液和飞溅物的传播，医护人员在有创操作中或近距离接触老年人时需戴外科口罩。医护人员接触通过空气传播的呼吸道传染患者病时应戴医用防护口罩。

2. 手套的使用　当可能接触老年人血液、体液、分泌物、排泄物、污染的敷料、引流物时应戴手套。手套使用为一次性，不可重复使用，出现破损时应立即更换。

3. 隔离衣的使用　衣服有可能被分泌物、渗出物污染时，接触经接触传播患感染性疾病老年人时，对老年人施行保护性隔离时要使用隔离衣。

### （四）隔离区域物品处理

1. 可重复使用的物品受到传染性病原体污染时，使用后应以黄色包装袋包装隔离，经灭菌后方可使用。如医疗器械、衣服和床单等。

2. 体温计专人专用，用后须经高水平消毒才能用于其他老年人。

3. 血压计、听诊器应与其他老年人分开，同病原菌感染者可共同使用。

4. 不可重复使用的物品，使用后应丢弃在黄色垃圾袋中，按照感染性废物处理。

5. 病历不要接触感染物或污染物品，不带进隔离室，否则应灭菌后再使用。

6. 检验标本应放在有盖的容器内，防止漏出。运送时必须在盒外再用一个袋子套好，并做好标记。标本应经灭菌处理后再丢弃。

### （五）探视人员的管理

隔离室一般不接待探视，必要时，应先通报护士并经指导，按照规定进行隔离防护，采取隔离措施后，方可探视。

### （六）隔离室的终末消毒

对老年人解除隔离或已不再排出感染物或死亡后的病室进行环境消毒。消毒的对象是与老年人接触过的设施、物品及老年人血液、体液、分泌物污染的地方。必须经过医用有效的消毒液进行终末消毒。

## 二、标准预防的原则和措施

标准预防是将老年人的血液、体液、分泌物（不包括汗液）均视为具有传染性，在接触这些物质及老年人黏膜和非完整皮肤时必须采取相应措施。

### （一）原则

无论是否确定老年人有传染性，均采取防护措施。即把血液、体液、分泌物、排泄物（不含汗液，除非被血污染），均当成传染性污染物进行隔离预防，以降低护理人员和老年人、老年人和老年人之间微生物传播的危险性。同时针对疾病的传播途径采取空气传播防护措施或飞沫及接触传播的防护措施。

### （二）措施

1. 洗手　接触老年人血液、体液、分泌物、排泄物、污染的器械后应立即洗手。脱去手套后也应及时洗手。在两个老年人之间，当手可能传播微生物污染环境时应洗手；同一个老年人，接触身体的不同部位时应洗手。

2. 手套　当护理人员接触血液、体液、排泄物、分泌物及污染物品时，应戴清洁手套；进行无菌操作、接触老年人皮肤黏膜时应戴无菌手套；手套可以防止护理人员把自己手上的菌群转移给老年人；手套可以预防护理人员变成传染微生物的媒介，即防止护理人员将从老年人或环境中污染的病原菌在人群中传播。但是当护理人员在不同老年人之间操作时一定要换手套，戴手套也不能代替洗手。

3. 面罩、护目镜和口罩　戴口罩、面罩及护目镜可以减少老年人的体液、血液、分泌物等飞溅到医护人员眼睛、口腔及鼻腔黏膜的机会。

4. 隔离衣　穿隔离衣是为防止被患者的血液、体液、分泌物、排泄物和大量传染性材料污染。脱去隔离衣后应立即洗手，以避免污染其他老年人和环境。

5. 可重复使用的设备　可重复使用的设备易被血液、体液、分泌物、排泄物污染，为防止交叉感染，应确保在下一个老年人使用之前清洁干净，并进行消毒灭菌。一次性使用的部件应弃去。

6. 环境控制　制订环境的日常清洁标准及流程，在彻底清洁地面及物体表面的基础上，对床单位、设备和轮椅、门把手进行消毒。

7. 锐器处理　为防止被污染利器（针、刀、其他利器）刺伤，应小心处理用过的尖锐物品，如使用后针头回套针头帽，不用手去除针头，若要人为去除针头，应使用其他技术除去针头。使用后的针头及尖锐物品应弃于锐器盒内。

8. 其他　更换、运输被血液、体液、分泌物、排泄物污染的被服时，为防止皮肤黏膜暴露及污染衣服，应轻拿轻放，以防微生物污染其他老年人和环境。

## 三、特殊感染预防

控制特殊传播方式的感染，包括空气传播疾病、飞沫传播疾病及接触传播疾病，除执行标准预防外，需根据疾病传播类型增加基于传播方式的隔离预防措施。

### （一）对经空气传播疾病的隔离预防（飞沫核 ≤ 5μm，如结核、水痘、麻疹）

1. 适用的疾病种类：腮腺炎、百日咳、流行性感冒、流感嗜血杆菌性咽炎、脑膜炎球菌感染（肺炎、脑膜炎等）。

2. 将可疑或确诊的传染病老年人安置在单人隔离病房。无条件时，同种病原体微生物引起的传染病老年人可同住一室隔离。

3. 应限制老年人的活动范围，减少转运；当需要转运时，应采取有效措施，减少对其他老年人、护理人员和环境表面的污染。

4. 老年人病情许可时，应戴医用外科口罩。

5. 与老年人近距离（1m 以内）接触，医护人员进行可能产生喷溅的诊疗操作时，应戴帽子、医用防护口罩。

6. 接触老年人或者可能被污染的物品后，或护理另一位老年人前后应进行手卫生。当老年人的血液、体液、分泌物、排泄物等体内物质有可能喷溅时，护理人员应佩戴防护面罩或护目镜，穿防护服或隔离衣；当接触老年人及其血液、体液分泌物、排泄物等时应戴手套。

7. 污染物品应装入黄色垃圾袋，贴标识，统一消毒后再清洗或焚烧处理。

8. 老年人之间、老年人与探视者之间相隔空间 1m 以上，探视者应戴外科口罩。尽量避免探视。

9. 加强通风，或者进行空气消毒。

10. 终末消毒。

**（二）对经飞沫传播疾病的隔离预防（如细菌性脑膜炎、白喉、呼吸道合胞病毒感染等）**

1. 适用的疾病种类：开放性肺结核、麻疹、水痘、播散性带状疱疹等空气传播疾病。

2. 老年人收住在有特殊通风设备的专用单间隔离室，无条件时同一种病原感染的患者可同住一室。

3. 应限制患者的活动范围，减少转运。如需要转运时，应采取有效措施，减少对其他老年人、护理人员和环境表面的污染。

4. 老年人病情容许时，应戴医用外科口罩。

5. 护理老年人时戴医用防护口罩，效能持续 6～8 小时，遇污染或潮湿时应及时更换。

6. 进行可能产生喷溅的诊疗操作时，人员应佩戴防护面罩，穿防护服或隔离衣。当接触老年人及其血液、体液、分泌物、排泄物等时应戴手套。

7. 接触老年人或可能污染物品后，以及护理其他老年人之前，或除去手套后必须进行手卫生。

8. 污染物品应装入黄色污染袋，贴标识，一次性物品应焚烧处理，复用物品统一消毒后再处置。

9. 终末消毒。

**（三）对经接触传播疾病的隔离预防**

1. 适用的疾病种类：多重耐药菌感染、破伤风、气性坏疽、狂犬病、蜂窝织炎、先天性风疹综合征、疥疮等接触性传播疾病。

2. 限制老年人的活动范围，特殊感染老年人安置在单人间，如无单人间，则可将相同病原感染的患者安置在同一病室。

3. 必要时戴口罩和眼罩：在执行操作和进行护理活动过程中有可能发生血液、体液、分泌物、排泄物的飞溅和喷溅时，应戴口罩和眼罩以保护眼、鼻、口。护理人员有皮肤黏膜破损勿接触老年人，如必须接触应戴双层手套。除去手套后要立即手卫生。合理安排护理人员数量，减少与老年人接触人次。

4. 从事可能污染工作服的操作时，应穿一次性隔离衣，用后按医疗废物管理要求进行处置。接触甲类传染病时应按要求穿、脱防护服。

5. 处理使用过的已被血液、体液、分泌物、排泄物污染的设备时，应遵循先消毒后清洗的原则。尽量使用一次性消毒湿巾。

6. 对使用过的已被血液、体液、分泌物、排泄物污染的病号服和被服，应放置于橘红色织物袋内，外贴标识，并遵循先浸泡消毒后清洗的原则。特殊感染用 2000mg/L 的有效含氯消毒液浸泡 30 分钟，再清洗；污染程度大的布类、用过的敷料一律作为感染性医疗废物处理。

7. 尽量使用一次性物品，可重复使用器械使用后用双层黄色垃圾袋密闭存放并贴标识，再运送至消毒供应中心处置。所有垃圾均视为医疗废物，应装入双层黄色医疗废物袋并封扎。

8. 物体表面清洁消毒，每日 2 次，用 500mg/L 含氯消毒剂（特殊感染用 2000mg/L 含氯消毒剂）、0.2%～0.5% 过氧乙酸或其他消毒剂擦拭消毒。

9. 限制老年人的转移，各项检查、治疗及护理尽可能安排在一起做，以避免病原体传播。当必须转运时，用清洁被单覆盖。

10. 探视者在探视期间应穿隔离衣，结束探视后应洗手或使用消毒剂消毒手，特殊感染老年人应尽量避免探视。

11. 终末消毒。

# 第五节　护理院常见院内感染的预防与控制

## 一、护理院院内获得性肺炎的预防与控制

### （一）定义

护理院院内获得性肺炎是指住院老年人没有接受有创机械通气、未处于病原感染潜伏期而于入院 48 小时后新发生的肺炎。

### （二）核心措施

1. 预防因进食导致的误吸　若无禁忌证，存在误吸可能的老年人应抬高床头 30°～45°，每天检查胃管的位置是否适当。

2. 使用口腔护理预防或调节口咽部细菌定植　首选使用含氯己定成分的护理液，也可使用生理盐水、聚维酮碘等制剂作为护理液进行口腔护理，用牙刷刷洗或冲洗器进行冲洗均可。每 6～8 小时 1 次。

### （三）其他措施

1. 积极治疗基础疾病，及时纠正低蛋白血症、高血糖、电解质紊乱。呼吸训练、体位引流、手法技术或机械装置进行气道廓清。

2. 对粒细胞减少等严重功能抑制老年人实施保护性隔离。对多重耐药菌感染、定植老年人采取接触隔离。

3. 将感染与非感染老年人分开安置，保持环境清洁，病房按时开窗通风，诊疗器械严格清洁消毒。护理人员、护工、陪护家属均应严格执行手卫生。

4. 教会老年人正确咳嗽、手卫生方法、抬高床头、下床活动等方面的知识。绝对卧床老年人每 2 小时翻身、拍背 1 次。

5. 开展目标性监测，定期反馈监测结果，不断改进防控措施。

### （四）不常规推荐的措施

1. 选择性口咽部去污染。

2. 应用益生菌。

3. 全身预防性使用抗菌药物。

## 二、呼吸机相关性肺炎的预防与控制

### （一）定义

呼吸机相关性肺炎指气管插管或气管切开老年人接受机械通气 48 小时后所发生的肺炎，包括机械通气撤机、拔管后 48 小时内（撤机、拔管前接受机械通气时间超过 48 小时）出现的肺炎。

### （二）核心措施

1. 减少不必要的插管　如病情许可，优先考虑无创呼吸支持治疗技术。

2. 尽早脱机或拔管　每日评估有创机械通气或气管插管的必要性。

3. 抬高床头 30°～45°　无禁忌证时应持续抬高，患者不耐受或进行治疗、护理操作时可放平。

4. 口腔护理　①护理液选择：首选使用含氯己定成分的护理液，其次可使用生理盐水、聚维酮碘等制剂作为护理液。②方法：用牙刷刷洗或冲洗器进行冲洗均可。③范围：应包含牙齿、牙龈和舌面。④频次：6～8 小时 1 次。

**（三）其他措施**

1. 使用镇静药时　每日评估使用镇静药的必要性，并尽早停用，使用镇静药者应每日唤醒并实施自主呼吸试验，应特别注意避免使用苯二氮䓬类镇静药。

2. 使用气囊导管时　气囊导管上方带分泌物吸引管的气管插管，应及时清除声门下分泌物；气囊放气或拔出气管插管前尽可能清除气囊上方及口腔内的分泌物；气管导管气囊压力应保持不低于 20～25cmH$_2$O。

3. 强烈推荐　强烈建议预测有创通气时间超过 48 小时或 72 小时的患者使用气囊上方带分泌物吸引管的气管插管。尽量使用经口气管插管，经鼻气管插管可增加鼻窦炎的发生率。

4. 加强呼吸机管路及其他附件的消毒　①呼吸机外部管路及配件一人一用一消毒或灭菌；②不推荐定期更换螺纹管，有明显分泌物污染时应及时更换；③内部管路消毒遵照厂家说明；④及时倾倒螺纹管中的冷凝水，冷凝液收集瓶应处于管道最低位置；⑤湿化罐、雾化器液体应使用无菌水，每 24 小时更换 1 次；⑥遵守无菌操作原则；⑦吸痰管应一用一更换；⑧吸痰结束后应及时对环境进行清洁消毒。

5. 目标性监测　包括发病率监测和防控措施依从性监测，根据监测结果不断改进防控措施。

6. 健康教育　对医护人员、保洁人员定期进行培训，对陪护家属进行宣教。

**（四）不常规推荐或不推荐的措施**

选择性口咽部去污染（SOD）和选择性消化道去污染（SDD）。SOD 或 SDD 可降低呼吸机相关性肺炎（VAP）的发生率及耐药菌定植率，但 SDD 可能会增加耐药菌感染风险，应权衡利弊，谨慎使用。

表面涂有特殊材料的气管导管。积累循证依据并评估经济学情况，考虑是否选择涂有抗菌药物的气管导管、涂银气管导管、超薄聚氨酯等特殊材质气管导管。

不推荐早期气管切开。

不推荐预防应激性溃疡。

不推荐常规静脉使用抗菌药物。

## 三、导尿管相关尿路感染的预防与控制

**（一）定义**

导尿管相关尿路感染主要是指老年人留置导尿管后，或者拔除导尿管 48 小时内发生的泌尿系统感染。

**（二）核心措施**

1. 掌握留置导尿指征　仅在老年人治疗护理需要时留置导尿管和仅在有指征时持续留置。每日评估留置导尿管的必要性，尽早拔除。

2. 操作时严格遵守无菌技术　置管时、进行导尿管维护及任何与导尿管相关操作前后均应

严格执行手卫生。置管和导尿管维护时遵循无菌技术，包括使用无菌手套、铺巾等。

3. 清洁与尿道口消毒　每日清洁尿道口，可选择温开水、生理盐水等进行清洁，无须使用抗菌剂进行尿道口清洁。大便失禁患者，清洁后宜消毒尿道周围。沐浴或擦浴时应避免将导尿管浸在水中，不要将尿袋放在地面上。

4. 保持尿液引流系统的畅通性和密闭性　保持集尿袋低于膀胱水平，适当安全地固定导尿管，避免移动或牵拉尿道。如密闭性破坏、导尿管脱开或出现渗漏时，应消毒导尿管和集尿袋连接处并更换集尿系统。导尿管更换频率应遵循产品说明书。活动或转运时，暂时夹闭导尿管。

### （三）其他措施

1. 导尿管的选择　选择型号大小、材质适宜的导尿管。

2. 合理留取标本　新鲜尿液的检查：收集少量样本，用消毒剂消毒后，通过从无针采样口用无菌针/套管接头抽取尿液。需要做特殊尿液分析时，采用无菌方法从引流袋获取更多的尿液。

3. 教育和培训　对参与置管、维护导尿管的人员进行导尿管相关尿路感染预防知识培训。

4. 开展目标性监测　定期反馈监测结果，不断改进防控措施。

### （四）不常规推荐或不推荐的措施

不常规推荐使用银涂层/抗菌药物涂层导管。

不推荐在留置导尿管患者中筛查无症状性菌尿。

不推荐以预防导尿管相关尿路感染为目的的膀胱冲洗。如果可能发生尿道梗阻，可使用密闭式膀胱冲洗。

不推荐预防性使用抗菌药物。

不推荐常规更换导尿管，应遵循产品说明书中的频率更换，或者导尿管阻塞时及时更换。

## 四、导管相关血流感染的预防与控制

### （一）定义

导管相关性血流感染（CRBSI）是指带有血管内导管或拔出导管后48小时以内的老年人出现菌血症或真菌血症，并伴发热（>38℃）、寒战或低血压等感染表现，且除血管导管感染外没有其他明确感染源的感染。

### （二）置管操作

1. 适应证　严格掌握适应证，除非有医学指征，否则避免插入导管，并尽早拔除。

2. 无菌原则　操作人员应严格执行无菌操作规程和手卫生，接触老年人和操作前应外科洗手，戴外科口罩、帽子，穿无菌手术衣，戴无菌手套，操作时应严格遵守无菌技术操作规程，采取最大无菌屏障，插管过程中手套意外破损或污染应立即更换。

3. 器械要求　使用的医疗器械以及各种敷料必须达到灭菌水平，接触老年人的麻醉用品应当一人一用一消毒，一次性使用导管不得重复使用。

4. 局部准备　见第5章第二节。

5. 注意事项　患有疖肿、湿疹等皮肤病，患感冒等呼吸道疾病，感染或携带有多重耐药菌感染的工作人员，在未治愈前不应进行插管操作。

### （三）导管维护

见第5章第二节。

## （四）不推荐的预防措施

1. 不推荐常规更换导管。

2. 不推荐定期对穿刺点涂抹送微生物检测。

3. 不推荐穿刺部位局部涂抹抗生素软膏或霜剂（除血透导管外）。

4. 不推荐全身预防性使用抗菌药物。

## 五、皮肤软组织感染的预防与控制

### （一）人员的管理

1. 护理人员管理

（1）严格执行无菌技术操作规程、《医务人员手卫生规范》和《医院隔离技术规范》，接触老年人前后认真洗手或使用快速手消毒剂消毒。

（2）接触老年人皮肤感染部位分泌物、脓液、血液及其污染物品必须戴手套，脱手套后洗手。

（3）腰椎穿刺、骨髓穿刺、活检、关节穿刺、静脉输注等必须严格消毒皮肤，认真执行无菌操作。

2. 老年人的管理

（1）积极治疗皮肤软组织感染性疾病或纠正危险因素，如糖尿病、肝硬化、肾病、血液病、皮肤病、蚊虫叮咬等，避免抓破损伤，保持皮肤完整性，防止损伤，预防皮肤软组织感染。

（2）应保持患者的皮肤清洁干燥，避免摩擦和刺激，尤其是被汗液或尿液等浸渍的皮肤。

（3）对昏迷、瘫痪等老年人定时变换体位，因治疗需要不允许过多翻身者，应用特殊床垫、器具有效防止压力性损伤的发生。

（4）定期检查皮肤，若有浅表伤口、水肿、皮肤发红或发白等应立即采取措施，防止继发感染。天气寒冷时注意保暖，使用热水袋时要防止烫伤。

### （二）环境的管理

严格执行《医疗机构消毒技术规范》，做好环境的清洁与消毒工作。对被感染性分泌物、脓液、血液污染后的环境，先用可吸附材料去除可见的污染物，再用含有效氯消毒剂擦拭（根据污染的病原体特点选用适宜的消毒剂进行消毒）。

### （三）物品的管理

1. 严格器械清洗、消毒、灭菌。被感染性分泌物、脓液、血液污染后的诊疗器械，应先彻底冲洗干净，再进行清洗、消毒、灭菌。

2. 接触皮肤、软组织感染创面的物品如敷料、棉球等应放入感染性废物袋中统一处置。

## 六、多重耐药菌感染的预防与控制

### （一）患者安置

1. 条件允许时，应将确诊或疑似多重耐药菌感染或定植老年人单间安置。优先安置易导致细菌传播的老年人，如分泌物或排泄物无法控制者。

2. 同种多重耐药菌老年人可以同室安置。

3. 如果不得不将多重耐药菌老年人与普通老年人同室安置，可与不易被感染的老年人、感染后出现不良后果风险较低的老年人以及预估住院时间短的老年人同室安置。

**（二）接触预防**

1. 针对感染、定植多重耐药菌的老年人以及之前感染过的老年人（如从其他医疗机构转院而来的老年人）采取接触隔离措施。

2. 进行可能发生血液、体液飞溅的操作（如冲洗伤口、吸痰、气管插管、气管切开可能发生分泌物喷溅）时，应佩戴医用外科口罩。

**（三）手卫生**

直接接触每位老年人前后必须进行手卫生。

**（四）环境清洁与消毒**

1. 可能被病原体污染的设备和环境表面，包括邻近老年人的区域（如床栏、床头柜）应清洁并消毒（500mg/L 含氯消毒剂），且清洁消毒频次≥2 次。

2. 高危接触表面（如门把手、病室卫生间内部和周围表面），应清洁并消毒（500mg/L 含氯消毒剂），且清洁消毒频次≥2 次。

**（五）低度危险性医疗器械的清洁与消毒**

应专人专用。如无法做到，应一用一清洁、消毒。

（宗志萍）

# 第 3 章

# 护理院常见症状护理

## 第一节 概 述

### 一、定义

症状是个体患病时对机体功能异常和病理变化的主观感受。症状的表现形式复杂多样，模糊不清，可累及全身任何系统或器官，临床上往往表现为神经系统、心血管系统、消化系统、呼吸系统、泌尿生殖系统的症状等。有些症状只有主观感觉；有些症状既有主观感觉，又可以通过客观检查发现；也有些症状主观无异常感觉，通过客观检查可以发现；还有些症状需通过客观评定才能确定。

### 二、老年人症状的特点

1. 老年人躯体疾病较多，由此产生的症状较多，因此老年人症状不是一种明确的疾病。

2. 老年人常见症状一般不是致命性，其以老化为背景，对日常生活的妨碍是从小到大、渐进性的。

3. 老年人症状的识别率低，容易出现疑难杂症，甚至造成漏诊、误诊，错过早期治疗时机，增加治疗难度，同时也会消耗大量医疗资源。

## 第二节 常见症状护理

### 一、衰弱

#### （一）评估与观察要点

1. 了解患病情况、用药史及跌倒史。

2. 评估意识状态、疲乏状况、肌力、活动能力、视听能力、饮食状况及跌倒风险。

3. 评估居住环境及生活方式。

4. 参照评估量表判定患者衰弱程度，见附表 9 Fried 衰弱评估方法。

5. 评估心理、社会支持情况及家属的照护能力与需求。

#### （二）护理要点

1. 去除诱因 衰弱的危险因素众多，对于可控的危险因素，如营养不良、睡眠状况、多重用药、跌倒等，即使无任何临床症状，也要最大限度地纠正或远离可能导致衰弱的危险因素。

从多种疾病中及时识别导致衰弱的主要疾病，并给予积极处理。

2.**饮食护理**    补充热量 30kcal/（kg·d）、蛋白质 1.0 ～ 1.2g/（kg·d）、维生素及适量膳食纤维。由于老年人病种普遍较多，在制订营养食谱时要充分考虑老年人已患疾病的需要，如高血压、糖尿病、冠心病、肾脏疾病等。

3.**运动护理**    运动锻炼被证实是衰弱最有效的干预方式，包括耐力训练、抗阻力训练和有氧运动等。①根据耐受程度安排运动形式和运动量，协助其进行慢跑、增加行走速度、站立、行走及打太极拳等运动，运动中做好安全防护，每周 3 次锻炼，每次 45 ～ 60 分钟，有利于改善老年人衰弱状态，并广泛用于衰弱的管理。②抗阻力训练方案，即依靠自身力量克服外界阻力的运动，四肢骨骼肌参与的抗阻力运动不仅可以增加肌肉合成，也可以延缓肌肉衰减的速度，同时对心肺功能的要求也较低，是增强肌肉力量和耐力的主要手段。阻力可来自物体、自身重力、专门器械，如举重物、俯卧撑、哑铃、弹力带等。③骑自行车、游泳、使用健身器械等有氧运动也有利于增强老年人的肌肉功能。

4.**用药护理**    目前尚无针对性治疗药物，可以改善衰弱症状的药物有激素类似物、性激素受体调节剂、血管紧张素转化酶抑制剂（ACEI）、中药、抗氧化物，维生素 E、维生素 D、多不饱和脂肪酸等。随着年龄的增长，体内激素水平逐渐下降，激素替代治疗可以改善老年人肌肉质量、减少身体脂肪含量，成为治疗老年衰弱的一大亮点。ACEI 不仅可以通过增加活动耐量来改善躯体功能，而且还可以阻止有躯体功能损伤的老年人生活质量的下降，可能会成为治疗衰弱很有前景的药物。在使用这些药物时，有必要对衰弱老年人进行个体化用药评估，考虑到药物种类和剂量，及时纠正不恰当用药，减少不合理用药。

5.**心理护理**    告知家属给予老年人更多的关系和照顾，鼓励老年人要对生活充满信心，积极寻找生活中的乐趣。根据身体条件，培养广泛的兴趣爱好；学会远离烦恼，保持心胸开阔、情绪乐观。

### （三）健康教育

1.**建立良好生活方式**    告知患者补充足够的热量、蛋白质、维生素、膳食纤维及合理运动的重要性。指导患者纠正吸烟、饮酒及久坐等不良生活方式。

2.**加强知识宣教**    指导患者每年进行健康体检。告知患者积极治疗基础疾病，避免过度医疗行为，同时要减少多重用药、去除衰弱的危险因素，以降低衰弱的发病风险。

3.**提供康复指导**    制订适合衰弱老年人的专业康复护理计划，并且提倡在疾病急性早期及时开展康复治疗，最大限度提高患者的生存质量。

## 二、咳嗽与咳痰

### （一）评估与观察要点

1.了解患病情况及用药史。

2.评估咳嗽的性质、持续时间与规律、音色及与天气、体位的关系。

3.评估痰液的量、颜色、性状、气味及伴随症状。

4.评估心理、社会支持情况及其家属的照护能力与需求。

### （二）护理要点

1.**环境护理**    保持室内空气新鲜、流通，温度在 18 ～ 22℃，湿度在 50% ～ 60%。保持房间安静、清洁卫生，室内要尽量减少可能致敏的物质。减少环境的不良刺激，特别是避免尘埃与烟雾的刺激。采用湿式扫除，以免室内尘土飞扬。

2. **饮食护理**　给予高蛋白、高维生素、清淡、易消化饮食，合理搭配食物种类，适当控制油、盐、糖等调味剂的量，不宜过饱、过咸、过甜和过油腻。病情允许时，每日保证饮水量在 1500ml 以上，足够的水分可使呼吸道黏膜病变修复和黏膜湿润，增强纤毛的活动能力，防止分泌物干结，有利于痰液的排出。不宜进食刺激性食物，如辣椒、洋葱、大蒜等，不宜饮用刺激性饮料，如浓茶、酒、咖啡、碳酸饮料等。喂食时，应保持老年人上身直立，喂食缓慢匀速，不宜过快，避免引起呛咳。对于吞咽功能下降，特别是就餐时易发生呛咳的老年人，应给予糊状食物，避免误吸误咽引起吸入性肺炎、窒息等情况。

3. **排痰护理**　根据患者的病情选择不同的排痰措施。

（1）指导有效咳嗽：适用于神志清醒能咳嗽的患者。根据病情需要，教会患者有效呼吸和排痰的方法。①一般患者尽可能取坐位，先进行 5 ~ 6 次深呼吸，之后于深吸气至膈肌完全下降时屏气 3 ~ 5 秒，继而连续咳嗽数次使痰排到咽部附近，再用力咳嗽将痰排出；②或患者取坐位，两腿上置一个枕头顶住腹部（促进膈肌上升），咳嗽时身体前倾、头颈屈曲、张口咳嗽将痰液排出；③可嘱患者取俯卧屈膝位，利于膈肌、腹肌收缩和增加腹压，咳出痰液；④经常变换体位有利于痰液咳出；⑤如胸部有伤口，可用双手或枕头轻压伤口两侧，使伤口两侧皮肤及软组织向伤口处聚拢，避免咳嗽时胸廓扩张牵拉伤口引起疼痛；⑥因胸痛不敢咳嗽的患者，可遵医嘱给予镇痛药后再有效咳嗽。

（2）背部叩击与胸壁震荡：可给予背部叩击或胸壁震荡以帮助排痰，注意避开乳房、心脏及胸骨隆突处，并且力量要适中，时间在 5 ~ 15 分钟为宜，安排在餐后 2 小时到餐前 30 分钟完成，以免诱发呕吐，操作后需进行口腔护理。①背部叩击：老年人取侧卧位或坐位，操作者五指并拢，掌心微弯呈空心掌状，自下而上、自外而内，迅速而有节律地叩击胸壁、震动气道。每一肺叶叩击 3 分钟，每分钟 120 ~ 180 次，同时鼓励咳嗽。②胸壁震荡：适用于难以侧卧或坐位的老年人。操作者双手手掌重叠，置于患侧胸廓，吸气时手掌随胸廓慢慢抬起，不施加压力，呼气时手掌紧贴胸壁，施加一定压力并轻柔地上下抖动，即快速收缩和松弛手臂与肩膀（肘部伸直），震荡胸壁 5 ~ 7 次，每部位重复 3 ~ 4 个呼吸周期。

（3）湿化呼吸道：适用于痰液黏稠而不易咳出者。常用湿化方法有雾化吸入法、环甲膜穿刺及气管内滴液等。临床常用雾化吸入法，气管内滴液仅适用于昏迷或气管切开的患者。

（4）体位引流：适用于支气管扩张、肺脓肿等痰液量较多、呼吸功能尚好的老年人。根据病变部位不同在专业医护人员指导下采取不同姿势做体位引流。该方法不宜用于极度虚弱、重度低氧血症、胸廓或脊柱骨折、严重骨质疏松、大咯血及有凝血障碍或出血倾向的老年人。

（5）机械吸痰：适用于意识不清、排痰困难或痰液黏稠无力咳出者。可经患者的口、鼻腔、气管插管或气管切开处进行负压吸痰。吸痰时应注意负压不宜太大，以免损伤呼吸道黏膜。每次吸痰时间不超过 15 秒，两次吸痰间隔时间应在 3 分钟以上。为防止吸痰引起的低氧血症，应在吸痰前、吸痰中、吸痰后适当提高吸入氧的浓度。

4. **用药护理**　①如果咳嗽偶发且轻微，能随着痰液的排出而缓解，不影响正常的生活和休息，则不必盲目使用止咳药，尤其是强力中枢型镇咳药，如复方桔梗片等，否则可能会造成痰液在气管内大量堆积，导致气管堵塞，引起发绀、缺氧、心率增快，严重者还可发生窒息、心力衰竭等严重并发症；②如果咳嗽剧烈，和（或）伴有发热、气急、脓痰、咯血、喘憋等症状，遵医嘱应用抗感染、止咳祛痰等药物。

5. *心理护理*　老年人在慢性咳嗽过程中容易出现压抑、忧虑、社会适应能力差等问题，这些可能是疾病进展所造成的，也可能是心理障碍的结果，护理人员应多关心、爱护老年人，关注其心理变化，引导老年人以积极的态度和良好的心态对待疾病。

6. *病情观察*　密切观察咳嗽咳痰情况，记录痰液的量、性状、颜色及气味等，正确采集痰标本并及时送检。对痰液排出困难者，注意观察其神志、表情、生命体征等，如患者突然出现烦躁不安、神志不清、呼吸困难、发绀、喉部明显痰鸣音等症状时，应考虑发生了窒息，立即进行机械吸痰。

### （三）健康教育

1. *建立良好的生活方式*　环境整洁、舒适，保持室内空气新鲜流通，维持适宜的温、湿度。补充营养与水分，饮食清淡，不宜进食油腻、辛辣等刺激性食物。多饮水有利于过敏源的排出，也利于排痰通畅。

2. *加强知识宣教*　指导家属熟悉咳嗽的病因、诱因及治疗原则，能够协助叩背排痰、吸氧等简单处理，发现可能有重要疾病征象时能及时送医，不盲目用药。

3. *提供康复指导*　与患者多沟通、多交流，给予心理上的安慰和支持，以缓解紧张不安的情绪，使其身心舒适。注意保暖，避免受凉，加强锻炼，增加抵抗力，促进康复。

## 三、呼吸困难

### （一）评估与观察要点

1. 了解患病情况及用药史。

2. 评估生命体征、意识状态、睡眠状况。

3. 评估呼吸困难起病缓急、诱因、频率、节律、深度、严重程度，见附表 10MRC 呼吸困难指数。

4. 评估心理、社会支持情况及其家属的照护能力与需求。

### （二）护理要点

1. *日常护理*

（1）环境护理：提供安静舒适、空气洁净的环境，每天定时通风，温、湿度适宜，保持空气流通，避免花草、地毯、皮毛、烟及尘埃飞扬等诱因。当老年人休息时，不要大声说话，避免走路、关门时发出较大的声音，以免影响老年人入睡或惊醒老年人，使其产生焦虑情绪，引发或加重呼吸困难。

（2）饮食护理：①根据老年人的饮食习惯准备面食、米饭、蔬菜水果、牛奶、鸡蛋和各种肉类；②老年人要养成少食多餐的习惯，食物要软、细；③不要催促、埋怨进食慢的老年人；④教育并督促老年人戒烟，预防或减少吸烟对老年人呼吸系统功能的损害。

（3）运动护理：合理安排休息和活动量，调整日常生活方式，如病情许可，有计划地增加运动量和改变运动方式，逐步提高肺活量和活动耐力。

（4）预防便秘：这是防止老年人呼吸困难急性发作最重要的措施。要关注老年人每天大便的次数和性状，指导老年人适度饮水、活动，告知老年人切忌大便时用力过度。

2. *氧疗护理*　根据呼吸困难的类型，合理进行氧疗和机械辅助通气，以缓解症状，并做好相应的护理。

（1）吸氧的浓度、时间、方式需要根据呼吸困难的严重程度、病因或诱因、缺氧程度进行调整。轻中度呼吸困难的老年人使用鼻导管吸氧，吸氧浓度 2 ～ 3L/min；严重呼吸困难的老年人使用面罩吸氧，吸氧浓度 6 ～ 8L/min。应根据老年人的临床表现，呼吸困难症状是否缓解，面色、口唇及甲床发绀是否恢复红润，及时调整吸氧流量或浓度。吸入的氧气应加温、加湿，避免呼吸道干燥和寒冷气流的刺激而加重呼吸道痉挛。

（2）慢性阻塞性肺疾病的老年人肺功能有不同程度的下降，当其血气分析 $PaO_2 \leqslant$ 55mmHg 或 $SaO_2 \leqslant 88\%$ 需要进行长期氧疗。长期氧疗指一昼夜吸入低浓度氧 15 小时以上，并持续较长时间，使 $PaO_2 \geqslant 60mmHg$，或 $SaO_2$ 升至 90% 的一种氧疗方法。家中可备家庭制氧机，或者钢瓶吸氧（氧浓度更高），放在卧室，看电视或阅读时、午休时、夜间睡眠时采用鼻导管吸氧，吸氧浓度 2 ～ 3L/min，每天吸氧时间尽量长些，以不影响老年人的活动。患者及其家属应在专业医护人员指导下掌握用氧操作方法、给氧浓度、每日给氧时间、用氧注意事项、导管及湿化瓶的消毒方法等。

（3）吸氧时要注意安全：①吸氧前，先检查制氧机（氧气筒）、湿化瓶、氧气管是否连接紧密；②老年人吸氧时，室内禁止吸烟、生火取暖；③制氧机（氧气筒）距离暖气至少 1m，距离明火至少 5m；④制氧机（氧气筒）螺旋口和氧气表不能用带油的手进行装卸；⑤每年检修一次制氧机，以免发生故障，导致吸入氧浓度不达标。

3. **心理护理**　急性发作时，老年人常出现紧张、烦躁不安等心理反应，若症状持续，无法缓解，会使老年人处于极度的焦虑或近于惊恐的状态，医护人员应陪伴在老年人身边，向老年人解释避免不良情绪的重要性，通过语言和非语言沟通，安慰老年人，使老年人保持情绪稳定。

4. **呼吸锻炼**

（1）缩唇 - 腹式呼吸：锻炼时，患者取立位（体弱者可取半坐位），左、右手分别放在腹部及胸前，全身肌肉放松。吸气时用鼻吸入，深吸，尽量挺腹，胸部不动；呼气时用口呼出，口唇缩拢似吹口哨状，持续缓慢呼气，同时收缩腹部，胸廓保持最小活动幅度。缩唇大小程度与呼气流量由患者自行选择调整，以能使距离口唇 15 ～ 20cm 水平处蜡烛火焰随气流倾斜而又不熄灭为宜。缩唇缓慢呼气的主要目的是增加气道压力，延缓气道塌陷，增加肺泡通气量。吸与呼时间之比为 1：2 ～ 1：3。每分钟呼吸 7 ～ 8 次，如此反复训练，每次锻炼 10 ～ 20 分钟，每日 2 次，熟练后逐步增加次数和时间，使之成为不自觉的呼吸习惯。

（2）屏住呼吸：屏住呼吸可延长肺内氧气和二氧化碳交换时间，使更多的氧气进入血液。具体做法为①吸气；②屏住呼吸 3 秒；③呼气。

5. **病情观察**　动态观察老年人呼吸状况，判断呼吸困难类型。通过动脉血气变化监测末梢血氧饱和度（正常值为 95% ～ 100%），尤其在夜间和凌晨，及时发现病情的变化，帮助老年人取舒适、呼吸通畅的体位，解决老年人异常情况。

**（三）健康教育**

1. **建立良好的生活方式**　创造安静、通风、温度适宜的生活环境，养成健康的生活习惯，补充营养，宜少食多餐，给予高蛋白、高维生素、高热量、易消化的饮食。遵医嘱给予家庭氧疗，改善呼吸功能。

2. **加强知识宣教**　告知患者及其家属应保持呼吸道通畅，可通过有效咳嗽、气道湿化、吸痰等方法保持气道通畅。如遇呼吸困难加重或其他严重症状，应及时就诊。

3. 提供康复指导　指导老年人进行呼吸功能锻炼，如缓慢深呼吸、缩唇呼吸等，训练呼吸肌，以改善呼吸困难等症状，延缓肺功能损害。

## 四、认知障碍

### （一）评估与观察要点

1. 了解认知障碍的程度、患病类型、用药史及家族史。

2. 评估意识状态、活动能力、吞咽能力、排泄及睡眠状况，精神行为症状如焦虑、抑郁、谵妄、幻觉等。

3. 评估居住环境舒适程度及其安全性，日常生活能力包括进食、穿衣、清洁、运动能力等，了解患者生活习惯及护理需求，参照评估量表判定自理程度，见附表 3 日常生活活动能力量表。

4. 评估患者的决策能力，决定患者是否需要代理人。

5. 评估患者的家庭和社会支持系统，确认患者的主要照顾者，并对照料者的心理和生理健康进行评价。

### （二）护理要点

1. 日常护理　①房间每天要定时通风，保持患者口腔及皮肤的清洁；②长期卧床者，要定时翻身、清洁，预防压力性损伤及肺部感染的发生，定时做肢体关节的被动活动，防止关节畸形和肌萎缩；③大、小便失禁者，要协助定时如厕，做好会阴及肛周皮肤卫生；④与认知障碍者交流时放慢语速、语调平和，用简单易理解的词语，给予充足的反应时间；⑤对于记忆障碍者，需定点放置日常生活用品，并注明标示，不随意移动，不放置患者未见过的物品，当患者找不到物品时，需协助其寻找，不可对其训斥或取笑。

2. 饮食护理　①熟悉了解患者自身的文化背景和期望，帮助提供特定区域性的餐具和食物；②进食环境光线要好，选用不易破碎的不锈钢餐具，避免让患者用刀、叉进食；③规律用餐时间，明确进餐要求；④饮食不宜太油腻，多进食含维生素、矿物质的食物，如瘦肉、谷物、豆类、海产品等，不宜摄入过多的动物性脂肪，避免黏性较大的食物；⑤自己能进食时，最好把几种菜肴切成小块放在一个盘子里，吃鱼肉时应提前把鱼刺剔除；⑥不能自行进食时，一定要协助患者坐起来后喂食，喂食时一次食量不能太多，喂食速度也不能太快。

3. 用药护理　遵医嘱给药，居家宜分格摆药或用不同颜色进行区分，服药时要在旁照看，协助患者将药全部服下，防止漏服及错服，观察用药后疗效及不良反应。

4. 康复护理　①对于轻、中度患者，提供日常生活能力训练，鼓励患者做一些力所能及的简单家务，如扫地、洗碗、擦桌子等；②记忆训练时，鼓励患者回忆过去的生活经历，帮助其认识目前的真实人物及事件；③智力训练时，通过游戏的方式，提升患者的图片认知、数字计算等能力；④进行日常生活能力训练及各项认知训练时，应从简单到复杂，循序渐进；⑤认知障碍患者也需要适当的锻炼，如晒太阳、散步、做游戏等。

5. 安全护理　居住环境要宽敞、整洁、设施简单、光线充足，地面要防滑，无门槛等障碍物。易碎物品、锐利物品等一定要收藏好，电源、天然气等开关要有安全装置。衣服应宽松，质地柔软，以免化学纤维对患者皮肤造成伤害；最好用按扣或布带代替拉链，防止拉链划伤患者。患者随身携带信息联系卡，应注明患者及其家属的名字、家庭住址、联系电话及患者所患疾病等信息，或佩戴有 GPS 定位功能的手表或者其他定位装置，以防患走失。认知障碍患者反应迟钝，要时刻观察患者有无面红、发热、面部痛苦等身体不适的迹象。

6. 心理护理　认知障碍患者最需要的是安全感，护理人员一定要尊重患者，鼓励患者表达内心感受，以及因疾病进展导致的挫折感。常用温柔体贴的话语和抚摸的方式给予患者关心和爱护，可以通过给患者讲故事、读报纸、一起做患者喜欢的事情等方式让患者保持愉快的心情。患者有精神行为问题时，需观察精神行为问题的表现、持续时间、频次及潜在的隐患，寻找可能的原因或诱发因素，制订相应的预防及应对策略。发生精神行为问题时，以理解和接受的心态去应对和疏导，避免强行纠正及制止。治疗时首选非药物管理措施，无效时再与医师沟通，考虑药物干预。

### （三）健康教育

1. 提高安全保障　指导患者家属从居住环境、饮食清洁、用药康复、心理精神等多方面保障患者的安全。

2. 加强知识宣教　告知患者及其家属疾病相关知识、疾病进展、药物不良反应及认知障碍各阶段可能出现的问题及解决方法。

3. 提供康复指导　指导家属设计适合认知障碍者的居住环境，做好防跌倒、防走失、防压力性损伤、防冲动及防自杀等安全防护措施。教会家属进行认知训练、日常生活能力训练的方法，以及舒缓自身压力的技巧，提供相关的支持服务信息。

## 五、睡眠障碍

### （一）评估与观察要点

1. 了解患病情况、临床表现、睡眠习惯及睡眠环境。
2. 询问服用镇静催眠类药物的种类、剂量及不良反应。
3. 评估意识状态、跌倒风险、对睡眠障碍的态度及对社会功能的影响。
4. 评估心理、社会支持情况及其家属的照护能力与需求。

### （二）护理要点

1. 去除诱因　有原发病引起躯体不适感从而导致失眠者，应积极治疗原发病，根据患病的性质及老年人的特点，在病因治疗的基础上，适当给予对症治疗，尽量控制或减少各种疾病给患者带来的不适症状，以减少对老年人睡眠的影响。此外，若患者需要用某些药物治疗其他疾病时，应尽量减少药物对睡眠的影响。如利尿药、中枢神经兴奋药等尽量放在早饭后服用，以避免因多尿或精神过度兴奋而影响睡眠质量。

2. 非药物干预　首选非药物措施改善睡眠。鼓励老年人积极参与共同制订作息时间计划表和改善睡眠的护理措施。晚上按时睡觉，早上按时起床，养成有规律的睡眠时限。

（1）环境护理：创造一个安静舒适的睡眠环境，卧室光亮度及温、湿度应适宜，保持室内适度通风，减少周围环境的噪声。避免在患者有限的睡眠时间内实施影响睡眠的治疗及护理操作，必须进行的操作应穿插于患者自然觉醒时进行，以免增加其被动觉醒次数。

（2）日常活动：鼓励白天适当运动，以运动适量、持之以恒为原则，每次约 30 分钟，如打太极拳、散步等都是极好的活动方式。安排规律的日间活动，帮助老年人加入部分社会活动中，培养兴趣，保持良好的精神状态。减少白天睡眠时间，午睡时间不超过 1 小时。鼓励患者睡前稍做活动，可在户外或室内散步。建立睡眠卫生习惯，睡前 30 分钟洗热水澡，限制床上活动。

（3）辅助促进：尽量创造一些有利于入睡条件反射机制，如睡前用温水泡脚、听轻音乐、睡前如厕等，避免兴奋及刺激，营造安静的睡眠氛围。使用耳穴贴压、中药药枕，按摩涌泉穴等中医技术促进睡眠。使用眼罩、耳塞辅助睡眠。

（4）饮食护理：饮食以清淡为主，注意合理搭配膳食，营养均衡，晚餐不宜过饱。指导患者睡前 30 分钟喝一杯热牛奶，具有镇静安神的作用；临睡前吃一个苹果，可促进睡眠；一汤勺食用醋倒入一杯冷开水中饮用可起到促进睡眠的作用。劝导患者睡前不宜喝浓茶、咖啡及含乙醇类等饮品。

（5）心理护理：保障营造和谐融洽的护患关系，给患者以安全感、信任感。鼓励患者学会自我调节情绪，若出现失眠，告知不必过分担心，只要心情平静，克服紧张心理，就会逐渐入睡。协助老年人获得必要的社会支持，协调家庭关系，动员家属给予老年人精神上和生活上的大力支持，主动参与改善老年人睡眠的护理工作，以消除老年人的顾虑与担忧，帮助其尽快摆脱心理因素造成的失眠。

3. 用药护理　在非药物干预后不能改善睡眠、严重影响个人生活质量时，可根据患者失眠程度及特点，在专业医师指导下选择正确合适的安眠药物治疗。使用时，护理人员应向患者详细介绍药物的作用、服药的最佳时间及方法、常见的不良反应等，告知患者遵医嘱服药的重要性，避免私自停药或改变药量，以提高药物治疗的有效性、安全性及依从性。同时需密切监测血压、防跌倒、情绪及夜间睡眠质量情况，定期进行肝、肾功能检查，观察药物疗效及不良反应。

### （三）健康教育

1. 建立良好生活方式　保证舒适安全的睡眠环境，指导患者讲究睡眠卫生和养成良好的饮食习惯，建立正确的睡眠行为，积极治疗原发疾病；适当配合药物治疗，兼顾心理因素的治疗，获得足够的睡眠时间及最好的睡眠质量。

2. 加强知识宣教　向患者宣教睡眠相关知识，告知正常睡眠模式的重要性，帮助其寻找睡眠的错误认知，重塑正确和理性的认知观念，调整好作息时间。加强药物相关知识的宣教，告知患者按时服药及预防跌倒的重要性，不能擅自停药或改变剂量，提高患者的健康意识和睡眠质量，促进其身心健康。

3. 提供健康指导　指导患者找出睡眠障碍的诱因，避免精神刺激，积极治疗原发病，告知患者促进良好睡眠的方法。病情严重时才可在医师指导下进行药物治疗，帮助其建立正常的生活规律。指导家属提供亲情支持，妥善处理引起不良心理反应的事件。

## 六、视听障碍

### （一）评估与观察要点

1. 了解患病情况、跌倒史及活动能力。

2. 参照视力评估和听力评估表，见附表 11、附表 12，评估视听障碍的程度及对生活的影响。

3. 评估居住环境、心理、社会支持情况及其家属的照护能力与需求。

### （二）护理要点

1. 日常护理

（1）环境护理：为视听障碍患者提供舒适的生活环境，"无障碍设计理念"是视听障碍老年人居住环境的基本设计要求。①设有方便轮椅出入的通道；②房间内尽量不设计门槛，出入门尽量宽一些，以便出行安全；③浴室内门设计为外开式，防止意外发生时紧急处理困难；④浴室地板需有颜色鲜艳的防滑地垫及安全扶手；⑤卧室及卫生间应安装夜间照明装置；⑥直接接触身体的家具、扶手避免使用尖锐及粗糙的材质；⑦家具的选择与摆设要利于老年人的使用，以方便、安全为宜。

（2）饮食护理：①根据患者基础疾病要求进行饮食管理，营养的合理搭配、多吃蔬菜水果、少吃高胆固醇、高脂肪食物，尽量避免高糖食物，减少含咖啡因食物的摄入，忌烟酒；②鼓励老年人多饮水，但患有青光眼的老年人每次饮水量不超过 300ml，间隔时间为 1 ～ 2 小时，应少量多次，防止眼压升高，加重病情；③对于有视力障碍的老年人，根据其身体功能的状况，尽量固定摆放饭菜的位置以及习惯使用的餐具。

（3）运动护理：①避免长时间阅读、看电视，不要在暗室久留；②保证一定的运动量，选择白天运动，避开强光照射；③运动以个人身体耐受为宜，活动时必须有人陪同，以保证安全。

（4）睡眠护理：关注患者睡眠质量，保证充足的睡眠。给予安静的睡眠环境，帮助其养成良好的睡眠习惯。如睡眠不好，可请专业的医师给予睡眠药物辅助治疗，也可运用针灸疗法辅助调理睡眠。

2. 安全保障　视听障碍老年人的安全问题包括跌倒、坠床、暗室环境碰撞等。协助患者做好生活所需日常用品的定位放置。外出活动、下地行走时应有人在旁搀扶，以防跌倒，注意安全。

3. 用药护理

（1）视力障碍：是指由于白内障、青光眼、视网膜等眼部疾病引起的视力障碍，往往需要配合眼药水治疗，眼内滴药方法见第 5 章第一节。

（2）听力障碍：①告知患者避免使用耳毒性药物，如氨基糖苷类抗生素、髓袢利尿药、奎宁、水杨酸盐等；②使用耳毒性药物时及时监测其听力水平，并及时视情况调整用药；③规范服药，科学管理其基础疾病，维持良好的基础生命体征状态。

4. 保健护理　指导老年人做好日常眼保健操。

（1）运目法：此方法主要通过调节眼肌和晶状体，减轻眼睛的疲劳，改善视力。具体方法：将双眼睁大，使眼球不停运动，先从右向左 10 次，再从左向右 10 次，然后停止放松，重复上述动作 3 次。

（2）熨目法：每日晨起，先将双手互相摩擦，通过摩擦使双手温热后，用手掌熨贴双眼，重复 3 次后，再用示指、中指轻轻按压眼球，或按压眼球四周。

5. 心理护理　重视患者心理健康，鼓励老年人多参与文娱活动，帮助他们做好心理调整。强化患者的触觉、感知觉，提供给患者多种视听障碍辅助工具，提高其日常生活能力，恢复自信和自尊。鼓励其多与家人或朋友交流，如发现患者存在心理问题，应及时请专业心理医师处理。

6. 辅助用具

（1）视力障碍辅助用具：常用的助视器有两大类，即光学助视器和非光学助视器。①光学助视器是利用光学系统的放大作用，使物体的成像变大，可以使视力障碍患者可以看到或看清楚，包括手持放大镜、近用眼镜式助视器、立式放大镜、灯式放大镜及电子助视器等；②非光学助视器不是通过光学系统的放大作用，而是通过改变周围环境来提高患者的视力，如改善患者所处环境中的照明条件。

（2）听力障碍辅助用具：帮助患者尽快掌握并适应辅助用具，如助听器、人工耳蜗等，无论是助听器还是人工耳蜗，均需要一段时间逐步适应。可与患者家属一起帮助患者康复。

**（三）健康教育**

1. 建立良好的生活方式　居住环境应安静、光线充足、地面平整及无障碍，佩戴合适的视听辅助用具，定期维护，确保功能。根据患者视听情况，采取有效的沟通方式，协助做好生活护理。家属应给予他们物质、精神双方面的支持，使患者在心理和行为方面逐渐适应生活上的不便。

2. 加强知识宣教　告知老年人避免高糖、高脂食物，避免噪声和耳毒性药物，避免对视听觉器官的损害。指导老年人定期检查视听力，症状加重时及时就诊。通过各种方法减少视听障碍对老年人的功能、社会生活和生活品质造成消极的影响，使其重返社会。

3. 提供康复指导　教会老年人做眼耳保健操的方法。帮助其使用口型、手势、文字等，提高患者的交流技巧，以保持现有的言语交往能力，并防止言语分辨功能继续衰退。

## 七、头晕与晕厥

### （一）评估与观察要点

1. 了解患病情况、用药史及对生活的影响。
2. 评估日常生活活动能力、意识状态、瞳孔、生命体征及血糖情况。
3. 评估头晕与晕厥发作的表现、频次、持续时间、诱发因素及缓解情况。
4. 评估居住环境、心理、社会支持情况及家属的照护能力与需求。

### （二）护理要点

1. 急救措施

（1）呼吸通畅：头晕或晕厥发作时，应立即将患者平卧，头偏向一侧，加床挡予以保护。置于通风处，头部略低，抬高下肢，解开衣领，保持呼吸道通畅。防止其他人员围观，保持患者周围空气流通，以改善脑供血，促使患者苏醒，同时通知医师到来或者呼叫救护车。

（2）明确病因：根据临床症状迅速做出判断，遵医嘱行相关实验室检查。包括：静脉采血查血细胞计数、血生化及心肌酶谱，了解有无贫血、低血糖或电解质紊乱及心肌酶谱；行12导联 ECG 了解有无心律失常、传导阻滞；急诊行颅脑 CT、MRI 对脑源性晕厥的鉴别帮助较大。

（3）急救处理：立即给予氧气吸入，建立静脉通路，根据医嘱快速有效地给予药物治疗，如低血糖者静脉注射高渗葡萄糖溶液；高血压者应用降血压药物；头晕伴有频繁呕吐者，协助头偏向一侧，遵医嘱使用止吐药，补充水分及营养；行心电监护监测心律、心率、血压及血氧饱和度。意识恢复前，不应经口喂食及服药；体力未恢复前，不应站立。护理人员要保持镇静，技术操作要熟练，操作中随时观察患者，询问有无不适症状，有条不紊且行之有效的工作对患者是最好的心理支持。

（4）病情观察：①专人护理，注意有无心律失常，观察并监测心率、血压、血氧饱和度、面色、呼吸等，并做好记录；②观察发病的频率、持续时间、缓解时间、伴随症状及有无诱发因素等；③观察急救处置效果。

2. 预防措施

（1）环境与饮食：提供安静、光线充足、空气流通、地面平整及无障碍的环境。合理膳食，保持大便通畅，避免用力排尿、排便。晕厥频繁发作者应卧床休息，加强生活护理。

（2）监测病情：监测血压、血糖、心率及心律变化，预防直立性低血压、低血糖、心源性晕厥等。针对跌倒或坠床，做好防范措施。

（3）避免诱因：指导患者避免危险因素，包括心理方面的因素如紧张、焦虑、烦躁、恐惧、抑郁等负性情绪，生活方面的因素如虚弱消瘦、劳累疲劳过度、饥饿空腹、疼痛等，环境方面的因素如闷热等。由于老年人记忆功能减退，必要时可给予书面指导。避免剧烈活动、情绪激动，以减少发作；深低头、起坐及站立等变换体位时动作应缓慢，避免登高、游泳等旋转幅度大的活动；尽量避免独自外出，出现头晕、黑矇等先兆症状时，立即平卧，以防摔伤。

（4）处理先兆：发现有面色苍白、心慌、出冷汗、恶心及呼吸困难等晕厥征兆时，协助取平卧位，将头偏向一侧，并通知医师。

3. **心理护理**　头晕与晕厥的发生和心理因素常有密切的关系，主要是紧张和恐惧，特别对于曾经发生过的患者而言，更会不知所措，害怕再次发生，导致完成日常生活活动的自信心下降。护士应针对性地进行心理护理，分散患者的注意力，鼓励患者多与他人交往，参加社会活动，同时指导患者循序渐进地完成力所能及的日常生活活动，提高患者的自信心，减轻焦虑和抑郁。外出时做好个人防护，避免强光、强声、紧张及焦虑等刺激。

### （三）健康教育

1. **建立良好的生活方式**　指导患者进食低脂、低盐、高蛋白及易消化的食物，避免食用油炸、生冷、辛辣等刺激性食物。着装穿舒适衣服，避免穿高领及硬领衬衣。糖尿病患者外出时携带糖果类食品，以备发生低血糖时使用。严重头晕者，外出活动宜有人陪同。

2. **加强知识宣教**　向患者及其家属详细讲解头晕与晕厥的发病原因、诱发因素、处理措施、预防方法，提高患者的自我保护意识。嘱患者定期门诊随访，出现任何不适随时来院诊治，告知专科门诊的时间、来院方式路线、急救电话号码等。

3. **提供康复指导**　协助进行站立平衡训练、头动平衡训练、视物平衡训练等头晕康复训练。随身携带健康卡，写明患者的姓名、年龄、家庭住址、联系方式、疾病名称、所服药物等，一旦出现意外情况，便于周围人员救治。

## 八、高热

### （一）评估与观察要点

1. 了解患病情况及用药史。
2. 评估意识状态、生命体征、疼痛情况。
3. 评估发热程度、发热持续时间、发热阶段、发热热型及全身系统伴随症状。
4. 评估心理、社会支持情况及其家属的照护能力与需求。

### （二）护理要点

1. **体温监测**　以腋温为例，体温在 37 ～ 37.9℃，每日测量体温 3 次；体温 38 ～ 38.9℃，每日测量 4 次，需要时及时就医；体温＞ 39℃，应实时监测，必要时立即就医。所有异常体温者均应在体温正常 3 天后再改为每日测量 1 次体温。

2. **环境与休息**　房间定时通风，保持空气清新，通风期间注意保暖，房间温度保持在 25 ～ 28℃，湿度在 50% 左右。卧床休息，减少活动，发热期及高热持续期应绝对卧床休息。排泄时应使用便盆及尿壶。退热期应借助辅助工具适量活动，如拐杖、轮椅等。

3. **饮食护理**　在病情允许的情况下，鼓励老年人进食，应供给高热量、优质蛋白、高维生素的流食或半流食，可少食多餐，饮食宜清淡、松软、易消化并富有营养，多吃新鲜蔬菜和水果，不吃刺激性食物。对不能经口进食的老年人可选择鼻饲喂养和静脉输入营养物质。发热持续期及退热期机体丧失大量水分，护理人员应鼓励老年人适当多饮水，每日饮水量 1000 ～ 2000ml，病情允许时可选择果汁类饮料，以补充身体电解质，并记录每日出入量。

4. **物理降温**　患者寒战时注意保暖，适当增加被褥。高热时予以物理降温，如温水擦拭、头置冰帽、头部或大动脉走行处用冰袋冷敷、用冷（温）盐水灌肠等。降温措施实施 30 分钟后应观察、记录降温效果。实施物理降温措施 1 小时后降温效果不明显或温度回升较快，应联合药物降温。乙醇擦浴可能会引起胸闷、气急、呼吸困难、心率增快、血压下降、四肢乏力、面部潮红、恶心、呕吐、头晕眼花、嗜睡、幻觉、恍惚，甚至过敏性休克，并伴有意识丧失，故已被废除。

5. **药物降温**　遵医嘱使用抗生素或退热药物，观察并记录用药反应与效果，使用退热药物时应嘱咐老年人多饮水，或进行补液治疗，防止出汗较多水分不能及时补充引起虚脱。

6. **口腔护理**　长期高热的老年人唾液分泌减少，口腔内食物残渣易于发酵，促进细菌繁殖，同时机体抵抗力降低，维生素摄入不足易发生口腔溃疡、牙龈出血、口腔异味。因此需加强口腔护理，保护口腔黏膜完整、口气清新，增强老年人的舒适感。

7. **皮肤护理**　保持老年人皮肤干燥，大量出汗时应等待出汗停止后用温水擦浴，更换干净衣物及床单。长期卧床的高热老年人，应定时协助翻身，防止皮肤压红、破溃。

8. **呼吸道护理**　长期卧床的高热老年人，肺活量减少，易使支气管分泌物坠积于肺底，发生坠积性肺炎。因此，护理人员需帮助患者翻身拍背，活动四肢，鼓励其做深呼吸以增加肺活量，刺激排痰以减少感染机会。

9. **血管护理**　长期卧床的高热老年人，下肢血液回流不畅，也可因失水、血液浓缩并发下肢静脉栓塞及血栓性静脉炎。应予以肢体按摩，下肢抬高 15°～ 30°，鼓励老年人做踝关节背屈等主动运动，促进下肢静脉回流，防止下肢静脉血栓形成。

10. **安全护理**

（1）体温上升期及发热持续期，老年人因全身不适、烦躁易发生碰伤、坠床等情况，此时老年人身边应有专人陪护，协助老年人床上排泄，必要时可使用约束工具。

（2）退热期老年人因卧床时间长，身体虚弱，下床活动时宜采用"三步法"，即：清醒后平卧 1 分钟，坐起 1 分钟，床边坐 1 分钟，无头晕、腿软等症状再行走。活动时需有人搀扶或使用辅助工具，防止跌倒。

（3）使用水银式玻璃体温计时应避免体温计破碎。如出现破碎情况，处理方法：①将老年人妥善安置在远离事发地的安全位置；②戴口罩、手套，将硫黄粉均匀散在覆盖体温计破碎范围内，尤其是有水银处；③将硫黄粉覆盖的水银珠及玻璃碎渣扫起装入一次性塑料器皿内，投入医疗专用黄色垃圾袋内销毁；④房间开窗通风 30 分钟。

（4）老年人卧床时测量体温时不慎滑落体温计，切勿让老年人在床上剧烈翻身活动寻找体温计，防止不慎压断体温计。应顺着老年人卧位姿势按照双侧腋下、背部、腰部顺序逐一往下寻找。

（5）因测量口温时易咬碎体温计，造成不安全因素，现常测量腋温。

11. **心理护理**　发热时老年人及其家属易出现紧张、烦躁、焦虑的心理，应陪伴在老年人身边，关心安慰，安抚情绪，鼓励其积极配合治疗。对于不明原因的持续高热，应向老年人介绍既往治疗成功的病例，树立信心，消除负面情绪。

12. 病情观察

（1）生命体征监测：在测量体温时应监测脉搏、血压、呼吸的变化。尤其是退热时大量出汗者必须测量其血压、脉搏，防止出现循环系统疾病，如低血压、休克等。

（2）寒战：化脓性细菌感染，如大叶性肺炎、败血症等易出现寒战。寒战发生后 30 分钟发热易达到高峰值，应抽血培养后再进行退热治疗。

（3）意识状态：观察老年人有无意识模糊、头痛、抽搐等症状发生。

（4）周身疼痛：评估疼痛情况，疼痛评分＞3 分的给予口服解热镇痛药物。

**（三）健康教育**

1. 建立良好生活方式　提供良好、安静、整洁的房间环境，增加营养摄入，适当多饮水，保证充足的睡眠时间，实时监测体温。发热持续期可间断给予低流量吸氧。老年人出汗较多时应在退热停止出汗后，用温水擦浴，更换床单位及衣物。

2. 加强知识宣教　告知患者及家属发热常见的原因及退热措施，指导家属给予患者做好口腔、皮肤、血管、呼吸道等护理，以防并发症的发生。观察体温变化及伴随症状，如果体温持续不降，应及时就诊。

3. 提供康复指导　积极治疗原发病，避免诱发因素。指导患者提高睡眠质量，保证睡眠时间，鼓励患者注意锻炼身体，保持心情愉悦。

## 九、昏迷

**（一）评估与观察要点**

1. 了解患病情况、用药史。
2. 评估生命体征、自发活动、身体姿势、有无肢体瘫痪和颅脑外伤。
3. 参照格拉斯哥昏迷评分（GCS）量表，见附表 5，评估昏迷程度。
4. 评估瞳孔变化、呼吸节律、频率及伴随症状。
5. 评估家属对跌倒风险及预防的认知、家属的照护能力与需求。

**（二）护理要点**

1. 生命体征的监测　生命体征可直接反映患者全身状况，护理人员应严密观察生命体征的变化，发现异常，及时汇报并处理。

（1）体温监测：①体温过高，一般为术后吸收热、感染，神经外科患者一般为中枢性发热或脑干损伤，应及时给予物理降温并向医师汇报；②体温过低，一般为休克患者或脑干损伤，应给予保暖并向医师汇报。

（2）心率、心律监测：是反映心脏功能状态的重要指标。①中枢性病变所致的心率变化：当心率过快时可用胺碘酮等，当心率过慢时可用阿托品、消旋山莨菪碱等。②心血管病变所致的心率变化：在处理上主要以纠正引起心律变化的原因为主，如低血容量性休克，应考虑补液、输血，而对心排血量低的患者则强心利尿，补液时以胶体为主。

（3）呼吸监测：①呼吸过快，一般提示脑缺氧及颅内压增高；②呼吸过慢，在机体代偿状态下，呼吸过慢可产生 $CO_2$ 蓄积，在失代偿状态下可产生呼吸性酸中毒。

（4）血压监测：可作为有效循环状态的重要指标。①血压过高，根据情况可酌情给予降压药，如硝酸甘油、硝普钠等；②血压过低，有效循环血量不足引起的首先扩充血容量，再使用升压药。其他原因引起的应及时治疗原发病并使用升压药，维持血压在正常范围。

（5）瞳孔观察：正常瞳孔双侧等大等圆，位居中，边缘整齐，在自然光下直径为 2～5mm，直径＜2mm 为瞳孔缩小，＜1mm 为针尖样瞳孔。双侧瞳孔缩小常见于有机磷农药、氯丙嗪、吗啡中毒。单侧瞳孔缩小提示脑疝早期。瞳孔＞5mm 为瞳孔散大，双侧瞳孔散大见于颅内压增高、颅脑损伤等，单侧瞳孔增大提示同侧颅内病变所致脑疝发生。

2. 保持呼吸道通畅　由于昏迷患者的咳嗽及吞咽反射弱或消失，口腔及呼吸道分泌物、呕吐物坠积于肺部，可引起坠积性肺炎，故保持呼吸道通畅，维持良好的气体交换极为重要。

（1）环境要求：清洁舒适，保持室内空气流通，温、湿度适宜。

（2）体位要求：取出义齿，去枕平卧头偏向一侧，深昏迷患者取侧卧位或侧俯卧位，以利于呼吸道分泌物排出，防止呕吐物误吸而引起吸入性肺炎。

（3）促进排痰：及时清除口腔及呼吸道分泌物、呕吐物、凝血块等，配合气道湿化、超声雾化吸入稀释痰液，一般每 2 小时翻身 1 次（注意急性期不能过多搬动患者），翻身时叩背使痰松动，有利于痰液排出，必要时机械吸痰。

（4）呼吸支持：舌后坠影响呼吸者，必要时放置口咽通气管。短期不能清醒者宜行气管插管气管切开，必要时使用呼吸机辅助呼吸。定期做血气分析；使用抗生素防治呼吸道感染。

3. 安全护理　加强看护，24 小时专人守护，加床档，使用约束带，遵医嘱使用镇静药，禁止使用热水袋以防烫伤。

4. 基础护理

（1）口腔护理：分泌物残留可发生口腔炎、口腔溃疡。一般每天 1～2 次，根据患者不同情况准备开口器、漱口液（常用漱口液有生理盐水、0.02% 呋喃西林液、1%～3% 过氧化氢溶液、1%～4% 碳酸氢钠溶液等）。

（2）皮肤护理：重点是防止压力性损伤，压力性损伤与长期卧床有关。翻身时不可拖拉拽，以免损伤皮肤，对于易发生压力性损伤的部位更应注意保护，避免长时间受压，保持床单位的整洁、干燥，潮湿后随时更换。每周擦浴 1 次。

（3）引流管护理：昏迷患者需长期留置导尿管防止尿失禁，故应每天清洁尿道口，防止尿道感染。引流管根据不同部位观察引流液的颜色、质、量并记录。确保引流管的妥善固定、密闭、通畅。发现异常及时汇报并处理。

5. 饮食护理　供给足够的营养，维持水、电解质平衡，禁食期间给予静脉营养治疗，准确记录出入量，一般每天摄入量 2500ml。昏迷超过 3～5 天给予鼻饲饮食，成人鼻饲量为每天 2000～2500ml（可根据患者消化情况决定鼻饲量），也可经胃肠道灌注要素饮食。发生应激性溃疡或消化道出血者，不能经胃肠道摄入营养时，则需实施胃肠外营养。如患者意识好转，出现吞咽、咳嗽反射，应及时争取经口进食。从半流质饮食开始，逐渐过渡到普通饮食。抬高床头，防止呛咳及反流。

6. 心理护理　患者昏迷时间较长时，护理人员应做好与家属的沟通工作，务必取得患者家属理解和积极配合，指导其参与部分护理工作，同时不定期评估护理措施的效果。当患者从昏迷中清醒，意识状态逐渐改善，或日常生活自理活动能力提高时，需要不断鼓励，增强其信心。

7. 康复训练　患者神经功能缺损的症状和体征不再加重，生命体征稳定，即可进行早期康复治疗。目的是减少并发症出现和纠正功能障碍，调节心理状态，提高患者的生存能力和生活质量。应根据老年人自身的身体状况，选择合适的运动项目，运动强度需因个人而异，最好在医师指导下进行运动。

**（三）健康教育**

1. 积极应对　针对昏迷的原因和临床表现，积极做出对因和对症处理。对于患者来说，主要目标是生命体征维持在稳定范围，意识与精神状态能恢复到接近正常或正常范围，身体活动与功能维持在可接受程度，并发症的发生减少到最低程度。

2. 加强知识宣教　告知诱发昏迷的病因及诱因，指导家属定期监测患者的生命体征、观察病情变化，预防并发症的发生。当患者昏迷时，应去除诱因，保持患者呼吸道通畅，维持生命体征，紧急就医。

3. 提供康复指导　部分长期昏迷的老年患者，因肢体活动少，可能出现瘫痪侧或全身肌萎缩、关节挛缩，以及身体多部位感染，应有规律地进行主动或定时、定量、循序渐进的被动的肢体活动，保持机体良好功能，以尊重患者，维护其自尊及自身形象。

## 十、营养不良

**（一）评估与观察要点**

1. 了解患病及用药情况。

2. 评估意识状态、吞咽能力、进食情况、饮食习惯、排便情况及活动能力。

3. 可参照评估量表筛查营养风险，见附表 7 营养不良风险评估表。

4. 评估心理、社会支持情况及对营养治疗的接受程度。

**（二）护理要点**

1. 饮食护理　合理的膳食是预防老年人营养不良的最好方法。

（1）饮食环境：气氛愉悦、平和的用餐环境能够增加老年人的安全感及舒适感。应提供良好的饮食环境，保持室内空气清新。

（2）食物搭配：①食物要粗细搭配、松软、多样化、易于消化吸收；②提供奶、鸡蛋、瘦肉及豆制品等优质蛋白，减少动物油脂、高脂奶品及动物内脏等的摄入，多吃蔬菜、水果，保证所需各种营养素的摄入充足；③在食物的烹调加工方面，要注意适合老年人消化系统的特点，色、香、味俱全，同时采用多种烹调方式或变换食谱以增加进食的乐趣，从而促进老年人的食欲；④为预防便秘，首推膳食纤维，还可多食苹果、香蕉、猕猴桃等富含果胶的食物。

（3）生理干预：针对老年人牙齿脱落、消化功能减弱等不利生理问题，对于牙齿不好的老年人，应尽快安装合适的义齿或多做炖汤、菜泥等营养丰富的食物；针对胃肠功能减退的老年人，应选择容易吸收的食物。植物性食物一般较容易消化，肉类方面，鸡肉和鱼肉最适合老年人消化。

（4）餐间零食：根据老年人的营养状况提供餐间零食，例如酸奶、稀粥、水果等。有研究指出，夜间空腹时长不宜超过 11 小时，如果夜间空腹时间过长，机体会开始分解肌肉以维持能量平衡，就会导致体重降低以及肌无力。此外，使用口服营养补充剂也能改善老年人的营养状况。

（5）用餐辅助：在固定的就餐过程中（早餐、中餐、晚餐）改善用餐辅助护理，如给予用餐方面的语言提示及鼓励，或以一对一的形式进行用餐辅助。

2. **运动护理**　老年人适当多做户外活动，在增加身体活动量、维持健康体质量的同时，还可接受充足的紫外线照射，有利于体内维生素 D 的合成，预防或推迟骨质疏松症的发生。

3. **用药护理**　药物可致老年人营养不良，应当引起人们的关注。老年人在平时也应注意食物的多样化和均衡饮食，针对某些营养素受药物影响会减少吸收利用，可适当加大富含这类营养素食物的摄入。监督老年人对药物和非处方保健品的应用，抑郁症患者应遵医嘱用药，了解药物的不良反应并密切观察有无不良反应，切忌擅自加大用药剂量或延长用药时间。用药后若出现与原发病无关的症状，应考虑药物性营养不良的可能并及时就医。

4. **心理护理**　老年人常因悲观、消极、焦虑、恐惧、心情抑郁等情绪因素而影响食欲，此时应注重心理护理。加强心理及社会支持，增加健康宣教力度，对失去配偶或有孤独感的老年人，应尽早提供心理及社会支持，帮助老年人妥善处理各种不良心理刺激事件，多与老年人进行沟通解除心结，老年人才有良好心态，才能促进其食欲增加。

5. **治疗性干预**　在营养不良和存在营养不良风险的老年人群中，在控制营养不良的诱因的同时，进行合理的营养支持是主要的治疗措施。包括肠内营养（enteral nutrition，EN）和肠外营养（parenteral nutrition，PN）治疗。

### （三）健康教育

1. **建立良好生活方式**　应从各方面保证老年人的饮食质量、进餐环境和进食情绪，使其得到营养摄入，必要时可进行肠内营养和肠外营养治疗。以促进老年人身心健康，减少疾病，延缓衰老，提高生活质量。

2. **加强知识宣教**　进行慢性病的营养知识教育，预防和控制营养相关性疾病。告知营养不良的原因、危害及预防措施，提高其对膳食营养与健康重要性的认识，自觉纠正不良的膳食习惯，提高自我健康管理意识。指导患者及其家属正确制作和保存鼻饲饮食的方法，保证老年人良好的健康状况。

3. **提供康复指导**　老年人营养不良的防治越早进行越好，及早发现营养不良并进行营养干预，恢复良好的营养状况，对提高老年人生活质量、改善疾病预后有重要意义。

## 十一、吞咽障碍

### （一）评估与观察要点

1. 了解患病情况、用药史。

2. 评估全身状态、脑功能水平、交流能力、认知功能和决策能力。

3. 评估营养状况、营养方式、口腔功能、吞咽功能（如噎食/误吸风险评价估量表、饮水试验等），见附表 8。

4. 评估心理、社会支持情况及其家属的照护能力与需求。

### （二）护理要点

1. **饮食护理**　首先应注意口腔卫生及全身状况的改善，膳食供给量可按体重计算出每日热量的需要给予平衡膳食。尊重患者意愿，选择患者喜欢的食品和饭菜，选择患者喜欢的餐具，预防及减少吞咽障碍及其并发症的发生。

（1）进食环境：①创造安静、舒适的进餐环境；②餐前协助洗手；③对于刚睡醒的患者，可给予适当的刺激，使其在良好的觉醒状态下进餐；④确保有义齿、眼镜、助听器或其他辅助设备以方便进食。

（2）体位管理：原则是进食时能坐起来就不要躺着，能在餐桌边就不要在床上进餐。①端坐位：自行进餐者，进食时宜保持坐位，双脚平稳接触地面，双膝关节屈曲 90°，躯干挺直，头稍前屈位。②床上坐位：在整个进食（食物、液体、药物）期间至少抬高床头 60°，头部略前屈，偏瘫者侧肩部用枕头垫起，而且进食后需至少 20 分钟后才能放低床头；如果老年人实在无法保持 60° 及 60° 以上的体位，则护理人员管理老年人的所有经口摄食。

（3）餐具选择：①选择圆润、无尖角、光滑的安全舒适型餐具，不要使用一次性餐具，避免使用刀、叉等不安全餐具，饮水禁用吸管；②勺子选择柄长且粗、边缘钝厚，容量为 5 ～ 10ml；③碗具边缘倾斜，加防滑垫杯；④杯口不要接触到鼻部；⑤口水过多者使用口水防护服、围裙，必要时抽吸过多口水。

（4）食物选择：根据老年人的吞咽状况，指导或为老年人选择合适的软食。①食物性状：给予容易吞咽的食物，其特征为密度均一、有适当的黏性、容易搓成团块而不易松散，通过咽部及食管时容易变形且不在黏膜上残留，以半流食为宜，如鸡蛋羹、烂面、水果泥、菜泥、稠粥、米糊等，同时还应兼顾食物的色、香、味，对肉类、蛋类、素菜、果类等分类搅拌、分别盛放，保持食物的原有口味。②食物温度：维持在 37 ～ 42℃，冷食比热食佳，冷食可促进舌较快速地向后运动，每餐前可先给予 30 ～ 50ml 冰水饮用，然后再进食。③摄入量：控制好摄食入口量，正常成人一口量为 20ml，吞咽障碍患者宜从 5 ～ 10ml 开始，酌情递增，每次进食量不超过 300ml。④进食顺序：选择患者易接受的食物，磨烂的食物最容易吞咽，糊状食物最不易吸入气管，稀液最易，故顺序为先磨烂的食物或糊→剁碎的食物或浓液→正常的食物和水。⑤不宜食用的食物：干噎或易松散的食物，如饼干；不易咀嚼的食物，如大块肉类；黏性高的食物，如年糕；有骨有刺的食物；汤汁较多的食物；大块食物，如馒头；块状或叶、茎较长的蔬菜，如芹菜等；其他，如高脂、咖啡、碳酸饮料、辛辣食品及温度较高的食物等。

（5）进餐过程：①进餐时应注意力集中，情绪不稳定时不宜进餐，保障安全，观察进餐食量、食速及体位，有意控制食量和速度，不宜交谈或催促进食，情绪不稳定时不宜进餐，发现意识不清、倦怠或不配合时暂缓进餐；②用多种方法鼓励能够自主进食的老年人自己进食，细嚼慢咽，前一口完全咽下后再吃下一口；③给老年人喂食时应该和老年人的座椅保持在相同的水平面，保持视线与老年人接触；④偏瘫患者进餐时，护理人员应位于患者健侧喂食，尽量把食物放在其舌根部，不使用吸水管，速度宜慢，减少反流和误咽；⑤对于频繁发生呛咳的老年人，可用汤匙将少量食物送至其舌根处，让老年人吞咽，待完全咽下，张口确认无误后再送入食物；⑥进食过程发现噎食，应立即抢救（见第 5 章第二节）。

（6）餐后护理：①协助患者清洁口腔，保持舒适坐位或半坐卧位安静休息 30 ～ 60 分钟；②包括管饲在内的所有老年人每 12 小时刷牙 1 次，每次 1 ～ 2 分钟，包括舌和牙龈；③从早 8：00 到晚上 8：00，每 4 小时要让老年人用漱口液漱口；④进食后 30 分钟内不宜翻身、叩背、吸痰等。

（7）管饲护理：老年人不能吞咽，对液体和食物有噎呛时，可通过鼻胃管、经皮内镜下胃造口术等供给营养，同时做好相关护理。

**2. 心理护理** 鼓励家人经常与患者交流，第一时间发现患者的问题并向其提供帮助。也许患者仅仅是吞咽失用，或者是食物感觉失用、口腔感觉减低，或者本身吞咽困难并不是很严重，从而拒绝进行训练，最终不能经口进食，影响到全身和肢体的康复。对于拒食患者，应给予言语鼓励，坐下来与患者进行眼神交流，适当的沟通和频繁的表扬有助于患者的进食；询问患者对食物的喜好；对于情绪激动的患者，可以播放舒缓的音乐，以减少其激越行为或推迟进食，不能强迫患者。根据患者的个人情况，对患者的不良心理进行疏导，帮助患者建立心理防线，正确面对疾病，积极进行各项治疗，提高患者治疗的依从性。

3. 康复训练　吞咽康复操训练可在患者休息或餐前 30 分钟训练，每组动作 3～5 次，每天 2～3 次。

（1）基础操：基础操是针对进餐姿势保持而设计的。包括①深呼吸：放松坐位深呼吸，用鼻吸气，用口呼出；②空咀嚼、空吞咽：闭上嘴，做细嚼慢咽的动作；③头部运动：头部慢慢地前后左右活动；④双手上举：两手相扣，尽可能上举；⑤双臂外展：双臂向前合拢，向左、右外展。

（2）面部肌肉运动：皱眉、左右鼓腮、露齿、吹哨、呲牙、张口、咂唇。

（3）软腭及喉肌的训练：张口后用压舌板压舌，用冰棉签于软腭上做快速摩擦，以刺激软腭；嘱患者发"a、o、e"声音，模仿咳嗽，持续发"a"音，使软腭上抬，利于吞咽。

（4）舌肌运动：伸舌，使舌尖在口腔内左右用力顶两颊部，并沿口腔前庭沟做环转运动。

### （三）健康教育

1. 建立良好生活方式　帮助老年人，或指导老年人及其家属选择不同等级与种类的安全食物。合理调整饮食搭配，尽量做到细、碎、软，少食多餐，以减轻胃的负担。进食时尽量采用半坐位或坐位，选用适当餐具，必要时用围兜。餐后用温开水漱口，保持口腔卫生。

2. 加强知识宣教　强调老年人少食多餐、细嚼慢咽。告知患者预防呛咳的方法，即空吞咽与吞咽食物交替进行、侧方吞咽、点头样吞咽。对患者进食情况跟踪性监测，以减少误吸、误咽等情况发生。

3. 提供康复指导　训练前评估患者的认知功能、活动能力、配合程度；根据患者身体状况，选择适宜的训练项目和时间；严重心功能不全、哮喘者不能训练。家属要积极创造训练氛围，陪同和督促患者坚持每天训练。

## 十二、尿失禁

### （一）评估与观察要点

1. 了解患病情况、用药史及活动能力。

2. 评估膀胱容量及压力、尿失禁的类型、频次、程度及伴随症状，评估影响程度。

3. 观察尿液的颜色、量及透明度。

4. 评估会阴部及肛周皮肤情况，见附表 13，判定有无尿路感染及失禁性皮炎等并发症。

5. 评估老年人心理状况及对社会功能的影响。

6. 评估社会支持情况及家属的照护能力与需求。

### （二）护理要点

1. 日常护理

（1）环境护理：①卧室靠近卫生间，照明充分；②如厕时关闭门窗，请无关人员回避，保证老年人排尿时有安静的环境和充足的时间；③无法自行如厕者，应提供给老年人一些辅助用具，如拐杖、扶步器等；④提供便盆、尿壶、便椅等用品供床上或床边使用，夜间鼓励老年人用尿壶。

　　（2）饮食护理：①均衡饮食，保持足够的粗纤维食物、蛋白质及水果的摄入。②改变生活方式，减少咖啡、饮料及刺激性食物的摄入，戒酒，做好每天的饮水计划，保证每天饮水量在1500 ～ 2000ml；尽量在白天饮水，睡前 2 ～ 4 小时应限制饮水。③设置提醒排尿闹钟，制订协助排尿的时间计划，及时帮助尿失禁老年人排尿，避免膀胱突发性充盈而出现尿失禁。

　　（3）体位管理：协助生活自理能力下降的老年人在排尿时保持舒适体位，使老年人以习惯的姿势排尿。

　　（4）定时就厕：鼓励和帮助患者定时就厕，记录就厕时间。

　　（5）用具选择：当药物和治疗不能全面控制尿失禁时，选用合适的尿失禁产品对提高患者的生活质量非常重要。尿失禁产品的选用主要考虑吸收能力、方便程度和价格。使用吸收能力强的布和床单，并及时更换、清洗和消毒。

　　（6）卫生护理：协助护理员及时更换尿垫。

　　2. 皮肤护理　根据老年人的性别及尿失禁的不同情况，选择合适的护理用具；保持皮肤清洁干燥，减少刺激，防止感染、失禁性皮炎的发生。定期检查会阴和臀部皮肤是否有红疹、瘙痒、刺痛等，如有，应清洗创伤部位，轻轻按摩并使用一些抗真菌药膏。观察红疹是否消失或加重，加重时，联系皮肤科医师就诊。留置导尿管者，保持导尿管通畅，防止尿路感染。

　　3. 用药护理　遵医嘱合理使用药物，观察药物的副作用。一些药物（如镇静药、钙通道阻滞药）可引起或加重尿失禁，故尿失禁老年人应尽量在医师指导下改用其他药物或减少用量。

　　（1）抗胆碱能药物：主要用于急迫性尿失禁患者，如果尿失禁在夜间发生，最好在晚间临睡前 22：00 左右口服，视情况也可在深夜 2：00 再服药 1 次。对溴丙胺太林过敏及有青光眼的老年人禁用本药，肝、肾功能不全者及心脏病、高血压、前列腺肥大、重症肌无力、尿潴留、呼吸道疾病老年人慎用。

　　（2）酒石酸托特罗定：适用于急迫性尿失禁。对本品过敏、尿潴留、未经控制的闭角型青光眼、重症肌无力、严重的溃疡性结肠炎以及中毒性巨结肠患者禁用。

　　（3）雌激素：雌激素药物对老年女性尿失禁有较好的效果，可持续或间断给药，但应告知老年人长期使用可能使血压升高、糖耐量减低、血脂异常、栓塞、肝功能损害、乳腺癌的发生概率增加等。

　　（4）其他：服用琥珀酸索利那新片必须整片用水送服，餐前或餐后均可服用。无尿潴留、严重胃肠道疾病、重症肌无力或闭角型青光眼等患者禁止服用本品。

　　4. 心理护理　尿失禁经常导致精神压力大，也会因为担心外出时失禁而避免外出，造成社交隔离，严重的会导致抑郁，尿失禁也会随之恶化。应顾及老年人的尊严，减轻老年人内疚、羞愧及尴尬感，用心聆听老年人抒发困扰及愤怒情绪，解释尿失禁是可治疗的症状，以舒缓其思想压力。

　　5. 康复护理

　　（1）盆底肌肉训练：主要针对认知功能良好、能够配合的老年女性，能减轻压力性、急迫性尿失禁。增强盆底肌肉，改善盆底支持结构以达到治疗的目的。方法：取立、坐或卧位，试做排尿（排便）动作，先慢慢收紧盆底肌肉，再缓缓放松，每次 10 秒左右，连续 10 次，每日进行数次，以不感到疲乏为宜。

　　（2）膀胱训练：主要针对急迫性尿失禁。通过制订排尿时间表，如 2 小时 1 次，两次排尿期间出现的尿急通过收缩肛门、两腿交叉的方法控制，然后逐渐延长间隔时间。对于长期尿失禁使用留置导尿管的老年人，先夹闭导尿管，有尿意时开放 10 ～ 15 秒，以后逐渐延长时间。

（3）其他：可通过电刺激法、磁疗法、注射疗法及中医传统治疗等。

6. 观察记录　观察老年人尿失禁的情况，老年人尿失禁的次数、每次排尿量、排尿时间、尿液颜色、气味及伴随症状等，记录 24 小时液体摄入量和排尿日记。询问观察患者排尿时是否有刺痛感，并观察尿液浑浊程度，确定是否有尿道并发症。在患者出现尿失禁，或者监测到尿失禁程度严重时，及时联系专业医护人员，或陪护患者进行就医。

### （三）健康教育

1. 建立良好生活方式　保持床单位清洁、平整及干燥。制订饮水计划，睡前限制饮水以减少夜间尿量，避免摄入有利尿作用的咖啡、浓茶、碳酸饮料和酒类等。保持会阴部皮肤清洁、干燥，协助定时更换纸尿裤、集尿器及尿垫，使用皮肤保护剂，预防失禁性皮炎。

2. 加强知识宣教　告知患者尿失禁的临床表现、诱发因素及并发症症状，指导患者及其家属掌握尿失禁的干预措施。发生以下情况时应及时就诊：①新发生的不明原因的尿失禁；②尿失禁症状加重；③会阴部或者臀部皮肤出现红肿、压力性损伤；④有留置导尿管的尿失禁老年人，定期到医院更换导尿管、尿袋，检查尿道是否有感染。

3. 提供康复指导　教会尿失禁患者盆底肌群训练的方法，包括提肛运动、膀胱功能训练等。通过康复训练，缓解尿失禁症状，解除老年人的自卑心理，提高其生活质量。

## 十三、失禁性皮炎

### （一）评估与观察要点

1. 了解患病情况、用药史及活动能力。

2. 评估营养状况、认知能力、活动能力、自理能力、失禁发作情况、皮肤状况、感染情况。

3. 评估失禁性皮炎的部位、大小，利用会阴评估工具，见附表 13，评估皮炎严重程度。

4. 评估心理、社会支持情况及家属的照护能力与需求。

### （二）护理要点

1. 处理失禁　发生大、小便失禁时，首先应避免大、小便与皮肤接触，对患者进行全面评估，找出导致失禁的病因，针对病因采取护理措施并制订护理计划。尿失禁患者可使用成人纸尿裤之类的吸收性失禁产品，避免皮肤潮湿，也可以根据需要留置导尿管。大便失禁患者可用内置式棉条留置肛门联合穴位按摩，既安全又经济，也可用水胶体敷料透明贴联合造口袋或联合气管插管连接负压吸引。

2. 皮肤护理

（1）清洗皮肤：①护理人员要及时清洗患者的皮肤，尽量减少患者皮肤与刺激物的接触时间；②使用接近正常皮肤 pH 值范围、表面含活性剂的皮肤清洁剂，避免改变皮肤 pH 值，损害皮肤屏障功能；③在清洁工具选择方面，尽量使用一次性用具，避免院内感染；④操作时，动作要尽量放轻，不要反复用力擦洗患者皮肤，要采取适当的手法，以擦拭为主，也可以采用冲洗或轻拍的方式清洁皮肤，预防皮肤损伤；⑤清洗的频率应依据失禁的程度而定，建议至少每天 1 次或每次大便失禁之后清洗皮肤，清洗后用温和的方式使皮肤变干。

（2）保湿皮肤：皮肤保湿能提高皮肤含水量，增加皮肤的保湿屏障，降低撕脱伤的发生率。

清洗待干后涂抹液体敷料等油脂类润肤产品，对于干燥、粗糙的皮肤，使用含有润肤、保湿功能的高效保湿剂，对于过度水合的皮肤推荐常规使用保湿剂来更替细胞间脂质。

（3）保护皮肤：目的是避免或尽量减少皮肤暴露于尿液或粪便和摩擦。皮肤保护剂有粉剂类、油剂类、膏剂类、液体类、抗生素类及无痛皮肤保护膜。此类产品用于预防或治疗失禁性皮炎时都存在自身的优、缺点。如凡士林油膏能对刺激物有良好的防护作用，防治皮肤浸渍，但是对皮肤保湿效果一般；相反，二甲基硅油油膏有较好的湿润作用，但是对刺激物的防护效果一般。此外，对于不同失禁类型，也需要考虑不同产品的选择。比如对于大便失禁患者，使用含有氧化锌的皮肤保护剂比凡士林能更好地提供屏障保护作用。在构建失禁性皮炎管理方案时，对于产品的选择需要综合考虑其在抵御刺激、保湿、保护皮肤功能、避免过多浸渍等方面的影响。

3. 饮食护理　根据患者的病情需要，制订适合患者的饮食方案。腹泻、肛门括约肌松弛所致的大便失禁患者适当限制纤维素的摄入等。

4. 心理护理　主动与患者沟通交流，鼓励患者共同决策，有利于帮助患者缓解焦虑、平复情绪。对于神志不清、表达能力欠佳的患者要积极对其家属进行宣教，以取得患者或家属的信任，使其积极配合治疗和护理。

5. 辅助器具　辅助器具主要包括吸收型产品、收集型产品和引流收集装置，主要保护皮肤长时间接触刺激物。吸收型产品主要指的是一次性尿垫、布类、纸尿裤、卫生棉条等，目前临床已经不提倡使用尿垫。收集型产品指的是一次性肛门造口袋，对于大便失禁患者效果明显，不仅能保护皮肤，而且有利于破损皮肤的愈合，效果良好。一次性造口袋在降低失禁性皮炎发生率、延缓失禁性皮炎出现上均优于吸收型产品。引流装置主要指各类导管型装置的运用，包括导尿管、肛管等。但是由于可能会增加导管相关性感染的风险，临床应用要慎重。无论是产品还是辅助器具的选择，都要根据患者的实际情况来选择干预措施。

**（三）健康教育**

1. 建立良好生活方式　对于失禁患者首先要明确失禁原因并进行处理，采用结构化皮肤护理方案，帮助皮肤恢复其有效屏障功能。从日常生活中的点滴做起，改善营养状况，增强患者自我保护和自我护理的能力，可以有效减少失禁性皮炎的发生时间，促进患者恢复健康的速度。

2. 加强知识宣教　对于所有失禁患者每天至少应该进行 1 次皮肤评估，对于发生失禁性皮炎的患者可用其分类工具定期进行评估。指导患者及其家属掌握失禁性皮炎的预防措施、处理措施，减少并发症的发生。

3. 提供康复指导　针对病因采取措施，中断尿液和粪便对皮肤的刺激并实施护理干预。同时采取营养、液体摄入管理，训练如厕技巧等行为干预，应用成人纸尿裤之类的吸收性失禁产品等护理措施，保护皮肤，促进患者康复。

## 十四、便秘

**（一）评估与观察要点**

1. 了解患病情况、用药史、饮食习惯、饮水量及活动能力。

2. 评估便秘的诱发因素、临床表现、排便间隔时间、严重程度、伴随症状及缓解措施。

3. 评估心理、社会支持情况及患者家属的照护能力与需求。

## （二）护理要点

### 1. 非药物干预

（1）环境护理：环境安静、空气流通、无异味、无他人打扰，保证良好的排便环境及充足的排便时间，便器应清洁而温暖。体质虚弱的老年人可使用便器椅，提供排便坐姿的依托，减轻排便不适感，保证安全。

（2）饮食护理：①每天应至少摄入 200g 水果和 300g 蔬菜，同时注重粗细搭配，逐步将膳食纤维含量高的食物增加到膳食中，如全麦谷物、绿叶蔬菜、带皮苹果、熟玉米等，减少高脂肪、高蛋白食物的摄入；②增加饮水量，多饮水、常饮水（≥ 1500ml/d）可以在一定程度上缓解便秘，尤其是晨起和运动后都应适当补水，一杯热饮品有助于促进肠道运动；③心力衰竭、肾衰竭、胸腔积液及腹水者，饮水量应遵医嘱执行；④适当食用具有润肠通便功效的食物，如核桃、芝麻和牛奶等，烹调菜肴时可添加植物油，如花生油、菜油、芝麻油和大豆油等；⑤便秘的老年人可以饮用含有益生菌的乳制品或者口服益生菌补充剂来缓解便秘。

（3）运动护理：运动可以刺激肠道蠕动，有利于缓解便秘。指导老年人进行适当的有氧运动，根据身体状况选择适合自己的运动方式，如做操、散步、打太极拳等。若患者长期卧床或坐轮椅，应避免久坐久卧，可扶助站立。非睡眠时间，能够站立就不要坐，能够坐就不要卧床。卧床锻炼时可躺在床上，将一条腿屈膝抬高到胸前，每条腿练习 10 ～ 20 次，每天 3 ～ 4 次；从一侧翻身到另一侧 10 ～ 20 次，每天 4 ～ 10 次。

（4）腹部按摩：腹部按摩取仰卧位，用手掌从右下腹开始沿顺时针向上、向左再向下至左下腹，按摩至左下腹时应加强力度，每天 2 ～ 3 次，每次 15 分钟左右。站立时也可以做。每天早晚、便前 20 分钟或餐后 2 小时进行，按摩的同时可做肛门收缩动作。

### 2. 用药护理

①使用缓泻药物时，每晚睡前服用，次日晨起排便，避免长期使用刺激性泻药；②2 ～ 3 天未排便，有便意但无力自行解出，口服缓泻药物无效的老年人可用开塞露 20 ～ 40ml 或甘油栓剂等肛内给药，刺激肠蠕动、润滑肠道，使粪便软化，易于排出；③便秘严重者必要时给予灌肠，可选用温盐水、开塞露或肥皂水行小量不保留灌肠；④老年人患有痔、肛裂者，排便前使用痔疮膏或鞣酸软膏涂擦，每日或便后清洁肛门，减少排便疼痛不适感，避免肛周感染。

### 3. 人工排便

肛内注入药物或开塞露灌肠时管道插入受阻、推注药物不顺畅，疑似粪便嵌塞，需要人工手法辅助排便。具体实施如下：戴手套→润滑手指→伸入直肠→将粪便挤碎后取出。应注意动作轻柔，力度适中，并密切观察老年人的表情变化，如老年人出现面色苍白、大汗淋漓时应暂停或终止人工取便。

### 4. 心理护理

保持良好的心理状态，配合治疗，避免产生焦虑、抑郁情绪。

### 5. 康复护理

（1）排便训练：①定时排便。养成每日定时排便的习惯，尽量沿用以前的排便习惯，由于早晨起床后或早餐后胃结肠反射最强，所以此时排便为最佳时间。②排便方法。最初可用甘油栓剂、开塞露等帮助建立规律的便意，取坐位，即使无便意，也要坚持蹲厕 3 ～ 5 分钟，排便时身体前倾，排便用力勿过猛，心情放松，先深呼吸，然后闭住声门，向肛门部位用力排便，注意力集中，避免排便时看书看报，有便意则立即排便，勿忽视任何一次便意，不要留宿便。③排便体位。以蹲位、坐位较好，如不能保持上述体位，尽量以左侧卧位为主。④促进排便反射。排便前按顺时针方向按摩腹部，刺激肛门括约肌和盆底肌以利于排便反射的形成。

（2）收腹运动和肛提肌运动：收缩该部位的肌肉 10 秒后放松，重复训练数次，以提高排便辅助肌的收缩力，增强排便能力。

### （三）健康教育

1. **建立良好生活方式**　调整生活方式是预防老年人发生便秘的重要措施，包括合理膳食、适度运动及建立良好的排便习惯等。指导患者采取非药物措施改善便秘，如腹部按摩，避免过多使用开塞露。

2. **加强知识宣教**　了解患者的生活方式、饮食习惯、排便习惯等，寻找便秘原因，确定适宜的治疗方案，不要盲目用药，防止药物依赖的发生。告知患者便秘的治疗重在预防，指导老年人在便秘症状缓解后应保持良好的生活习惯。若排便困难，要及时就诊，以采取相应措施，防止发生意外。

3. **提供康复指导**　养成良好的排便习惯，定时排便；指导老年人做收腹运动和提肛训练，增强排便能力，免除便秘烦恼，提高生活质量。

## 十五、压力性损伤

### （一）评估与观察要点

1. 了解患病情况及用药史。

2. 评估意识状态、营养、排泄、活动能力及医疗器械使用情况。

3. 参照评估量表筛查压力性损伤风险，见附表 1，评估全身皮肤及黏膜情况，压力性损伤的大小、潜行、分期、形状、部位，渗出液的量，感染、疼痛，应特别注意其是否深及肌肉和皮下组织。

4. 评估心理、社会支持情况及患者家属的照护能力与需求。

### （二）护理要点

1. **预防护理**　对于有压力性损伤风险的老年人应注重日常生活中对压力性损伤的预防，高风险者应放置防压力性损伤警示标识。

（1）减压：①鼓励和协助卧床老年人经常更换卧位，至少每 2 小时翻身 1 次，视病情及局部受压情况及时予以调整，坐位的老年人或皮肤出现充血性反应 15 分钟未消退者，翻身时间应缩短至每小时 1 次；②注意保护骨隆突处和支持身体空隙处，在身体空隙处垫海绵垫或一些经特殊设计的垫褥，如交替充气式床垫、水褥、明胶床垫和羊皮垫等，使体重的面积加大且受力均匀，从而降低骨隆突部位皮肤所受的压力；③床上盖被通常用支架撑起，可减轻被褥对足部的压迫，将棉褥或软枕铺在床垫上留出的空隙处，使易受压处悬空，有利于减轻对骨隆突处的压力；④促进局部血液循环，定期为患者进行温水擦浴，按摩局部受压骨隆突出处或协助患者做关节活动等，按摩适用于皮肤无发红部位；⑤根据不同体位压力性损伤的好发部位，使用敷料、气垫床及减压坐垫等支撑面保护骨隆突处皮肤，进行局部减压；⑥局部皮肤出现压红、损伤时，禁止继续受压和按摩，同时避免使用橡胶圈；⑦使用石膏、绷带及夹板固定时，衬垫应平整、松软适度，尤其要注意骨隆突处衬垫，仔细观察局部皮肤和肢端皮肤颜色改变的情况，听取患者反应，如发现石膏凹凸不平，应及时修整。

（2）避免力学因素的作用：①患者取半卧位时，在病情允许的情况下，尽量保持床头摇高角度低于 30°，但进食、服药时仍然应抬高床头，将肢体放置于特殊位置以支撑身体，使其不移动或不滑动；②更换体位时，将各种导管及输液装置安置妥当，正确搬动老年人，移动时切忌拖、扯、拉、推及拽等动作，避免擦破皮肤；③卧床老年人使用便盆时应协助老年人抬高臀部，避免拖、拉等动作，防止局部皮肤擦伤，同时臀部与便器间应垫软纸、海绵或海绵垫，避免皮肤直接接触瓷面。

2. 分期治疗护理　压力性损伤严重程度共分为 4 期。

（1）流程：评估老年人及伤口渗出情况→准备用物、环境及老年人（采取有效镇痛方法）→洗手，戴手套→除去旧敷料，洗手，戴无菌手套→评估、清洁伤口（必要时清创）→以干纱布吸除伤口创面多余的水分并擦干伤口周围皮肤→必要时采样进行细菌涂片→留取影像学资料→选择敷料贴于伤口上，敷料要超出伤口边缘2cm左右→健康指导→洗手，记录、评价伤口情况。

（2）分期护理：①压力性损伤Ⅰ期。加强翻身，以预防为主，局部使用半透膜敷料或水胶体敷料。此期为可逆改变，只要及时去除诱因就可恢复。②压力性损伤Ⅱ期。保护创面和预防感染，提供湿润的愈合环境，管理伤口渗液，局部选用敷料促进愈合。③压力性损伤Ⅲ期。清洁创面，去除坏死组织和促进肉芽组织生长，基本措施是清创、外敷、无菌敷料包扎。④压力性损伤Ⅳ期。清除坏死组织，减少死腔残留，保护暴露的骨骼、肌腱和肌肉，预防和控制感染，必要时行植皮手术。无法判断压力性损伤和深层组织损伤者，进一步全面评估，采取必要的清创措施，根据组织损伤程度选择相应的护理方法。记录压力性损伤的情况，分析发生原因，制订相应的改善措施，避免压力性损伤的再次发生。

（3）注意事项：①当创面出现感染征象时，禁止使用带粘边的敷料，如水胶体敷料和有粘边的泡沫敷料；②进行机械性清创前 30 分钟可以嘱老年人服用镇痛药物，以减低清创时的疼痛；③银敷料使用时间不可超过 1 个月，若腔洞太大，或经济不许可，可用碘伏纱布填塞；④当创面变大变深、渗液增多甚至出现感染征象时，或使用现方案 2～4 周，皮肤损伤无好转迹象时应根据情况及时就医，更换治疗方案；⑤在创面区域不能进行捏、揉、按摩、热水或用乙醇擦拭、涂擦油膏、冰敷或用吹风机吹、频繁过度清洁皮肤的危险动作，以上动作会增加剪切力，损伤皮下组织，影响皮肤排泄功能，改变皮肤环境，造成微血管扩张，使伤口愈合更加困难。

3. 皮肤护理　①每日检查受压部位皮肤情况，尤其是骨隆突部位，使用医疗器械者，观察并保护局部皮肤；②避免使用肥皂等碱性产品清洁皮肤，沐浴时避免水温过热或过分摩擦皮肤；③保持床单位及皮肤清洁、光滑、干爽，高热患者出汗后及时擦干，出汗较多或容易潮湿部位勿用粉剂，及时更换衣裤和床单；④大、小便失禁的老年人，排便后要及时清洗皮肤，更换潮湿的衣服和被单，肛周可涂皮肤保护剂以保护湿润皮肤，如有皮肤破溃者暂停使用；⑤严禁让患者直接卧于橡胶单或塑料布上，对于高危老年人可以在受压部位使用水胶体敷料、泡沫敷料进行局部保护，敷料一旦使用应维持适当的时间，过度频繁更换敷料可能损及创面的修复，敷料材质要求柔软，过硬会加重压力性损伤；⑥已发生压力性损伤的局部皮肤，不可用乙醇擦拭、油膏涂抹、冰敷、热烤等。

4. 饮食护理　供给老年人合理的营养和水分。进食富含维生素C的食物，如新鲜蔬菜、水果；富含蛋白质、微量元素锌的饮食，如瘦肉、鸡蛋、鱼类、禽肉等，增强机体的抗病能力和组织的修复能力。水肿患者应严格限制水和盐的摄入，脱水患者应及时补充水和电解质。

5. 运动护理　鼓励和协助患者增加活动量，在病情允许的情况下，白天尽量多活动，促进静脉回流，起到预防压力性损伤的作用。

**（三）健康教育**

1. **建立良好生活方式** 有活动能力的老年人，不要睡卧过多；不能单独行动者，应在他人帮助下适度活动；因病卧床者，一旦病情许可，应尽早离床。指导患者平时注意多活动身体，卧床时床铺要松软平整，尽可能地经常改换卧床老年人的体位。经常用温水洗浴、擦背，保持老年人皮肤清洁，促进血液循环。记录每天的摄入和排出，保持机体营养平衡。

2. **加强知识宣教** 告知患者及其家属导致压力性损伤的危险因素及各项预防措施的重要意义，要求其经常检查易发生压力性损伤部位的皮肤状况，并能做出判断。根据需要选择合适的防压力性损伤的护理用品，使用充气床垫、软枕、水垫、海绵垫等减压器具，避免骨隆突处受压。出现以下情况时要及时就诊：①压力性损伤首次红肿基础上，翻身等处理无效，出现破皮等；②压力性损伤在治疗过程中加重；③压力性损伤的敷料湿透，患者诉说局部疼痛等加重情况。

3. **提供康复指导** 保持皮肤清洁，正确转移患者，加强营养、支持治疗，纠正负氮平衡。解除压迫，悬空压力性损伤部位，经常变换体位，增加翻身次数。能够正确进行创面换药，必要时进行物理治疗，包括红外线疗法、紫外线疗法、激光疗法、超声波疗法等。

（施芊妤 陈玉华）

# 第4章

## 护理院常见疾病护理

# 第一节 概 述

## 一、老年人生理功能的变化

1.感觉器官的生理老化 随着年龄的增长，老年人皮脂腺和汗腺分泌减少，皮下脂肪、弹性纤维及胶原纤维减少，长期卧床易发生压力性损伤；皮肤黑色素代偿性增生，暴露部位出现色素斑，即老年斑。眼周围皮肤脂肪变薄、弹性降低及腺体分泌减少，出现眼窝内陷及眼干燥症；角膜干燥，边缘部位毛细血管硬化与闭塞，出现环形混浊带，称为老年环；晶状体调节功能和聚焦功能减退，晶状体混浊，出现远视和老年白内障；玻璃体液化出现"飞蚊症"。耳郭软骨和软骨膜弹性纤维减少，中耳听骨链钙化，内耳、耳蜗及听觉中枢的退行性变，导致老年性耳聋；前庭系统功能衰退，易发生老年性眩晕及平衡障碍等。老年人味觉和嗅觉功能减退，可引起食欲下降。本体觉功能减退，可致认知能力、立体判断能力、位置觉的分辨能力下降，易造成摔伤。

2.呼吸系统 老年人由于鼻黏膜变薄，嗅觉功能减退，腺体萎缩、分泌减少，使鼻窦炎及呼吸道感染的发病率增高；咽黏膜、淋巴组织及腭扁桃体萎缩，容易发生呼吸道感染；喉黏膜变薄，甲状软骨钙化，防御反射迟钝，致使老年人易患吸入性肺炎。气管和支气管软骨钙化、黏膜和黏液腺退行性变，易患支气管炎；细支气管黏膜萎缩，造成肺残气量增加，从而导致肺部感染和呼吸困难。肺组织萎缩，呼吸性细支气管和肺泡管扩张，肺泡毛细血管血流量减少，气体交换面积减少，残气量增多，导致肺气肿；肺动脉壁增厚，使肺动脉压力增高，容易发生右心衰竭。

3.消化系统 老年人口腔唾液腺萎缩，唾液分泌减少，可导致口干和说话不畅，影响食物的吞咽。牙周组织逐渐萎缩，使牙根暴露，易发生龋齿。老年人食管黏膜及平滑肌逐渐萎缩，弹性纤维增加，易导致吞咽困难；食管下段扩张，非蠕动性收缩增强，易造成反流性食管炎，从而使食管癌的发病率增高。老年人胃黏膜血流减少，黏液分泌减少，易诱发消化性溃疡；胃液分泌减少，影响营养物质的吸收，导致老年人出现营养不良、贫血等。老年人由于肝功能减退，可出现白蛋白降低、球蛋白增高，引起高脂血症。老年人的胆囊排空功能降低，易发生胆囊炎、胆石症。老年人胰腺外分泌减少，严重影响淀粉、蛋白、脂肪等物质的消化吸收，易发生脂肪泻。老年人小肠和大肠血管硬化，肠液分泌减少，蠕动减弱，易发生营养不良和便秘。

4.循环系统 随着年龄增长，老年人心肌细胞纤维化，可出现心脏兴奋性降低、心脏传导功能下降、瓣膜狭窄与关闭不全、泵血功能降低等一系列心功能减退的表现，引起心脏瓣膜病、心力衰竭、心律失常等。老年人动脉内膜增厚，中层胶原纤维增加，造成大动脉扩张而屈曲；小动脉粥样硬化管腔变窄、扩张性受限、阻力增加，造成收缩压升高；血压增高造成组织器官灌注量减少，致使老年人易患冠心病、脑血管意外等；老年人自主神经系统调节功能减退，易发生直立性低血压；末梢血管阻力增加，造成静脉回流受阻，导致静脉曲张。

5. **泌尿系统**　老年人肾血流量减少，导致肾小球滤过率、内生肌酐和尿酸的清除率、肾脏的浓缩与稀释功能均下降，造成水钠潴留、代谢产物蓄积，易发生痛风、肾性高血压、肾功能减退等；肾脏分泌功能下降，影响红细胞的生成与钙磷代谢，致使老年人发生贫血和骨质疏松症。老年人输尿管收缩与松弛能力降低，推动尿液到膀胱的速度变慢，易致尿液反流而引起逆行感染，导致膀胱炎和肾盂肾炎的发生率增高。老年人膀胱缩小，容量减少，残余尿量增多；同时，控制随意排尿能力下降，易造成尿液外溢、夜尿增多、感染、结石甚至诱发膀胱癌等。老年男性前列腺增生，前列腺液分泌减少，排尿不畅，引起尿潴留；老年女性因尿道粗短，腺体分泌减少，盆底肌肉松弛，常引起压力性尿失禁和尿路感染。

6. **内分泌系统**　下丘脑是体内自主神经中枢。下丘脑功能衰退，使各种促释放激素和促抑制激素分泌减少或作用减低，由此导致老年人各方面功能衰退，称老年人下丘脑为"老化钟"。垂体是体内重要的神经内分泌组织，是传递内外信息的中枢，由于垂体结缔组织增多，血液供应减少，引起垂体功能下降，使老年人的代谢、应激功能减退，衰老加速，垂体腺瘤的发生率增高，其中抗利尿激素减少，可导致多尿等现象。甲状腺和甲状旁腺功能减退，可引起老年人基础代谢率下降、整体性迟缓、怕冷、皮肤干燥、便秘、精神障碍、骨质疏松等表现。老年人肾上腺功能减退，醛固酮分泌减少，导致水和电解质平衡紊乱。老年人胰岛萎缩，血液供应量减少，分泌胰岛素减少，增加了 2 型糖尿病的发病风险。

7. **运动系统**　老年人骨骼由于生理性退化，骨吸收增加、形成减少，骨骼中的有机物质减少，造成骨密度降低，脆性增加，导致骨质疏松、骨软化、骨折、脊柱弯曲、身高变矮等。老年人关节生理性退化以膝关节、腰关节和脊柱最明显；关节软骨、关节囊、椎间盘、腱膜及韧带等结构，因纤维化与钙化而僵硬；关节软骨受损形成"关节鼠"，导致老年人出现关节疼痛、背痛、颈椎病、腰椎病等。老年人的肌细胞水分减少，肌纤维变细，弹性下降，肌肉总量减少，肌韧带萎缩，肌力减弱，容易出现疲劳、腰酸腿痛等。

8. **神经系统**　老年人脑体积逐渐缩小，重量减轻，脑神经递质能力下降，易发生帕金森病、脑萎缩等疾病；神经元变性、减少，引起老年人对外界反应迟钝，动作协调性差，注意力不集中，容易跌倒；自主神经变性及功能紊乱，导致血液循环、气体交换、物质吸收与排泄、生长发育和繁殖等功能失调。老年人脊髓生理性退化，导致神经反射减弱或消失，如腹壁反射、踝反射、膝跳反射、肱二头肌反射等。老年人脑动脉血管粥样硬化和血脑屏障退化，导致脑血液循环阻力增大，易导致脑血管破裂、脑梗死、神经系统感染等；脑血流量减少，供血不足，引起老年人记忆力减退、思维判断能力降低、反应迟钝等表现。

## 二、老年人常见疾病的特点

1. **多种疾病并存**　易导致多脏器受损，尤其是心、脑、肾、肺等器官最易受累。

2. **症状不典型**　老年疾病的临床症状不典型，主诉缺乏特异性。如患严重感染时体温不升或升高不明显；呼吸道受刺激时咳嗽反射减弱，加重肺部感染等。因此，容易延误诊断而错失最佳的治疗时机。

3. 病程长、康复慢　老年人由于多系统功能退化，代偿能力减退，受损组织器官功能的修复需要很长时间，导致病程迁延，康复缓慢。

4. 并发症多　老年人患病后常可发生多种并发症，如水电解质和酸碱平衡紊乱、多脏器功能衰竭、感染、血栓和栓塞等。长期卧床的老年患者可发生下肢静脉血栓、肌肉失用性萎缩、骨质疏松症等，甚至出现压力性损伤、坠积性肺炎、直立性低血压等。

5. 易发生意识障碍　老年人在发生感染、发热、脱水、心律失常等疾病时，容易出现嗜睡、谵妄、神志不清甚至昏迷等症状。在分析老年人意识障碍时，必须排除医源性因素如服用催眠药、抗抑郁药物等，要正确鉴别，明确诊断，以免延误治疗。

6. 药物不良反应多　老年人因各系统生理功能退化，水溶性药物分布容积减少，脂溶性药物分布容积增多；药物与蛋白质结合减少，游离部分增多；同时，老年人肝、肾功能减退，导致药物在体内的代谢与排泄减少，药物的半衰期延长，长期使用易引起蓄积中毒，导致药物不良反应增加。

7. 预后不良　老年人兼有多系统慢性疾病、脏器功能减退、免疫功能低下等状况，病情复杂、合并症多。在急性病或慢性病急性发作时，病情发展迅速，往往在短时间内出现多脏器功能衰竭，具有治愈率低和死亡率高的特点。

# 第二节　神经精神疾病的护理

## 一、老年脑卒中患者的护理

### （一）评估与观察要点

1. 了解患病情况、跌倒史及烟酒史。

2. 评估意识状态及生命体征。

3. 评估吞咽、语言、认知、运动及感觉等功能障碍程度。

4. 评估日常生活活动能力、跌倒及压力性损伤的风险。

5. 评估家庭、心理、社会支持情况及护理人员的能力。

### （二）护理要点

1. 皮肤护理　保持皮肤清洁，维持其完整性，避免发生压力性损伤。翻身是预防压力性损伤最经济、有效的方式，但老年脑卒中患者大多病情重，需根据病情进行，翻身时注意动作轻、慢，避免拖、拉、拽等动作，减少摩擦以免引起皮肤破溃，必要时使用气垫床、软枕、泡沫敷料等减轻局部压力。详见第3章中的压力性损伤。

2. 饮食护理　可经口进食的老年患者，应注意喂食速度要慢，不可催促老年患者，每次喂食量要小，保证充分咀嚼，从健侧将食物放入，不要逗笑老年患者，以免发生误吸。存在吞咽障碍的老年人，护理人员应配合临床医师及康复师的治疗，积极开展功能恢复训练，进行进食与吞咽训练、感官刺激训练、口颜面功能训练、针灸按摩等。有吞咽障碍不能经口进食的老年患者，可采用管饲饮食，注意管饲饮食的营养搭配，提供老年患者充分的营养。

3. 康复护理　老年脑卒中患者多伴有不同程度的肢体功能障碍，康复护理是提高患者自理能力、促进肢体功能恢复的重要措施。临床老年患者生命体征平稳之后即可进行康复治疗，急性期护理人员需对患者进行良肢位的摆放，并协助康复师对老年人进行相应锻炼。病情稳定后

3～4天，护理人员可指导老年人进行关节活动、床上被动运动，以防止长期卧床导致的肌肉挛缩、关节挛缩等。为语言功能障碍的老年患者提供表达基本需求的方法，如手势、图片、卡片等，耐心平静地重复问题，并向患者叙述问题，让患者能够用"是""不是"或点头、摇头来回答。尽可能创造语言环境，鼓励家属与患者多进行沟通交流。

4. 用药护理　大面积梗死可出现脑水肿及颅内压增高，需进行脱水、降颅内压治疗，常用药物为甘露醇、呋塞米等。使用甘露醇期间应记录患者24小时出入液量，观察尿液颜色、量、性状等。甘露醇输液速度较快，护理人员要认真观察以免出现空气栓塞，防止药物结晶。溶栓治疗时需进行严密心电监护，护理人员需观察老年患者的神志、语言、运动、肢体等变化以判断用药的效果及病情进展；溶栓治疗2小时内绝对卧床，翻身动作要轻柔，转头不宜过快、过猛；观察有无皮肤黏膜、牙龈、消化道、颅内出血等。老年患者如诉头痛、恶心、呕吐应立即告知医务人员。抗凝药物可减少脑缺血发作，使用期间需严密观察老年患者有无出血倾向，如出现皮肤瘀斑应认真观察部位、面积、颜色等并及时告知医务人员。

5. 疼痛护理　告知患者头痛发生的原因，当颅内压降低、出血停止、血肿吸收后，头痛则随之缓解。指导患者通过深呼吸、听音乐等方式缓解疼痛，必要时应用脱水解痉药物镇痛。使用缓解脑血管痉挛药物时，应密切观察有无多汗、心悸、胃肠不适等不良反应。

6. 心理护理　由于老年患者对疾病的认识不足、患病后日常生活自理能力下降、肢体功能障碍、家庭社会支持不足等因素，可导致老年人出现焦虑、易怒、抑郁、恐惧等不良情绪。护理人员应理解老年人的感受，鼓励其表达内心的感受。在护理过程中，态度要和蔼亲切，对患者要有足够的耐心和同情心，尽量陪伴以减少老年人的孤独感，认真分析每一位老年人不同时期的心理特征，针对性地给予疏导，严重抑郁者应陪同其进行专业的心理治疗。同时要关注老年人家属，引导家属与老年人正确沟通，并教会家属常用的心理疏导方法和技巧。

**（三）健康教育**

1. 宣传教育　加强脑卒中疾病相关知识的宣传，告知老年人脑卒中的发病原因及后果，改善其不良生活方式，合理饮食，生活规律，戒烟限酒，适当运动，学会控制不良情绪。积极治疗基础疾病，预防脑卒中的发生。教会老年人及其家属识别脑卒中的先兆表现，并及时正确处理，及时就医，争取抢救时间。

2. 康复指导　告知恢复期老年患者康复治疗的目的、方法，宣传坚持康复治疗的必要性和重要性。护理人员应积极为老年人提供康复相关信息，协助康复师对老年患者进行康复训练，帮助老年患者解决康复训练的问题，使其能够坚持进行康复锻炼，最大限度地恢复患者的躯体功能。

## 二、老年帕金森病患者的护理

**（一）评估与观察要点**

1. 了解患病情况、跌倒史、用药史及睡眠情况。

2. 评估躯体活动能力、肌张力、步态及震颤程度。

3. 评估便秘、夜间如厕频率及直立性低血压等情况。

4. 评估心理、社会支持情况。

**（二）护理要点**

1. 安全护理　老年帕金森病患者因运动功能的改变导致生活自理能力逐渐下降，因此，应对老年人的日常生活环境进行改造。尽量移开活动范围内的障碍物，家具要集中放置，地面进行防滑处理，铺防滑垫，保持地面清洁干燥，避免跌倒。指导老年人使用辅助器具如扶手、拐杖等，坐便器、桌椅高度合适。

2. **饮食护理**　老年帕金森病患者由于嘴的不自主震颤，咀嚼吞咽功能下降或者消失，从而影响正常进食。同时由于肌肉逐渐僵硬、运动迟缓导致老年帕金森病患者的胃肠蠕动能力降低，影响其正常消化，进而导致便秘等问题。护理人员应根据老年人的具体需求和病情程度针对性地进行饮食护理。对于早期存在异动症的老年人其每日所需能量要高于正常人，而进入晚期后，异动症症状减轻或者消失时，其所需能量又低于正常人，故护理人员应根据病情发展指导其调整摄入的总能量。指导老年人多食用含纤维素丰富、低脂、低盐易消化食物及促进排便的水果。对于上肢震颤明显的老年帕金森病患者，避免其碰热汤、热水，对持筷和端碗有困难者，应选用不易打碎及带有大把手的餐具。高蛋白饮食可降低治疗常用药物左旋多巴类的疗效，故不宜盲目增加蛋白质的摄入量。槟榔为拟胆碱能类食物，可降低抗胆碱能药物的作用，也应避免食用。

3. **康复护理**　帕金森病目前尚无特效的治疗方法，在规范药物治疗的同时，坚持康复训练可大大提升老年帕金森病患者的生活质量。

（1）语言康复：护理人员可鼓励老年人每天进行发音练习，发音时从发简单的数字、字母到唱歌、放声朗读等，并营造温馨的练习氛围。

（2）运动康复：运动训练可推迟和防止老年帕金森病患者关节强直及肢体挛缩。老年帕金森病患者运动障碍的一大特点是易疲劳，难以持久性活动，故进行运动训练应循序渐进。①疾病早期，护理人员要鼓励老年人从事力所能及的活动、坚持适量的运动锻炼。注意运动强度不可过大，时间不宜过长，以免损伤肌肉或关节。②疾病中期，根据老年帕金森病患者已出现的运动障碍，有针对性、有目的地给予指导。如起步困难者可在脚前方放置一个小的障碍物作为视觉提示，或使用节奏性强的音乐进行听觉提醒，以帮助起步和练习走路。对于步态异常者，护理人员应鼓励老年人行走时双臂摆动，两腿间尽量保持一定距离，以增加平衡。尽量不要在原地转弯，转弯时以弧线方式前移，行走时要注意力集中，勿边走路边讲话。穿舒适的鞋子行走，裙摆或裤子不宜太长，以免发生意外。③疾病晚期，老年人因显著的运动障碍常卧床不起，应帮助其采取舒适体位，保持各关节的功能位，定时进行关节被动活动、按摩四肢肌肉，注意动作轻柔。

4. **用药护理**　老年帕金森病患者需长期服用多种药物，护理人员应加强对其进行用药指导。复方左旋多巴是目前治疗帕金森病最有效、最基本的药物，但约有60%的老年帕金森病患者在使用此类药物治疗5年后会出现一系列不良反应，主要包括：①开关现象，指疾病症状在突然缓解（开期）与加重（关期）之间波动；②剂末恶化，又称疗效减退，指疾病症状随血药浓度发生规律性波动；③异动症，表现为手足徐动样不自主运动、舞蹈症、肌强直或肌阵挛。因此，服用该药前，应详细告知老年人及其家属药物的疗效和不良反应。此类药物需要吞服，避免嚼碎服用，避免与高蛋白食物一起服用，蛋白质会影响此药吸收，推荐在摄入高蛋白食物前30～60分钟服用。避免擅自忽然停药，忽然停药易出现肌强直、发热、精神错乱及意识模糊等表现。金刚烷胺是目前已知唯一有效治疗异动症的药物，但老年人不易耐受，易出现精神错乱、幻觉等精神方面的不良反应。为避免失眠，建议在黄昏前服用，有肾衰竭、心脏病的老年人禁用。

老年帕金森病患者多合并糖尿病、高血压、心脑血管、呼吸系统等多种慢性病，因此，护理人员需熟知各种药物的治疗及安全剂量、服药方法、不良反应和配伍禁忌。

5.心理护理　针对老年帕金森病患者的不同文化层次及社会背景进行评估，向老年人及其家属讲解疾病知识以获取老年人的配合和家属的支持，激励老年人建立控制疾病的信心。鼓励老年帕金森病患者向家属及护理人员倾诉内心的想法，从而发现老年人的心理问题，针对性地进行护理。护理人员可帮助老年帕金森病患者培养自身的兴趣爱好，对老年人的进步给予充分的鼓励和赞扬以增强其自信心，有助于积极情绪的出现。

### （三）健康教育

1.宣传教育　通过各种形式向老年人普及帕金森病的发病机制、主要表现，鼓励其早发现、早治疗。向患病老年人讲解疾病的注意事项，并进行日常生活的安全指导、运动指导、药物安全的自我监督等。教会患者细心观察、及时识别病情变化、保持心情乐观，提升老年帕金森病患者的生活质量。

2.积极预防　针对老年帕金森病的发病因素，及早预防，去除环境危险因素，对于有家族史的未患病老年人提早采取措施进行预防。

## 三、认知症患者的护理

### （一）评估与观察要点

1.了解认知障碍的程度、患病类型、用药史及家族史。

2.评估意识状态、认知障碍程度、活动能力、吞咽能力、排泄及睡眠状况。

3.评估社会支持、经济状况等。

### （二）护理要点

1.轻度认知症老年人的护理　应帮助轻度认知症老年人维持最好的精神状态，确诊后应将老年人的病情告知其家属和养老机构的护理人员，高度重视，确保老年人的居住及外出安全。

（1）日常生活护理：均衡饮食，及时补充水分，维持口腔卫生及身体清洁，房间内摆放其熟悉的家人照片、时钟、日历和家具，播放其熟悉的音乐。与其交谈时注意强调季节和地点等，应经常陪其聊天，鼓励其看书、读报和看新闻，以改善和维持老年人的认知功能。鼓励老年人尽可能地参加户外活动或社交活动，使其与周围环境有一定的接触。培养其对生活的兴趣，使其情绪活跃，以减缓精神衰退。生活中应鼓励老年人完成其力所能及的自理活动，训练尚存的自理能力，以延缓肌力减退。

（2）沟通技巧：当老年人重复同样的话时，照顾人员应避免说"你已经重复很多次了"之类的话，护理人员只要倾听就好，并可以用其他具有吸引力的活动转移老年人的注意力。应给认知症老年人足够的时间，认真地倾听，让其说出内心的想法与感受。避免否定或指责认知症老年人，老年人出现记忆困难时，要给予理解和鼓励，使其保持积极的生活态度。应维持认知症老年人的尊严，避免与其争辩，不宜让认知症老年人承认自身的机体功能退化。

（3）居住环境护理：减少家中容易导致认知症老年人跌倒受伤的环境，如光滑或反光的地板、容易滑动的小地毯、家具的锐角等。

2.中度认知症老年人的护理　进入疾病中期以后，认知症老年人逐渐从健忘进入到混乱状态，相对于早期有截然不同的表现。护理人员可以通过一些实用的方法来帮助认知症老年人弥补认知上的缺陷。

（1）日常生活护理

穿衣：穿衣件数不宜太多，衣服宜简单、宽松和合适，并按顺序摆放。避免纽扣过多，最好选用拉链设计。袜子成双地放在一起，这样不容易混穿，鞋子大小应合适，不宜穿系带鞋。选择样式时不宜与老年人发生争执，老年人出现错误时不要责备，否则会增加认知症老年人的不安或焦虑，增加其异常行为，甚至攻击行为的危险。

如厕：如厕途中要有明显的引路标识，应经常强化老年人的记忆，帮助其认识标识。认知症老年人随着病情进展，开始出现大、小便失禁时，应根据老年人的习惯引导其按时去厕所。发生大、小便失禁时不要责备老年人，记录发生时间，以避免再次发生。为避免夜间大、小便失禁的发生，最好限制老年人晚上饮用咖啡饮品，带老年人外出应提前做好准备。

洗脸：护理认知症老年人洗脸时，应从后面或旁边进行帮助，因面对面会使老年人感到强迫而拒绝帮助或不合作。如老年人不肯刷牙，可用棉棒蘸盐水擦洗牙齿，每日应检查义齿和牙槽是否吻合，餐后均需清洗义齿。

洗澡：洗澡时要有专人陪伴，不能让其单独洗澡，养成固定时间洗澡的习惯。不要使用泡沫丰富的洗浴用品，应尽量使用洗澡椅，以免滑倒。当老年人拒绝洗澡或不能洗澡时，可分部位进行清洗或行床上擦浴。

服药：服药时必须有专人陪伴，以协助老年人将药物按医嘱要求服下，避免其遗忘或错服。伴有抑郁症、幻觉和自杀倾向的认知症老年人，护理人员一定要帮其将药物放置妥当。当老年人拒绝服药时，要耐心劝说，并坚持执行"发药到手，看药到口，用水咽下，看后再走"的药物护理原则，还可将药物拌在饭中让老年人服下。卧床、吞咽障碍的老年人可将药片研碎后溶于水中让其服下。

饮食护理：一日三餐应定时定量，每次的量及品种不要太多，三餐间可以加水果、酸奶或点心，切忌吃得过饱，应尽量保持老年人以往的饮食习惯，不要使用刀叉进食。吃饭弄脏衣物时，不应责备老年人，应给老年人足够的时间进餐，食物要简单，可切成小块，应多给老年人吃一些容易咀嚼和清淡易消化的食物，软滑的食物较受欢迎，应避免同食固体及液体食物，以免发生窒息。老年人拒绝进食时，不要强迫，不可大声呵斥，更不可将食物用强制的手段喂给老年人，可以在转移其注意力后再试着让其进食。对少数食欲亢进、暴饮暴食的老年人，应适当限制其食量，可以将食物分成几份，分次让老年人进食。

（2）沟通技巧：针对不同情况的认知症老年人，应选择不同的表达方式。谈话时使用的语调、语速、声音强度、流畅性及抑扬顿挫感等，都会影响表达的效果。为了让认知症老年人理解，说话时的语速应缓慢而委婉。

使用关怀性语言：尽量使用老年人常用的习惯性用语或乡音。护理人员应特别注意在老年人急躁、情绪激进时，说话音调要柔和，速度要缓慢。

避免忌讳性语言：应关注尊重认知症老年人，不应旁若无人地议论老年人，不能说伤害其自尊或诱发其自卑的话语，如不能说"笨""傻"等词语。

采用转移性语言：认知症老年人带着愤怒情绪拒绝护理人员的合理建议时，护理人员不能使用顺应性语言和等待的方式。此时，护理人员可以转移老年人的注意力，使其放弃坚持要做的事情。

使用简单、直接和正面性语言：交流内容最好只需要其回答"是"或"不是"，避免让其做选择性回答，以免造成回答困难。

使用重复、分解性语言：一段略复杂的事，要分段讲解，给认知症老年人足够的时间去思考和回答问题，必要时应给予提示，以减轻其挫败感。

使用形象化语言：认知症老年人的形象思维能力强于抽象思维，语言加图片更易使其理解。

使用鼓励、赞赏、肯定性语言：可激发认知症老年人的正面情绪，建立其自信心。

使用引导性语言：引导认知症老年人谈论自己感兴趣的事情，诱发其语言连贯，以锻炼其思维能力。

（3）居住环境：预防认知症老年人误用药物及食用过期食物或其他异物，护理人员应协助认知症老年人用药，并进行药物管理。清洁剂宜放在不可及之处，应定期清除过期食物，饼干盒中的干燥剂也应预先清除。

预防认知症老年人跌倒：地板应防滑，避免使用小地毯，楼梯走廊明亮，颜色应对比鲜明，家具要固定，应将其尖锐角包起来，楼道、走廊、卫生间等应有扶手，门槛应打平，过道上不宜堆积杂物。

预防认知症老年人走失：认知照顾区应设立门禁系统，为认知症老年人特别定制写有一般个人信息及监护人联系方式的卡片，放置于认知症老年人口袋中，防止其外出走失无法联络的情况发生。

3. 重度认知症老年人的护理　重度认知症老年人不仅认知功能严重退化，而且其行为能力也逐渐丧失，语言表达也逐渐减少，大部分的日常生活都需要他人帮助。

（1）日常生活照顾：重度认知症老年人各方面的能力均下降，如穿衣、进食、服药等均无法自理，移动困难，失去认知、理解和语言能力，多卧床接受长期护理。长期卧床或大、小便失禁，容易引发多种并发症。

饮食护理：重度认知症老年人对进食过程亦会遗忘，喂饭时可轻压其舌头或嘴唇提醒其吞咽。喂食一定要在其清醒时进行，应抬高床头或让老年人坐起接受喂食。食物应切成小块，不要进食黏性食物，不要汤与饭同喂，一次不宜喂太多，速度不宜过快。

皮肤护理：预防压力性损伤的发生，为认知症老年人勤翻身、勤按摩、勤整理、勤更换衣被。不能活动的老年人可使用气垫床或海绵垫以达到整体减压的目的。还可在卧床老年人的髋关节、双膝关节之间、脚踝处垫软枕，其侧卧时后背可垫楔形背枕，以减轻压力。

口腔护理：每天早晚用温盐水或漱口液为老年人清洁口腔。护理人员应洗净双手，让老年人侧卧面向自己，用镊子夹住湿度适宜的纱布或棉球，轻擦老年人牙齿的外面、内面、咬合面、舌的上、下面及两颊。清洁后清点纱布或棉球，避免将其遗留在老年人的口腔中。

（2）沟通技巧：即使重度认知症老年人丧失语言功能，护理人员也应关心和尊重老年人，在为老年人做任何操作或护理时，都应事先告知，以增加其安全感。老年人发脾气时，应以温和的语气安抚，利用其健忘的特性，稍后再做处理。多赞美老年人以增进其配合度、减少抗拒。传达信息时，应简单明了，最好少于10个字，可搭配肢体语言、图片或实物作辅助。

（3）居住环境：应使用行动辅助用具，避免跌倒。为避免老年人下床时发生危险，可在其床边加装床栏杆、离床警示器或红外线感应器。老年人活动与休息的空间，应避免有令其不安的噪声干扰。墙壁和地面，应避免用令人眼花缭乱的图样。

（三）健康教育

进行有效的记忆训练和智力训练。鼓励老年患者回忆过去的生活经历，帮助其认识目前的真实人物及事件。通过游戏的方式，对图片的认知、数字计算等能力进行提升。

## 四、老年性神经衰弱的护理

### （一）评估与观察要点

1. 评估患者睡眠障碍、头痛、头晕、记忆力下降情况。

2. 评估患者是否具有兴奋型患者的临床表现，如烦躁、易激动、入睡困难、怕热、心慌等症状。

3. 评估患者是否具有忧郁型患者的临床表现，如忧郁消沉、疑神疑鬼、钻牛角尖、早醒、怕冷、不思饮食等症状。

### （二）护理要点

1. **睡眠护理**　神经衰弱的老年人绝大部分有睡眠障碍，且均为睡眠问题而焦虑，护理人员应尽量给患者提供适宜的睡眠环境，如安静、冬暖夏凉的房间，不和其他精神运动性兴奋的老年人同处一病室，指导患者进行睡前准备，如喝热牛奶、用热水泡脚，听轻音乐，忌饮浓茶、咖啡，睡前不做剧烈运动等。

2. **运动护理**　帮助患者调整生活状态，鼓励其多参与一些娱乐活动，特别是体育运动，选择适合老年患者的项目，如打太极拳、散步、保健操等。让患者每日进行，养成良好的运动习惯，这对预后可起到积极的作用。

3. **饮食护理**　告知家属让患者多食用一些对脑有营养价值的食物。如富含脂类、蛋白质、糖、维生素 B、维生素 C 的食物。这些物质能增强细胞信息传递能力，提高大脑活力，提升细胞自我修复能力。经常服用这些食物，对神经衰弱的老年人可起到很重要的缓解作用。

4. *心理护理*

（1）向老年性神经衰弱患者讲解疾病的病因、症状、影响康复的因素以及导致病情迁延不愈的原因，满足患者对疾病知识的需求，鼓励其表达自己的情绪，对于他们的不安、不适以一种接受的态度倾听，并选择合适的时间，向患者进行健康宣教，使患者相信神经衰弱并非器质性疾病所致，消除其顾虑。

（2）从多方面调节患者情绪，强调他们的能力和优势，帮助其恢复自信。如与患者交流时使用赏识性语言："今天你看起来精神好多了""你今天皮肤看起来真好"等。

5. *对症护理*　神经衰弱的老年人多有不同程度的躯体不适，而并无器质性病变，故要向患者及其家属反复讲解疾病相关知识，选择适当机会指导患者改变错误认知和行为，并主动关心和帮助患者改善不适感。

（1）对诉胃肠不适、心慌、气促、呼吸困难、肌肉跳动的老年人要认真评估，鉴别其性质是心因性还是器质性的，以便做出正确处理。

（2）对坐卧不安、疲倦无力、食欲缺乏的患者注意指导其休息和合理饮食。

（3）对睡眠障碍患者创造良好的睡眠环境，安排合理的作息时间，养成良好的睡眠习惯，避免长时间服用镇静药产生药物依赖和成瘾。

（4）帮助患者学习有用的技巧，如放松训练、转移注意等。

（5）对严重负性情绪所致躯体障碍使生活自理能力下降、忽视个人卫生的患者协助做好沐浴、更衣、翻身、肢体功能锻炼等基础护理。

6. *家庭社会支持*　主动与患者家属沟通，讲解疾病相关知识，与患者关系密切的朋友或家人一起为患者进行心理治疗，提高其解决日常生活难题的能力及适应性。家庭及成员是老年患者缓解压力、宣泄情绪的主要场所与对象，指导患者家属消除不良诱发因素，使患者享受家庭的温暖与亲情。介绍相似症状的患者间进行沟通交流，组织转归好的病友间进行联谊。

### （三）健康教育

1. 建立良好生活方式　学会自我调节，加强自身修养，以适当方式宣泄自己内心的不快和抑郁，以解除心理压抑和精神紧张。家人及周围的人要努力为其创造一个和谐的环境，使其生活得轻松、愉快，减少思想负担，有利于早期治愈。生活作息规律，尽量避免做一些力所不及的事情，善于自我调节，有张有弛，劳逸结合。

2. 宣传教育　宣传疾病相关知识如病因、疾病表现、药物治疗及副作用等，提高患者及其家属对老年神经衰弱的认识，避免诱发因素，做到早发现、早治疗。

## 五、脊髓损伤患者的护理

### （一）评估与观察要点

1. 了解患者的受伤史，包括受伤时间、原因和部位。评估患者既往健康状况和服药史。

2. 评估生命体征与意识，了解排尿排便情况，有无大、小便失禁等。

3. 评估皮肤组织有无破损及神经系统功能，如躯体痛觉、温度觉、触觉和肢体运动、反射情况。

4. 评估患者及其家属对疾病的心理承受能力，以及对相关康复知识的认知和需求程度。

### （二）护理要点

1. 心理护理　脊髓损伤的患者心理负担很大，担心治疗效果、长期卧床、生活不能自理等，表现焦躁不安，性格改变，甚至有轻生念头。要加强心理支持，主动关心患者，使其正视现实，增强治疗信心。

2. 饮食护理　患者一般营养状况差，食欲缺乏，提供富有营养的高蛋白、高维生素及高热量易消化饮食，以增强机体抵抗力，鼓励患者多吃水果蔬菜，多饮水。

3. 并发症的预防及护理

（1）防治呼吸道感染：①病情观察。观察患者的呼吸功能，如呼吸频率、节律、深浅，有无异常呼吸音，有无呼吸困难表现等。若患者呼吸＞22 次 / 分、鼻翼扇动、摇头挣扎、口唇发绀等，则应立即吸氧，寻找和解除原因，必要时协助医师行气管插管、气管切开或呼吸机辅助呼吸等。②给氧。给予氧气吸入，根据血气分析结果调整给氧浓度、流量和持续时间，改善机体的缺氧状态。及时处理肠胀气、便秘，不用沉棉被压盖胸腹，以免影响患者呼吸。③减轻脊髓水肿。遵医嘱给予地塞米松、甘露醇、甲泼尼龙等治疗，以避免因进一步脊髓损伤而抑制呼吸功能。④保持呼吸道通畅。预防因气道分泌物阻塞而并发坠积性肺炎和肺不张。指导患者深呼吸和咳嗽咳痰，每 2 小时协助翻身叩背 1 次，遵医嘱给予雾化吸入，经常做深呼吸和上肢外展运动，以促进肺膨胀和有效排痰。对不能自行咳嗽咳痰或有肺不张者要及时吸痰。对气管插管或气管切开者做好相应护理。⑤控制感染，已经发生肺部感染者应遵医嘱选用合适的抗生素，注意保暖。

（2）体温异常：患者体温升高时，应以物理降温为主，如冰敷、乙醇或温水擦浴、冰盐水灌肠等，必要时给予输液和冬眠药物。夏季将患者安置在阴凉或设有空调的房间。对低温患者应以物理复温为主，如使用电热毯、热水袋或电烤架等逐渐复温，但要防止烫伤，同时注意保暖。

（3）泌尿系统感染和结石：①留置导尿或间歇导尿，在脊髓休克期应留置导尿，持续引流尿液并记录尿量,以防膀胱过度膨胀。2～3周后改为每4～6小时开放1次导尿管,或白天每4小时导尿1次,晚间6小时导尿1次,以防膀胱萎缩。②排尿训练,根据脊髓损伤部位和程度不同,3周后部分患者排尿功能可逐渐恢复,但脊髓完全性损伤者则需要进行排尿功能训练。当膀胱胀满时,鼓励患者增加腹压,用右手由外向内按摩下腹部,待膀胱缩成球状,紧按膀胱底向前下方挤压,在膀胱排尿后用左手按在右手背上加压,待尿不再流出时,可松手再加压1次,将尿排尽,训练自主性膀胱排尿。③预防感染,鼓励患者每日饮水量最好达3000ml以上,以稀释尿液。尽量排尽尿液,减少残余尿。每日清洁会阴部,根据说明书更换尿袋及导尿管,必要时做膀胱冲洗,以冲出膀胱中积存的沉渣。定期检查残余尿量、尿常规和中段尿培养,及时发现泌尿系统感染征象。一旦发生感染,应抬高床头,增加饮水或输液量,持续开放导尿管,遵医嘱使用广谱抗生素。

（4）便秘:脊髓损伤后,肠道的神经功能和膀胱一样受到破坏而发生失调,一般结肠蠕动都大为减慢,而活动和饮水减少也是便秘的原因。护理人员应指导患者多食富含膳食纤维的食物、新鲜水果和蔬菜,多饮水。在餐后30分钟做腹部按摩,从右到左,沿大肠行走的方向按摩,以刺激肠蠕动。对顽固性便秘者可遵医嘱给予灌肠或缓泻药。部分患者通过持续的训练可逐渐建立起反射性排便,方法为用手指按压肛门周围或扩张肛门,刺激括约肌,反射性地引起肠蠕动。当反射建立后用手指按压肛门时即可有大便排出。

（5）压力性损伤:截瘫患者长期卧床,皮肤知觉丧失,骨隆突部位的皮肤长时间受压于床褥与骨隆突之间而发生神经营养性改变,皮肤出现坏死,称为压力性损伤。最常发生的部位为骶尾部、股骨大转子、髂嵴和足跟等处。预防措施:①定时翻身,间歇性解除压迫是有效预防压力性损伤的关键,故在卧床期间应每2小时翻身1次。侧卧时,患者背后从肩到臀用枕头抵住以免胸腰部脊柱扭转,上腿屈髋屈膝而下腿伸直,两腿间垫枕以防髋内收。避免在床上拖拽患者,以减少局部皮肤剪切力。②合适的床铺,床单应清洁、平整、干燥和舒适,有条件时可使用气垫床,保持患者皮肤清洁干燥。③增加营养,保证足够的营养摄入,提高机体抵抗力。

（三）健康教育

指导患者练习床上坐起,使用轮椅、拐杖或助行器等移动工具,练习上、下床和行走方法。指导患者康复训练,并预防并发症的发生。

# 第三节　内科疾病的护理

## 一、老年高血压病患者的护理

### （一）评估与观察要点

1. 了解患病情况、家族史、烟酒史、生活方式、用药及血压控制情况等。

2. 评估生命体征及体重指数。

3. 评估头痛、眩晕、恶心、呕吐、瞳孔、视物模糊及水肿等症状。

4. 评估心理、社会支持情况及护理人员的能力。

### （二）护理要点

1. 饮食护理　高血压患者应选择低脂、低胆固醇、低盐、高维生素、高钙、高钾饮食。合理的膳食原则是在限制总热量的前提下保持营养均衡,即糖类占总能量的60%～70%,蛋白质占 10% ~ 15%，脂肪占 20% ~ 25%。糖类食物主要选择谷类、薯类和淀粉类；脂肪要以植物油为主；蛋白质食物中应含有 1/3 以上的优质蛋白。尤其要注意的是：①减少钠盐摄入，每日食盐摄入量以不超过 6g 为宜；②每日多食含钾、钙的食物，可补充钾 1000mg 和钙 400mg；③减少脂肪的摄入，控制体重，体重指数控制在 25 以下；④戒烟、限酒，对于老年高血压患者，大量饮酒、吸烟可使血压进一步升高，促进动脉粥样硬化形成，降低药物疗效，因此，要正确指导老年患者尽早戒烟、限酒，饮酒量每日不可超过 50g 乙醇的量。

2. **运动护理** 体育锻炼作为有效控制血压的一项措施，具有简单、易行、费用低等特点。根据年龄及身体状况选择有氧运动，如散步、慢跑、打太极拳、健身操等，不宜参加剧烈活动如登高、提重物等竞技性、力量型运动。太极拳能改善老年人神经系统的稳定性，值得推广。对血压较高、症状明显或伴有脏器功能损害的患者应以休息为主。总之，高血压患者要坚持有度、有序、持之以恒的运动原则，采取个体化的运动方案，才能达到最佳疗效。

3. **用药护理** 高血压患者的肝、肾功能均有不同程度的减退，药物治疗应从小剂量开始，根据患者的年龄、危险因素分层、并发症、降压效果等采取个体化治疗方案。利尿药是预防心血管疾病并发症与降低病死率的一线降压药，无并发症的单纯收缩期高血压患者，常选用噻嗪类利尿药与保钾利尿药，疗效明显；β 受体阻滞药适用于高血压合并心绞痛且心率较快的患者，不适用于伴有糖耐量异常、传导阻滞、哮喘、慢性阻塞性肺疾病的患者；钙离子通道阻滞药，可明显降低高血压患者脑卒中的发生率，主要不良反应为头痛、面部潮红、踝部水肿、心动过速等；血管紧张素转化酶抑制药可降低高血压患者心脏的前、后负荷，不增加心率，作用平稳，常见不良反应为刺激性干咳、皮疹、高钾血症等，肾动脉狭窄者禁用；血管紧张素 II 受体拮抗药具有强效、长效、平稳降压的特点，不良反应轻微且短暂，多为头晕、与剂量有关的直立性低血压等，极少发生咳嗽。

4. **并发症的护理**

（1）直立性低血压：高血压患者较易出现直立性低血压，其中药物引起的直立性低血压较常见，主要表现为头晕目眩、站立不稳、视物模糊、软弱无力等，严重时会发生大小便失禁、出汗甚至晕厥。

护理措施：①药物从小剂量开始，逐渐增加，不宜骤然降压；②服药后应卧床 0.5 ~ 1 小时，以防发生直立性低血压；③离床时体位改变应缓慢，尤其是在夜间，以防血压突然下降引起昏厥而发生意外；④避免长时间站立，尤其在服药后最初几小时内；⑤避免用过热的水洗澡，不饮浓茶或大量饮酒；⑥当直立性低血压发生时，指导患者立即平卧，取头低足高位（下肢抬高 30°），给予吸氧、保暖，监测生命体征变化，若出现异常情况，立即协助医师处理。

（2）高血压心脏病：由于血压长期升高，使左心室后负荷加重，导致高血压心脏病。早期患者仅在劳累时出现心悸、气急症状，晚期除出现上述症状外，还可出现水肿、呼吸困难等表现。对轻度心力衰竭的患者，应增加休息时间，饮食与药物治疗可不作调整。对严重心力衰竭患者，遵医嘱强心、利尿、扩血管，并安置患者取半坐卧位，吸氧，严格控制静脉输液速度，密切观察病情变化。

（3）脑出血和脑血栓形成：高血压患者突然出现剧烈头痛、头晕、偏瘫失语、意识障碍等表现时，应立即通知医师并协助抢救。①取平卧位，头偏向一侧，保持呼吸道通畅，持续吸氧 4 ~ 5L/min；②密切观察患者生命体征及瞳孔、意识变化，一旦出现颅内压增高症状，应遵医嘱快速输注甘露醇，预防脑疝形成；③昏迷的患者，每 2 小时翻身 1 次，预防压力性损伤形成；

④保证营养供给；⑤病情稳定后，尽早进行康复训练，以促进肢体功能的恢复。

（4）高血压肾病：早期无症状，晚期可出现夜尿增多、水肿、蛋白尿等，最终可导致肾衰竭。

护理措施：①遵医嘱应用降压药，将血压控制在130/80mmHg以下，水肿患者应用利尿药，并准确记录出入液量；②饮食宜清淡，注意钙和维生素的补充，严格限制钠盐、动物脂肪的摄入，适量摄入蛋白质；③戒烟酒、控制体重、保证睡眠、保持大便通畅、进行有规律的有氧活动、减轻精神压力、保持心理平衡等。

5. 心理护理　了解高血压患者的性格特征，指导患者学会自我调节压力和情绪，使用放松技术如心理训练、音乐治疗和缓慢呼吸等，减轻患者的精神压力，使其保持健康的心理状态。

### （三）健康教育

1. 建立良好生活方式　告知高血压患者保持良好生活习惯的重要性，坚持适度锻炼、低盐低脂饮食、规律睡眠、保持心情愉悦可减少高血压的发生。

2. 宣传教育　宣传高血压的相关知识及危害性，提高患者及其家属对高血压发病的危险因素及诱发因素的认识，教会患者及其家属识别高血压急性并发症如高血压急症、高血压脑病等并发症的先兆表现，为抢救争取时间。

3. 康复指导　告知高血压患者康复治疗能够最大限度地降低心脑血管并发症的发生，宣传高血压长期药物治疗的重要性，提高患者康复治疗的依从性，降低心脑血管疾病的发病率及致残、致死率，促使其恢复生活自理能力，达到病而不残，残而不废。

## 二、老年冠心病患者的护理

### （一）评估与观察要点

1. 了解患病情况、家族史、用药史、烟酒史及生活方式。

2. 评估胸闷、胸痛等症状的发作频次、持续时间、诱发因素及缓解情况。

3. 观察心率及心律变化。

4. 了解心电图、心功能、心肌酶谱血液指标等辅助检查结果。

5. 评估心理、社会支持情况。

### （二）护理要点

1. 休息与活动护理

（1）心绞痛：心绞痛发作时应立即停止活动，就地休息，舌下含服硝酸甘油0.5mg，必要时间隔5分钟再次含服，有条件者及时给予氧气吸入。

（2）心肌梗死：急性期12小时内绝对卧床休息，保持病室安静、舒适，减少探视，避免不良刺激。若病情稳定无并发症，24小时内应鼓励老年患者在床上进行肢体活动，3天后可下床活动，梗死后4～5天，逐渐增加活动量，以不感疲劳为宜。最初几日持续或间断吸氧，氧流量为2～5L/min，以减轻心肌缺氧和疼痛。

2. 饮食护理　老年冠心病患者应进食低热量、低盐、低脂、低胆固醇、高维生素、易消化的清淡饮食。心肌梗死患者起病12小时内给予流质饮食，以减轻胃扩张，之后逐渐过渡到正常饮食。饮食要规律，少食多餐，多食新鲜水果、蔬菜、豆制品等，食用瘦肉、鱼肉和蛋类等补充蛋白质。保持大便通畅，避免刺激性饮食。

3. 用药护理　硝酸酯类药物可扩张冠状动脉，缓解心绞痛，其不良反应为头痛、头晕、面色潮红、心率反射性加快和低血压等，用药期间变换体位时动作要缓慢，以防直立性低血压晕厥。β 受体阻滞药除降低心肌耗氧量、改善心肌缺血、减少心绞痛发作和增加运动耐量外，老年冠心病患者长期应用，可显著降低心血管事件的死亡率，但有严重心动过缓、高度房室传导阻滞及支气管哮喘患者禁用。抗血小板药物可预防老年冠心病，改善其预后，降低冠心病发病率和死亡率。吗啡或哌替啶，可减轻老年患者交感神经过度兴奋和濒死感，老年人对吗啡的耐受性降低，使用时应密切观察有无呼吸抑制、低血压等不良反应。溶栓药物在用药前应询问老年患者近期有无活动性出血、大手术或外伤史、消化性溃疡、严重肝肾功能不全等溶栓禁忌证。协助医师做好溶栓前血常规、出凝血时间和血型等检查，用药后注意观察老年患者有无畏寒、发热、皮疹过敏、低血压及出血等现象。定期做心电图、心肌酶检查，并评估胸痛情况，以判断溶栓效果。

4. 并发症的护理

（1）心律失常：是老年冠心病最常见的并发症，尤以室性心律失常居多，是急性心肌梗死最常见的死亡原因。一旦发生心律失常，必须及时消除，如发生室性期前收缩、室性心动过速或心室颤动，应立即静脉注射利多卡因，或尽快采用同步或非同步电除颤；对缓慢性心律失常可用阿托品治疗，使用时应注意老年患者有无尿潴留和青光眼；对严重房室传导阻滞者，应尽早使用起搏治疗。

（2）心力衰竭：主要是治疗左心衰竭。利尿药、血管扩张药可减轻心脏前、后负荷；血管紧张素转化酶抑制药可显著改善心功能、降低心力衰竭的发生率及死亡率；洋地黄制剂在急性心肌梗死发生 24 小时内尽量避免使用。

（3）休克：急性心肌梗死的休克多由于心源性或剧烈胸痛引起，一旦发生，立即补充血容量、纠正酸中毒、溶栓、给予升压药及血管扩张药等治疗，对疼痛性休克，还要使用镇痛药。

（4）栓塞：常发生在起病后 1～2 周，多为左心附壁血栓脱落致脑、肾、脾、四肢等动脉栓塞。下肢静脉血栓脱落易造成肺动脉栓塞。治疗包括溶栓、抗凝、抗血小板聚集、血管扩张药等，根据老年患者病情，选择个体化治疗方案。

5. 心理护理　老年冠心病发作时应有专人陪伴，鼓励患者表达内心感受，并给予心理支持。向老年患者解释疾病过程，并取得治疗配合，帮助老年患者和家属提高对疾病的认识，说明不良情绪会增加心肌耗氧量，不利于疾病的控制。耐心解答老年患者的疑问，消除其困惑，取得其信任。

**（三）健康教育**

1. 宣传教育　通过冠心病知识的健康教育，提高老年人对冠心病发病危险因素及诱发因素的认识，教会老年人及其家属学会识别冠心病的先兆表现，强调早发现、早住院及院前紧急处理的重要性，为医院抢救争取时间。

2. 改善不良生活方式　告知老年人不良生活方式对冠心病的影响，避免过度劳累，改变急躁易怒的性格，保持心理平衡。

3. 康复指导　告知老年冠心病患者坚持合理饮食、适量运动及药物治疗的重要性，通过康复指导，进行循序渐进的训练，改善和提高心功能，提高生活质量。

### 三、老年心力衰竭患者的护理

#### (一)评估与观察要点

1. 了解患病情况、烟酒史、自理能力及生活方式。

2. 评估心力衰竭的病因及诱因。

3. 评估意识状态、心功能分级、精神状况、生命体征及出入量变化。

4. 评估口唇发绀、呼吸困难、皮肤水肿等症状及肺部啰音或哮鸣音等体征。

5. 观察用药效果及不良反应。

6. 评估心理、社会支持情况。

#### (二)护理要点

1. 休息与活动护理　良好的休息能减少组织耗氧量,降低心率、血压,减少静脉回流,从而减轻心脏负荷。根据心功能情况安排休息与活动。①心功能Ⅰ级:不限制体力活动,日常活动与正常人一样,适当参加体育锻炼。②心功能Ⅱ级:适当限制体力活动,增加午睡时间,强调下午休息,可不影响轻体力劳动或家务劳动。③心功能Ⅲ级:严格限制一般的体力活动,以卧床休息为主,但日常生活可以自理或在他人协助下自理。将老年患者所需用物如餐具、茶杯、书报等,放在其伸手可及之处,协助患者在床上或床旁大、小便。④心功能Ⅳ级:绝对卧床休息,日常生活完全由他人照顾。

2. 饮食护理　饮食应选择低热量、低钠、清淡、易消化、不胀气、富含维生素的食物,少食多餐。低热量饮食一般105～167kJ/(kg·d),可降低基础代谢率,减轻心脏负荷,但时间不宜过长,以防导致营养不良。由于患者胃肠道淤血,食欲缺乏,应给予清淡易消化食物。少食多餐可避免因消化食物而增加心脏负担。避免产气食物(如大豆、萝卜等)以免加重呼吸困难。

3. 保持大便通畅　由于肠道淤血、进食减少、长期卧床及焦虑等因素使患者肠蠕动减弱,又因排便方式的改变,老年患者常有便秘现象。而用力排便可增加心脏负荷和诱发心律失常,故必须保持大便通畅,防止便秘发生。饮食中增加粗纤维食物(如蔬菜、水果等),适量饮蜂蜜水,给予腹部按摩,必要时应用缓泻药(如番泻叶代茶饮),或开塞露。不可使用大剂量液体灌肠。对不习惯床上使用便器的患者,若病情允许,可扶起患者使用床旁便椅,但要陪伴患者,以防意外发生。

4. 用药护理

(1)利尿药:可通过排除过多的钠盐和水分,减少循环血容量,减轻心脏的前负荷而改善心功能。使用利尿药要准确记录24小时的液体出入量,观察水肿和呼吸困难的变化,以了解利尿效果。

使用利尿药的注意事项:①髓袢利尿药及噻嗪类利尿药的主要不良反应为低血钾,发生低血钾时可出现乏力、腹胀、心悸、心电图表现U波增高及心律失常。用药过程中定期检测血电解质,饮食中增加含钾高的食物,如柑橘、深色蔬菜、蘑菇等。②噻嗪类利尿药还可引起尿酸及血糖升高,应定期检测。③长期应用螺内酯可致血钾升高,不能与钾盐合用。④过度利尿并饮食限盐可致低钠血症,加重心力衰竭,应用利尿药的患者饮食中适当增加盐的摄入。⑤利尿药宜在早晨或日间给予,以免夜间频繁起床排尿而影响睡眠或受凉。

(2)血管紧张素转化酶抑制药:为目前临床控制心力衰竭最常用的药物之一,其作用不仅可扩张血管减轻心脏的前、后负荷,更重要的是可以改善和延缓心肌及血管的重塑,以达到维护心肌功能、推迟心力衰竭进展、降低远期死亡率的目的。慢性心力衰竭患者需终身维持用药。

使用血管紧张素转化酶抑制药的注意事项：①此类药物均易引起血压骤降甚至休克，应用时需密切观察血压及心率变化，向患者说明在用药期间，起床动作宜缓慢，以防直立性低血压发生；②还可导致肾功能一过性恶化、高血钾和干咳，因此，无尿性肾衰竭患者及对本药不能耐受者禁用。

（3）正性肌力药物：主要为洋地黄类药物。不能耐受洋地黄的患者可短时间内应用非洋地黄类正性肌力药物，常用的有肾上腺素能受体兴奋药和磷酸二酯酶抑制药。前者常用多巴胺和多巴酚丁胺，后者常用氨力农和米力农。洋地黄类药物主要通过增强心肌收缩力、减慢心率、改善患者的血流动力学而有效缓解心力衰竭的症状。对心腔扩大伴舒张期容积明显增加的心力衰竭效果好，如同时伴有心房颤动则是应用洋地黄的最好指征，肥厚型心肌病心力衰竭禁用洋地黄。用药后如出现心率减慢、呼吸困难缓解、肝脏缩小、尿量增加、体重下降、水肿消退、食欲增加等表示洋地黄应用有效。

洋地黄中毒的表现：①心律失常。是最严重、最危险的不良反应，可致患者死亡。最常见的是室性期前收缩、多呈二联律，而快速性房性心律失常伴有传导阻滞则为洋地黄中毒的特征性改变。②胃肠道反应。是最早的中毒表现，常表现为厌食、恶心、呕吐及腹泻。③中枢神经系统反应。主要表现有眩晕、头痛、失眠、幻觉及视觉障碍，如视物模糊、黄视、绿视。

洋地黄中毒的处理：①立即停药；②抗心律失常。对快速性心律失常，如血钾低则静脉补氯化钾，若血钾不低可给予苯妥英钠或利多卡因，禁用电复律，因其易致心室颤动。对缓慢性心律失常，禁补钾，可静脉应用阿托品或临时起搏。

洋地黄应用注意事项：①严格掌握剂量，洋地黄治疗量与中毒量接近，易发生中毒，应严格按时、按医嘱剂量给药。若漏服一次，不能自行随意加服一次或下一次服药时加倍，以免中毒。②静脉注射给药，去乙酰毛花苷及毒毛花苷 K 用葡萄糖溶液稀释后缓慢静脉注射，一般需 15 分钟，并边注射边监测心率、心律。③用药前评估，询问患者是否用过洋地黄类药物（具体的药名、剂型、剂量和用药时间），有无胃肠道和神经系统症状，测量心率，测量时间不少于 1 分钟；④用药后评估，密切观察疗效及中毒反应，若患者出现消化道或神经症状，或心率＜ 60 次 / 分，或心率突然明显增快，或节律由规则变为不规则，应考虑洋地黄中毒，要立即停药，并通知医师配合处理。⑤注意药物配伍禁忌，洋地黄不与钙剂、奎尼丁、维拉帕米、硝苯地平、抗甲状腺药物等同用，以免增加毒性。

5. 心理护理　向老年患者解释心力衰竭的相关知识，使患者及其家属对疾病有一个正确的认识，积极配合治疗护理。疾病发作时应有专人陪伴，鼓励患者表达内心感受，向患者说明恐惧对病情不利，指导患者采用放松技术，如深呼吸等，并给予心理支持，利于其情绪稳定。

6. 心力衰竭急性期护理

（1）体位：立即协助患者取坐位，双腿下垂，以减少静脉回流，减轻心脏负担。

（2）吸氧：立即给予 6 ～ 8L/min 的高流量导管吸氧，病情特别严重者可予面罩给氧。氧气湿化瓶内加 30% ～ 50% 乙醇，可使肺泡内泡沫的表面张力降低而破裂，有利于改善通气。

（3）遵医嘱用药：迅速开放 2 条以上静脉通路，遵医嘱正确使用药物，并观察疗效与不良反应。①吗啡：立即静脉注射吗啡 3 ～ 5mg，必要时可重复应用 1 次。吗啡可使患者镇静，减慢心率，同时扩张小血管、减轻心脏负荷。注意观察患者有无呼吸抑制、心动过缓。②利尿药：如呋塞米 20 ～ 40mg 静脉注射，4 小时后可重复 1 次。③血管扩张药：可选用硝普钠、硝酸甘油或酚妥拉明。使用时需定时监测血压，根据血压调整剂量，维持收缩压在 100mmHg 左右，有条件者使用输液泵控制滴速。硝普钠见光易分解，应现配现用，避光使用，连续使用不得超过 24 小时，以免引起氰化物中毒。④洋地黄制剂：可用毛花苷 C 0.4 ～ 0.8mg 稀释后缓慢静脉注射，2 小时后可酌情再给予 0.2 ～ 0.4mg。⑤氨茶碱：可解除支气管痉挛、增加心肌收缩力、扩血管、利尿，稀释后缓慢静脉注射。⑥糖皮质激素：如地塞米松 10 ～ 20mg 静脉注射，可降低周围血管阻力、减少回心血量和解除支气管痉挛。

（4）病情监测：严密监测血压、呼吸、心率、心电图及血氧饱和度，记录 24 小时出入液量，注意观察意识、精神状态、皮肤颜色、温度及肺部啰音情况，必要时安置漂浮导管，严密监测血流动力学指标，准确判断病情变化。

**（三）健康教育**

1. 宣传教育　指导患者积极治疗各种心脏病，避免呼吸道感染等各种诱发因素。避免食用高钠食物，强调低钠饮食对控制心力衰竭病情的重要性，戒烟酒。避免重体力劳动和过度疲劳，建议患者进行有利于提高心储备力的活动如平地散步、打太极拳等，避免精神紧张、兴奋，保证足够的睡眠时间。

2. 用药指导　由于接受利尿药治疗后，易造成体内钾流失，可食用富含钾的食物，如香蕉等，指导患者观察洋地黄药物的中毒症状，一旦出现厌食、呕吐和黄视症，立即就医。

3. 指导自我监护　教会患者观察判断病情，及时发现病情变化。①每周测量体重，若体重增加，即使无水肿也应警惕心力衰竭；②每日检查踝部有无水肿；③若出现活动后气短，或食欲缺乏、夜尿增多等，常提示心力衰竭复发；④夜间平卧位出现气短、咳嗽，表明心力衰竭加重，应立即就医。

## 四、老年慢性阻塞性肺疾病患者的护理

### （一）评估与观察要点

1. 了解患病情况、家族史及吸烟史。

2. 评估意识状态及生命体征。

3. 评估咳嗽、咳痰、呼吸困难及口唇、甲床发绀等症状。

4. 观察痰液的颜色、量及性状。

5. 评估体重下降、睡眠障碍、精神萎靡等全身伴随症状。

6. 了解血气分析及肺功能检查结果。

7. 评估心理、社会支持情况。

### （二）护理要点

1. 避免诱因

（1）指导老年患者及其家属学会识别早期感染征象，告诫患者避免接触有呼吸道感染症状的人。

（2）为了预防感染，鼓励养成良好的卫生习惯（咳嗽时以纸巾或弯臂遮挡），勤洗手，建议每年接种一次肺炎球菌及流感疫苗。

（3）为了预防或避免加重 COPD，建议所有老年患者，尤其是有 COPD 家族史或处于疾病初期的患者戒烟。

（4）室内经常开窗通风，保持室内空气清新，室内相对湿度以 50% ～ 60% 为宜。

2. 休息与活动　保持环境安静，温、湿度适宜，避免光线刺激，居室要经常通风换气。中度以上老年 COPD 患者急性加重期应以卧床休息为主，协助其采取舒适体位，呼吸困难严重者，取半坐卧位或端坐位。稳定期老年患者活动量以不引起疲劳、不加重症状为宜。

3. 饮食护理　给予高热量、高蛋白、高维生素、清淡易消化饮食，忌食辛辣刺激、腌制食物，少食产气食物如汽水、啤酒、豆类、马铃薯和萝卜等。腹胀者应进软食，少食多餐，细嚼慢咽，对食欲不佳者可遵医嘱服用助消化的药物。

4. 呼吸功能锻炼

（1）长期家庭氧疗：见第 3 章中的呼吸困难。

（2）呼吸训练：指导老年患者掌握缩唇呼吸和腹式呼吸，加强膈肌呼吸运动，降低呼吸频率，协调呼吸运动，提高肺通气量，改善呼吸功能。见第 3 章中的呼吸困难。

（3）保持呼吸道通畅：对于痰多黏稠、咳嗽无力的患者，可酌情采用气道湿化、指导有效咳嗽、胸部叩击等方法，促进呼吸道分泌物排出。

5. 用药护理　遵医嘱给予解痉、镇咳、祛痰及抗感染药物。用药时应注意：①支气管扩张药。首选 β 受体激动药，大剂量可引起心动过速、心律失常、肌肉震颤等。②糖皮质激素。对于重症老年 COPD 患者，遵医嘱吸入糖皮质激素与长效 β 受体激动药的联合制剂，可增加老年患者的运动耐量，减少急性发作频率，提高生活质量。但长期使用可引起老年高血压、白内障、糖尿病、骨质疏松等，故应慎用。③镇静、麻醉药。重症呼吸衰竭老年患者应避免使用，以免抑制呼吸中枢。④呼吸兴奋药。用量过大可引起恶心、呕吐、烦躁、面部潮红、皮肤瘙痒及肌肉震颤等不良反应。⑤祛痰药。盐酸氨溴索为润滑性祛痰药，不良反应较轻。

6. 并发症护理

（1）慢性呼吸衰竭：老年 COPD 患者，晚期常伴发慢性呼吸衰竭，以 Ⅱ 型呼吸衰竭多见。

合理用氧：对 Ⅱ 型呼吸衰竭患者应给予低浓度 25% ～ 29%、低流量 1 ～ 2L/min 鼻导管持续吸氧，以免缺氧纠正过快引起呼吸中枢抑制。若配合使用呼吸机和呼吸中枢兴奋药时可稍提高给氧浓度。给氧过程中若老年患者呼吸困难缓解、心率减慢、发绀减轻，表示氧疗有效；若出现呼吸过缓或意识障碍加深，应警惕二氧化碳潴留。

用药护理：①遵医嘱使用有效抗生素，控制呼吸道感染；②遵医嘱使用呼吸兴奋药；③烦躁不安、失眠的老年患者，慎用镇静药，以防引起呼吸抑制。

病情观察：密切观察老年患者有无生命体征及神志改变。皮肤潮红、多汗和浅静脉充盈，提示二氧化碳潴留；皮肤苍白、四肢末梢湿冷，可能是低血压，需及时通知医师处理；体温升高常是感染的表现；尿量反映心功能状态。

（2）慢性肺源性心脏病：由于 COPD 引起缺氧及肺血管床减少，导致肺动脉痉挛、血管重塑，引起肺动脉高压、右心室肥大扩张，最终导致右心衰竭。

护理措施：①持续低流量吸氧；②取半坐位，可减轻心脏负荷和减少肺灌注量；③根据病情限制输液量，控制输液速度，一般老年肺源性心脏病患者滴速为 30 ～ 40 滴 / 分，严重心力衰竭者滴速控制在 20 滴 / 分以下，以免加重心脏负担；④排钾利尿药可引起低钾、低氯性碱中毒而加重缺氧，使用时注意补钾；⑤老年 COPD 患者由于慢性缺氧，对洋地黄耐受性差，易发生中毒。

（3）自发性气胸：若老年 COPD 患者呼吸困难突然加重，并伴有明显的发绀、胸痛，患侧肺部叩诊为鼓音，听诊呼吸音减弱或消失，多提示自发性气胸。

护理措施：①应立即安置老年患者卧床休息，血压平稳者取半坐卧位；②遵医嘱吸氧，维持其动脉血氧饱和度 90% 以上；③尽量避免咳嗽，必要时给予止咳药；④减少活动，保持排便通畅，避免用力屏气，必要时采取通便措施；⑤胸痛剧烈老年患者，可给予相应的镇痛药；⑥胸腔闭式引流时，按胸腔引流护理常规护理。

7. 心理护理　护理人员应多与老年患者沟通，针对其心理问题，做好疏导和解释工作，以减轻老年患者紧张、恐惧的心理；帮助其了解疾病的诱发因素，提高应对能力，树立战胜疾病的信心。

### （三）健康教育

1. 早期识别　通过 COPD 的健康教育，提高老年人对 COPD 发病的危险因素及诱发因素的认识，教会老年人及其家属学会避免 COPD 发作和加重的方法，学会识别 COPD 急性并发症如肺源性心脏病、肺性脑病、呼吸衰竭等并发症的先兆表现，一旦出现，应立即就医。

2. 宣传教育　举办专业讲座，详细讲述老年人 COPD 的发病原因及预后，告知其适度锻炼、戒烟、长期家庭氧疗、预防呼吸道感染的重要性。

3. 康复指导　告知老年患者康复治疗的目的是减轻症状，缓解和阻止呼吸功能下降，改善其活动耐力，提高其生活质量。宣传 COPD 进行长期防治的必要性、可行性，争取其配合和支持。

## 五、老年肺炎患者的护理

### （一）评估与观察要点

1. 了解患病情况及吸烟史。

2. 评估意识状态及生命体征。

3. 评估咳嗽及咳痰的能力，观察痰液的颜色、量及性状。

4. 评估发热、胸痛、呼吸困难、食欲缺乏、恶心、呕吐及精神萎靡等症状。

5. 评估低氧血症、呼吸衰竭及休克等并发症。

6. 了解胸部 X 线及血常规检查结果。

7. 评估心理、社会支持情况。

### （二）护理要点

1. 体温过高　见第 3 章中的高热。

2. 有效排痰　见第 3 章中的咳嗽与咳痰。

3. 吸氧、镇静　呼吸困难者采取舒适的半坐卧位；气急发绀者用鼻导管或鼻塞法给氧，4 ～ 6L/min，纠正组织缺氧，改善呼吸困难。有明显胸痛者，可用少量镇痛药，如吗啡 15mg 以缓解疼痛；对烦躁不安、谵妄者可按医嘱给予地西泮、水合氯醛等镇静药。

4. 潜在并发症　感染性休克

（1）病情观察：密切观察生命体征和病情变化，当出现高热骤降至常温以下、脉搏细速、脉压变小、呼吸浅快、烦躁不安、面色苍白、肢冷出汗、尿量减少（＜ 30ml/h）等早期休克征象时，应及时通知医师。

（2）配合处理：准确记录出入液量，估计患者的组织灌流情况。①取头胸部与下肢均抬高约 30° 的体位，以利于呼吸和静脉血回流，增加心排血量；②尽量将治疗和护理集中在同一时间内完成，以保证患者有足够的休息时间，有明显麻痹性肠梗阻或胃扩张者应暂禁食、禁饮和胃肠减压；③迅速给予高流量吸氧，有助于改善组织器官的缺氧状态；④遵医嘱用药：尽快建立两条静脉通路，遵医嘱输液以扩充血容量，使用抗生素、糖皮质激素、5% 碳酸氢钠溶液及血管活性药物等，以恢复正常组织灌注，改善微循环功能。

（3）疗效监测：监测患者意识、血压、脉搏、呼吸、体温、皮肤黏膜、尿量的变化，判断病情转归。扩容治疗要求达到收缩压＞ 80mmHg，脉压＞ 30mmHg，尿量＞ 30ml/h，脉率＜ 100 次 / 分。如患者神志逐渐清醒、表情安静、皮肤转红、脉搏有力、呼吸平稳规则、血压回升、尿量增多、皮肤及肢体变暖，提示病情已好转。

### （三）健康教育

1. 宣传教育　向老年患者宣传肺炎的基本知识，了解肺炎的病因、诱因、病程和诊疗措施，以便减轻心理反应、配合治疗。增加营养的摄入，保证充足的睡眠时间，避免过度劳累，生活有规律，劳逸结合，房间应有良好的通风以减少空气污染。

2. 避免诱因　指导慢性病患者要注意天气变化，随时增减衣服。避免受寒、酗酒及吸烟等诱发因素，防止上呼吸道感染。对年老体弱者，如糖尿病、慢性肺病、慢性肝病等，按医师的建议注射流感或肺炎免疫疫苗，有感染征象时及时就诊。

3. 增强抵抗力　平时应注意锻炼身体，尤其要加强耐寒锻炼，并协助制订和实施锻炼计划。

## 六、老年糖尿病患者的护理

### （一）评估与观察要点

1. 了解患病情况、体重及饮食情况。

2. 评估感觉及运动情况。

3. 观察低血糖、酮症酸中毒及糖尿病足等临床表现。

4. 了解血糖、糖化血红蛋白等血液指标的变化。

5. 观察心、脑等大血管病变，肾、视网膜等微血管病变及周围神经病变的临床表现。

6. 评估心理、社会支持情况。

### （二）护理要点

1. 饮食护理　饮食疗法是老年糖尿病患者最根本的治疗措施。其目的是控制血糖、维持理想体重，最大限度地减少或延缓各种并发症的发生。

（1）饮食护理原则：少食多餐，蔬菜为主，鱼肉适当，品种多样，搭配合理。合理的饮食有利于减轻体重，控制高血糖和防止低血糖发生。

（2）控制每日总热量：标准体重（kg）= 身高（cm）－ 105，根据标准体重和活动情况计算每日所需的总热量。对营养不良或伴有消耗性疾病的老年患者应酌情增加，肥胖者酌情减少，使机体逐渐恢复至理想体重。老年糖尿病患者运动量较少，应根据自己的活动强度参照以上标准，控制热量的摄入。

（3）糖、蛋白质和脂肪：①糖类占总热量的 55% ～ 65%，建议用粗制米、面和杂粮；②蛋白质占 15% ～ 20%，老年糖尿病患者的蛋白质摄入量为每日每千克理想体重 0.6 ～ 1.0g，营养不良或伴有肾功能减退者适当增减摄入量；③脂肪占 20% ～ 25%，以植物性脂肪为主。

（4）热量分配：根据老年患者的生活习惯、病情和药物治疗的需要进行安排，每日三餐比例分配为 1/3、1/3、1/3 或 1/5、2/5、2/5，或每日四餐比例分配为 1/7、2/7、2/7、2/7。

（5）饮食疗法的注意事项：①按时进食。对于使用降糖药物的患者尤应注意。②控制总热量。在保持总热量不变的情况下，可调整或交换食物，注意维生素和微量元素的供给，以保证饮食均衡。③严格限制各种甜食。如糖果、甜点心、饮料等，需甜食时，可用食用糖醇或其他代糖品。④保持大便通畅。多食含纤维素高的食物，如豆类、蔬菜、谷类、含糖分低的水果等，纤维素可加速食物在肠道的推进速度，有利于大便通畅，还可延迟和减少糖类食物的吸收。⑤注意定期监测体重和血糖变化，注意防止低血糖反应的发生。

2.**运动护理**　适当的运动可以提高胰岛素的敏感性，降低血糖、血脂，有利于减轻体重，增强体质，还可减轻老年患者压力和紧张情绪。

（1）运动方法：①每周锻炼 3～5 次，每次运动持续 30～60 分钟为宜。②运动强度可根据患者具体情况决定，一般活动时患者的心率以不超过心率 =170－年龄为宜。③老年患者最好选择有氧运动，如散步、打太极拳、慢跑等，其中步行活动安全，容易坚持，可作为首选的锻炼方式。

（2）运动注意事项：①运动前评估老年糖尿病患者的身体状况，根据具体情况选择合适运动方式、时间及运动量。②运动前先做热身运动，运动中注意心率变化，若出现乏力、头晕、心慌、胸闷、憋气、出虚汗、腿痛等不适，应立即停止运动。③随身携带糖果，当血糖较低时及时服下并暂停运动。④随身携带糖尿病识别卡，写明姓名、年龄、住址、电话及病情，以备急需。⑤运动后仔细检查双脚，发现红肿、发绀、水疱、血疱、感染等应及时到医院处理。⑥做好运动日记，以便观察疗效和不良反应。

3.**用药护理**

（1）口服降糖药物：主要包括磺脲类、双胍类、噻唑烷二酮类、α-糖苷酶抑制药等，磺脲类药物的主要不良反应为低血糖；双胍类药物可诱发乳酸酸中毒；噻唑烷二酮类药物不良反应为外周性水肿，并可诱发或加重心力衰竭和肺水肿；α-糖苷酶抑制药的主要不良反应为肠胀气、腹痛、腹泻等，伴有肠道感染者不宜使用。用药过程中，要注意评估老年患者的血糖控制情况和药物不良反应，并及时为其提供用药指导和不良反应的护理措施。

（2）胰岛素：对于通过饮食和运动疗法或口服降糖药物，血糖控制不佳的老年糖尿病患者，主张积极、尽早地启用胰岛素治疗，适时优化胰岛素治疗。

使用胰岛素的注意事项：①老年患者使用胰岛素治疗适合选择单一剂型，从小剂量开始逐渐增加；②严格遵医嘱应用，做到剂型、剂量、注射时间准确无误，不可随意停药；③注意注射部位的轮换，因老年人记忆力较差，可选用固定的次轮换或日轮换，腹部注射时需避开脐周 5cm 的范围；④血糖控制不可过分严格，空腹血糖控制在 9mmol/L，餐后 2 小时血糖控制在 12.2mmol/L 以下即可。

4.**并发症的护理**

（1）糖尿病酮症酸中毒与高渗性高血糖综合征：是最常见的糖尿病急症，需立即配合医师进行抢救。治疗原则为尽快补液以恢复血容量、纠正失水状态，降低血糖。①严密观察和记录老年患者生命体征、神志、呼吸气味、皮肤弹性及 24 小时出入量等变化，遵医嘱监测血糖、尿糖、血酮体、尿酮体及电解质变化；②遵医嘱大量补液和用药，补液过程中注意观察心率、血压、尿量、周围循环的变化，注意纠正水、电解质平衡紊乱；③加强生活护理，注意保暖，做好皮肤和口腔护理，昏迷老年患者给予定期翻身、拍背、按摩下肢、吸痰等护理，以预防感染、压力性损伤、坠积性肺炎及下肢静脉血栓形成；④强调预防为主，很好地控制血糖、及时防治感染和消除诱因是主要的预防措施。

（2）低血糖：①糖尿病患者血糖＜3.9mmol/L 时，可出现交感神经兴奋症状（如心悸、焦虑、出汗、饥饿感等）和中枢神经症状（如神志改变、认知障碍、抽搐和昏迷）；②诱发因素与胰岛素剂量过大、饮食失调、运动量增加、饮酒等有关；③当发生低血糖时，应及时检测血糖，根据病情进食糖果或静脉注射 50% 葡萄糖，神志不清的老年患者，切忌喂食，以免发生窒息；④加强合理用药教育，提倡饮食规律、适量运动及少饮酒，预防低血糖的发生。

（3）心、脑、肾及血管病变：因老年糖尿病患者糖代谢和脂代谢异常，易伴发动脉粥样硬化，导致缺血性心脏病、脑动脉硬化、肾病、视网膜病、周围神经病变等。评估老年患者有无头晕、困倦；有无心慌、胸闷及心前区不适；有无颜面水肿及高血压；有无肢端感觉异常、麻木、疼痛和间歇性跛行；有无白内障、青光眼、视力减退等表现。指导老年患者提高自我监测和自我护理能力，延缓并发症的发生。

（4）感染：老年糖尿病患者容易并发各种感染。①皮肤感染，化脓性感染如疖、痈等；真菌感染如足癣、体癣等。②呼吸道感染，如肺炎、肺结核等。③泌尿系统感染，如肾盂肾炎、膀胱炎，严重者可发生肾周围脓肿、肾乳头坏死。

护理措施：保持皮肤及口腔清洁卫生，勤洗澡，选择质地柔软的衣服；预防上呼吸道感染，避免到人员聚集的场所；保持会阴部清洁，老年女性患者每次排尿后要用温水清洗；对于使用胰岛素治疗的老年患者，要严格执行无菌操作。

（5）足部护理：糖尿病足是指下肢远端神经异常和不同程度的周围血管病变导致足部溃疡、感染和（或）深层组织破坏。

足部检查：每天检查双足，观察皮肤颜色、温度改变，注意检查趾甲、趾尖、足背、足底部皮肤有无干燥、皲裂、鸡眼、甲沟炎、脚癣、红肿、水疱、溃疡及坏死等，评估足部有无感觉减退、麻木、刺痛、足背动脉搏动减弱等情况。

促进足部血液循环：①冬天注意足部保暖，避免长期暴露于寒冷或潮湿的环境中，尽量不用热水袋取暖，以免烫伤皮肤；②经常按摩足部，按摩方向由足端往上，手法要轻柔；③每天进行适量活动，避免同姿势站立过久，坐位时，不要盘腿或两腿交叉；④积极戒烟戒酒。

保持足部清洁：勤换鞋袜，每天用温水清洗足部，擦拭毛巾应柔软；若足部皮肤干燥，可用羊毛脂涂擦；修剪趾甲应与脚趾平齐，避免过短；夏季不光脚走路，不穿露脚趾的鞋子；局部若有红、肿、热、痛，应立即到医院处理。

选择合适的鞋袜：老年糖尿病患者选择弹性好、散热好的棉袜；鞋子选择宽松、柔软、透气性好的平跟厚底鞋，并经常清洗和晒太阳。

5. 心理护理  了解老年患者患病后的心理反应，加强沟通，以消除患者焦虑、悲观心理，提高治疗的依从性。与患者及其家属共同商讨制订饮食、运动计划，鼓励家属和朋友多给予亲情和温暖，增强其战胜疾病的信心。

**（三）健康教育**

1. 建立良好生活方式  告知老年糖尿病患者坚持合理饮食、适量运动及药物治疗的重要性，防止或延缓并发症的发生，避免心、脑、肾、眼、血管和神经等病变，维持较好的健康和劳动能力，提高老年人生活质量，降低病死率和致残率。

2. 宣传教育  讲述老年糖尿病的发病原因及预后，告知其改善不良生活方式，积极治疗基础疾病，以预防糖尿病的发生。

3. 提高自我管理能力  护理人员应帮助老年糖尿病患者提高自我管理能力，密切关注血糖状态，定期体检、遵医嘱服药，教会老年人及其家属识别糖尿病酮症酸中毒、高渗性高血糖综合征及低血糖等急性并发症的先兆表现，一旦出现，立即就医。

## 七、老年肾衰竭患者的护理

### （一）评估与观察要点

1. 了解患病情况、既往史、治疗及用药史。

2. 评估恶心、呕吐、口臭、腹胀、腹痛、头晕、乏力、胸闷、皮肤瘙痒、出血及下肢水肿等伴随症状。

3. 评估血液透析者及腹膜透析者的通路情况。

4. 了解肾功能、血液及尿液等相关指标。

5. 评估心理、社会支持情况。

### （二）护理要点

1. 饮食护理

（1）合理饮食：合理饮食在慢性肾衰竭的治疗中具有重要的意义，合理的营养膳食调配不但能减少体内氮代谢产物的积聚及体内蛋白质的分解，还能在提高患者生活质量、改善预后等方面发挥其独特的作用。

蛋白质：应根据老年患者的肾小球滤过率（GFR）来调整蛋白质的摄入量。当 GFR ＜ 50ml/min 时，就应开始限制蛋白质的摄入，其中 50% ～ 60% 以上的蛋白质必须是含必需氨基酸的蛋白，如鸡蛋、牛奶、鱼等。当 GFR ＜ 5ml/min 时，每日摄入蛋白约为 20g（0.3g/kg），此时患者需应用必需氨基酸疗法；当 GFR 在 5 ～ 10ml/min 时，每日摄入蛋白约为 25g（0.4g/kg）；GFR 在 10 ～ 20ml/min 时，每日摄入蛋白约为 35g（0.6g/kg）；当 CFR ＞ 20ml/min 者，每日摄入蛋白约为 40g（0.7g/kg）。尽量减少摄入植物蛋白，因其含非必需氨基酸多。

热量：供给老年患者足够的热量，一般为 126 ～ 147kJ/kg，每日最少给予热量 126kJ/kg，并主要由糖类和脂肪供给。以使饮食中的氮得到充分利用，减少蛋白分解和体内蛋白库的消耗。

（2）补充必需氨基酸：必需氨基酸疗法主要用于低蛋白饮食的肾衰竭患者和蛋白质营养不良问题难以解决的患者。以 8 种必需氨基酸配合低蛋白高热量的饮食，可使患者达到正氮平衡，并改善症状。用量为 0.1 ～ 0.2g/（kg·d），口服为宜，若需静脉输入必需氨基酸时切勿加入其他药物；输注过程中出现恶心、呕吐应给予止吐药，同时减慢输液速度。

（3）增进食欲：提供整洁、舒适的进食环境，适当增加活动量，在进食前休息片刻，少食多餐，提供色、香、味俱全的食物等。加强口腔护理，以增进食欲。

2. 皮肤护理  水肿较严重的老年患者应避免着紧身的衣服，卧床休息时宜抬高下肢，增加静脉回流，以减轻水肿。患者经常变换体位，年老体弱者可协助其翻身，用软垫支撑受压部位，并适当予以按摩。阴囊水肿者，可用吊带托起。协助患者做好全身皮肤黏膜的清洁，嘱患者注意保护好水肿部位的皮肤，如清洗时勿过分用力，避免损伤皮肤，避免撞伤、跌伤等。气温低需使用热水袋时，嘱患者应特别小心，避免烫伤皮肤。严重水肿者应避免肌内注射，可采用静脉途径保证药物准确及时地输入。静脉穿刺拔针后，用无菌干棉球按压穿刺部位，并适当延长按压时间，防止液体从针口处渗漏出来，注意无菌操作。

3. 预防感染　居室定时通风和进行空气消毒，减少探视人员，防止交叉感染。加强生活护理，保持皮肤的清洁。卧床患者应定时翻身，指导有效咳嗽，促进分泌物排出。各项检查治疗应严格无菌操作，做好留置导管、留置导尿管、口腔等部位的护理。患者要注意休息，做好防寒保暖，指导患者尽量少去人多的场所，避免感染。接受血液透析的患者，应进行乙肝疫苗的接种，并尽量减少输注血液制品。

4. 心理护理　慢性肾衰竭老年人因病情迁延难愈，症状日益加重，再加上需要进行透析或肾移植治疗时，费用昂贵。因此，绝大多数患者存在抑郁、恐惧甚至绝望的心理。护理人员应对患者给予理解和同情，关心并体贴患者，用通俗易懂的语言向患者及其家属讲解疾病的有关知识，使他们能正确对待疾病。介绍一些已缓解的典型病例，组织病友之间进行经验交流等，都可以提高患者生存的信心，使其能积极配合治疗和护理，争取延缓病程的进展。

5. 潜在并发症　密切监测老年患者的生命体征、意识状态，每日定时测量体重，准确记录液体出入量，注意观察有无液体量过多的症状和体征，结合肾功能的测定、血清电解质和二氧化碳结合力的变化，观察有无高血压脑病、心力衰竭、尿毒症肺炎及电解质紊乱和酸碱平衡失调等并发症的表现，观察有无感染的征象等。一旦出现心率快、呼吸加速、血压升高、肌无力、抽搐等症状时，说明病情进一步加重或已发生并发症，需紧急通知医师进行处理。

### （三）健康教育

1. 宣传教育　向患者及其家属讲解慢性肾衰竭的基本知识，使其认识到本病虽然预后较差，但只要积极坚持治疗，消除或避免加重病情的各种因素，保持良好的心理状态，就可以延缓病情进展，提高生活质量。

2. 生活指导　指导患者根据病情适当活动，但要避免劳累和重体力劳动。严格遵从饮食治疗原则，强调在足够热量供给的前提下，保证蛋白质的合理摄入，并注意水钠的限制。有高钾血症时，应限制含钾量高的食物的摄入。

3. 预防指导　注意个人卫生，保持口腔、皮肤及会阴部的清洁。做好防寒保暖，避免受凉。尽量避免去公共场所。做好体温监测，及时发现感染征象并及时就诊。

4. 治疗指导　指导患者遵医嘱用药，避免使用肾毒性药物，不要自行用药或随意停药。向患者解释肾衰竭晚期只能采取透析治疗或移植治疗，消除其疑虑，以积极配合治理和护理。

## 八、老年恶性肿瘤患者的护理

### （一）评估与观察要点

1. 了解患病情况、家族史、手术史、治疗及用药史。
2. 评估恶性肿瘤引起的症状和体征，营养状况、疼痛程度等。
3. 评估老年恶性肿瘤患者的用药情况及药物不良反应。
4. 评估心理、社会支持情况。

### （二）护理要点

1. 疼痛护理　晚期恶性肿瘤患者发生剧痛的比例可高达 60% ～ 80%，而疼痛会引起一系列不适反应，护理人员需准确判断疼痛的性质、范围及程度才能协助医务人员有效地控制老年人的疼痛。老年人由于生理功能退化可同时患多种疾病，护理患癌老年人时需仔细判断疼痛是否来源于除恶性肿瘤之外的其他慢性疾病。相对年轻人，老年患者对疼痛敏感性低，不能反映疼痛的真实状态，因此，护理人员要仔细观察老年人的症状和体征并给予准确判断，从而为合理用药提供准确依据。治疗期间，护理人员要注意纠正老年患者及其家属对癌痛的错误认知，消除其对强阿片类镇痛药成瘾性的担忧，帮助其树立控制癌痛的信心。监督老年恶性肿瘤患者严格按医嘱服药，并密切观察用药过程中出现的不良反应。

2. 舒适护理

（1）加强皮肤护理：护理人员注意观察老年人的皮肤状态，不能自行翻身者需协助其2小时翻身1次，避免局部组织长期受压。对于大、小便失禁的老年恶性肿瘤患者，注意会阴、肛门周围皮肤状况，保持清洁干燥，必要时插导尿管。对于恶性肿瘤后期发生恶病质的老年人需尽量避免拖、拉、拽等动作以免引起皮肤破损。

（2）环境：保持室内定时通风换气，空气清新，维持适宜的温、湿度。老年人末端循环不良易手脚冰凉，应注意保暖，必要时可使用热水袋，注意水温要低于50℃，以免烫伤。

（3）加强口腔护理：自理能力不受限的老年人，督促其每天清洁口腔。不能自理的老年人，护理人员要注意每天仔细检查其口腔黏膜状况，观察有无溃疡、出血、真菌感染等情况。晨起、餐后及睡前协助老年人漱口，保持口腔清洁；口唇干裂者可指导其涂润唇膏；有溃疡或真菌感染者遵医嘱适当用药。

3. 饮食护理　对于恶性肿瘤晚期的老年人，应依据老年人的饮食习惯调整饮食，少食多餐，给予高热量、高蛋白、易消化的饮食，同时注意食物的色、香、味，尽量满足老年人的愿望。必要时进行管饲或者胃肠外营养，以保证老年人的营养供给。

4. 用药护理　老年恶性肿瘤患者药物治疗时易产生较多的副作用。护理人员要仔细观察，发现并及时报告老年人出现的药物不良反应。恶性肿瘤老年人在用药过程中最常见的药物不良反应是消化道症状，如恶心、呕吐及便秘。护理人员应帮助老年人及时查找引起恶心、呕吐的原因，安慰其勿过度紧张、焦虑，以免诱发或加重症状。老年人发生呕吐时应嘱其侧卧位或头偏向一侧，护理人员轻拍其背部，帮助老年人漱口或用纱布轻轻擦拭口腔，对于意识障碍的老年人应仔细检查其口腔内是否有残留物。准确记录老年人恶心、呕吐时的症状，呕吐物的性状、量等。强阿片类镇痛药物易引起患者便秘，且较顽固不易纠正，提倡使用强阿片类镇痛药物之前，嘱老年人多食用含纤维素丰富、易消化的食物，护理人员可帮助老年人定期按摩腹部，适量运动以促进胃肠蠕动。

5. 心理护理　老年恶性肿瘤患者在疾病不同时期会出现不同的表现，应根据其表现提供相应心理护理（详见第1章第四节、第五节）

6. 家属护理　恶性肿瘤患者的家属长期照料家人使其工作、社会交往受到影响，精神悲伤、体力和财力的消耗使其心力交瘁。需要隐瞒病情的家属，既要掩饰内心的情感、抑制自己的悲伤，又要努力安慰患者，因此承受着巨大的身心压力。护理人员要关注患者家属，注意与其沟通，建立良好的关系，鼓励家属参与老年人的护理活动，耐心指导、示范相关护理技术，使其在照料亲人的过程中获得心理慰藉，同时也能减少老年患者的孤独感。鼓励患者家属表达情感，耐心倾听并积极解释患者的各种生理、心理表现，减轻家属的疑虑及心理负担。

**（三）健康教育**

1. 宣传教育　向老年人普及恶性肿瘤的危险因素、前期表现等，使其远离危险因素，尽早发现症状及时就诊。

2. 定期体检　定期体检有助于及时发现疾病，恶性肿瘤的早期发现有助于疾病治疗，告知老年人定期体检的重要意义并督促其执行。

3. 死亡教育　由于我国传统文化的影响，老年人多对死亡较为忌讳，不愿提及。通过各种形式进行死亡教育，纠正其错误的死亡观，使老年人正视死亡、面对死亡。

# 第四节　其他疾病的护理

## 一、前列腺增生患者的护理

### （一）评估与观察要点

1. 了解患病情况、用药及治疗情况。

2. 评估尿频、尿急、尿痛、排尿困难、尿潴留、血尿等伴随症状。

3. 了解 B 超、尿动力学检查结果。

4. 评估药物治疗效果及不良反应。

5. 评估心理、社会支持情况。

### （二）护理要点

1. 心理护理　尿频尤其是夜尿频繁不仅令老年患者生活不便，而且严重影响他们的休息与睡眠。排尿困难与尿潴留也给患者带来极大的身心痛苦。护士应理解患者，帮助其更好地适应前列腺增生给生活带来的不便。给患者解释前列腺增生的主要治疗方法，使患者增加对疾病的了解，鼓励患者树立战胜疾病的信心。

2. 急性尿潴留的预防与护理

（1）预防：避免因受凉、过度劳累、饮酒、便秘引起的急性尿潴留。鼓励患者多饮水、勤排尿、不憋尿；冬天注意保暖，防止受凉；多摄入粗纤维食物，忌辛辣食物，以防便秘。

（2）护理：急性尿潴留者应及时留置导尿管引流尿液，恢复膀胱功能，预防肾功能损害。插导尿管时，若普通导尿管不易插入，可选择尖端细而稍弯的前列腺导尿管。如无法插入尿管，可行耻骨上膀胱穿刺或造瘘以引流尿液。同时做好留置导尿管或膀胱造瘘管的护理。

3. 药物治疗的护理　观察用药后排尿困难的改善情况及药物副作用。α 受体阻滞药的副作用主要有头晕、直立性低血压等，应在睡前服用，用药后卧床休息，以防跌倒。服药期间定时测量血压，并观察药物的不良反应。服药后如出现头晕、头痛、恶心等症状须及时告知医师。

4. 术前准备　老年前列腺增生患者常合并慢性病，术前应做好心、脑、肝、肺、肾等重要器官功能的检查，评估其对手术的耐受力。慢性尿潴留者，应先留置导尿管引流尿液，改善肾功能，尿路感染者，应用抗生素控制炎症。

5. 术后护理

（1）饮食：术后 6 小时无恶心、呕吐者，可进流食，患者宜进食易消化、富含营养与纤维的食物，以防便秘。鼓励多饮水，1 ～ 2 天后无腹胀即可恢复正常饮食。

（2）膀胱冲洗：术后用生理盐水持续冲洗膀胱 3 ～ 7 天，防止血凝块形成致导尿管堵塞。①冲洗液温度应控制在 25 ～ 30℃，可有效预防膀胱痉挛的发生。②冲选速度根据尿色而定，色深则快、色浅则慢。③确保膀胱冲洗及引流通畅，若血凝块堵塞管道致引流不畅可采取挤捏导尿管、加快冲洗速度、施行高压冲洗、调整导管位置等方法。如无效可用注射器吸取无菌生理盐水进行反复抽吸冲洗，直至引流通畅。④观察记录引流液的色与量，术后均有肉眼血尿，随冲洗持续时间的延长，血尿颜色逐渐变浅。若尿液颜色加深，应警惕活动性出血，及时通知医师处理。准确记录尿量、冲洗量和排出量：尿量＝排出量－冲洗量。

（3）膀胱痉挛的护理：逼尿肌不稳定、导管刺激、血块堵塞冲洗管等原因均可引起膀胱痉挛。膀胱痉挛可引起阵发性剧痛、诱发出血，此时应嘱患者做深呼吸，以放松腹部肌肉张力。术后留置硬脊膜外麻醉导管，按需定时注射小剂量吗啡有良好效果，严重者遵医嘱给予解痉药物。

6. *并发症的观察与护理*　①避免腹压增高及便秘，禁止灌肠或肛管排气，以防前列腺窝出血；②预防下肢血栓，指导适当活动，协助按摩下肢，以促进血液循环，防止血栓形成；③为防止拔导尿管后出现尿失禁或尿频现象，一般在术后 2～3 天嘱患者呼吸时收缩腹肌、提肛肌及肛门括约肌，也可配合针灸或理疗。

7. *引流管护理*　术后利用导尿管的水囊压迫前列腺窝与膀胱颈，起到局部压迫止血的目的。①妥善固定导尿管，取一粗细合适的无菌小纱布条缠绕导尿管并打一活结置于尿道外口，将纱布结往尿道口轻推，直至压迫尿道外口，注意松紧度。将导尿管固定于大腿内侧，稍加牵引，防止因坐起或肢体活动致气囊移位，影响压迫止血效果；②保持导尿管引流通畅，防止导尿管受压、扭曲、折叠；③保持会阴部清洁，用碘伏擦洗尿道外口，每日 2 次。

### （三）健康教育

1. *生活指导*　避免诱发急性尿潴留的因素，生活规律，劳逸结合，适当进行体力活动，术后勿用力活动，如提重物、用力排便、用力过量，以防止出血；术后 1～2 个月避免劳累，不要骑自行车等。

2. *康复指导*　若有溢尿现象，指导患者继续做提肛训练，以尽快恢复尿道括约肌功能。

3. *定期复查*　内容包括 B 超、测定残留余尿量等，进行手术效果分析与观察，也可及时发现术后并发症，使之能够得到及时治疗。

4. *加强营养*　饮食宜以高蛋白、高维生素的食物为主。如蔬菜、水果等。禁辛辣饮食及烟酒，保持大便通畅，多饮水，每日饮水量在 2000ml 以上，防止尿路感染。

5. *自我观察*　留置膀胱造瘘管的患者，注意尿液颜色、性状及量，保持管道通畅，避免扭曲、受压、堵塞。长期留置导尿管的患者，注意尿道口清洁卫生，每周更换尿袋 1 次，导尿管每月更换 1 次。

## 二、尿路感染患者的护理

### （一）评估与观察要点

1. 了解患病情况及既往史。

2. 评估生命体征及全身伴随症状。

3. 评估排尿次数、尿量、尿液颜色、性状，以及尿频、尿急、尿痛、肾区疼痛等症状。

4. 了解尿常规、尿培养及血常规等辅助检查结果。

5. 评估心理、社会支持情况及护理人员的能力与需求。

### （二）护理要点

1. *体温过高*　见第 3 章中的高热。

2. *协助留取尿标本*

（1）留取清晨第 1 次（尿液应在膀胱停留 6～8 小时以上）的清洁、新鲜、中段尿。

（2）在使用抗生素之前或停抗生素 5 天后留取尿标本。

（3）留取尿液时应严格无菌操作，先充分清洗外阴，再消毒尿道口。

（4）尿标本中勿混入消毒药液，女性患者留尿时注意勿混入白带。

（5）在 1 小时内做细菌培养，或冷藏保存。

3. 用药护理　遵医嘱服药，观察药物疗效及不良反应。①呋喃妥因：可引起恶心、呕吐、腹泻等消化道反应，宜饭后服用，长期用药可出现肢端麻木、腱反射减退等末梢神经炎的表现。②喹诺酮类：可引起轻度消化道反应和皮肤瘙痒等。③磺胺类：药物胃肠道反应明显，宜在饭后服用，同时易在肾小管内形成结晶，损害肾脏引起血尿，应合用等量碳酸氢钠或多饮水，严重肾功能不全、孕妇、婴幼儿、肝病、白细胞和红细胞减少者，不宜用磺胺药。

4. 排尿异常（尿频、尿急、尿痛）的护理　多饮水，勤排尿，保证液体摄入量＞2500ml/d，督促每 2 小时排尿 1 次，以加速细菌、毒素和炎性分泌物的排泄，减轻膀胱刺激症状。口服碳酸氢钠 1g，每日 3 次，以碱化尿液，可减轻尿路刺激症状。尿路刺激征明显者可遵医嘱予以阿托品等抗胆碱能药物缓解尿频、尿急、尿痛等膀胱刺激征，但剂量不宜过大，以免影响排尿。采用局部热敷或转移注意力等措施缓解痉挛。

5. 心理护理　老年患者因对疾病认识不足和尿频、尿急、尿痛等不适，易出现紧张、焦虑不安等情绪，护理人员对此应表示理解，承认患者的感受，耐心向患者解释病情及预防、治疗等相关知识，指导患者从事一些感兴趣的活动，如听轻音乐、欣赏小说或看电视、和室友聊天等，以分散患者对自身不适的注意力，减轻患者的焦虑，缓解症状。

### （三）健康教育

1. 宣传教育　告知老年患者尿路感染的病因、病程、治疗方法及预后，以引起重视。患者按时按量、按疗程服药，勿随意停药，并且定期复查。教会患者识别尿路感染的临床表现，一旦发生，尽快诊治。

2. 预防保健　指导老年患者休息，避免过度劳累。加强营养提高机体抵抗力。告诉患者多饮水、勤排尿是最实用、有效的预防方法。注意个人卫生，保持外阴清洁，选择棉质内衣裤，勤更换。告诉慢性肾盂肾炎患者消除易感因素对治疗的重要性，鼓励患者积极治疗尿路梗阻等易患因素。

## 三、骨质疏松症患者的护理

### （一）评估与观察要点

1. 了解患病情况、用药史、跌倒史、月经史、烟酒史及家族史。

2. 评估疼痛的性状、部位、时间及与活动的关系。

3. 评估服用钙剂及维生素 D 的情况，以及服用影响骨代谢的药物情况。

4. 了解骨密度等辅助检查结果。

5. 评估心理、社会支持情况及护理人员的能力与需求。

### （二）护理要点

1. 饮食护理　鼓励老年人多摄入富含钙、维生素 D 和蛋白质的食物。由于亚洲人常有乳糖不耐受的问题，往往无法从乳制品中获取足够的钙质，乳制品以外钙含量较多的食物包括杏仁、芝麻、深绿色蔬菜、大豆及豆制品等。维生素 D 含量高的食物包括蛋黄及海鱼等。低盐饮食，防止因增加食盐摄入量而促进尿钙排泄，导致老年人钙丢失。骨质疏松的老年人在平时需要避免吃一些含草酸过多的食物。这些食物不能和高钙食物一起使用，否则会形成草酸钙，影响钙吸收，例如菠菜、莴笋、茭白等就一定要避免和豆腐汤等含钙较高的食物一起食用。平时还要减少煎炸类食物。一些过甜、过咸、辛辣的食物都对骨质疏松老年人不利，所以在平时一定要谨慎食用。浓茶、咖啡等食物也不能食用，因为这些食物会加速钙的流失，导致骨质疏松症更加严重。此外，还要戒烟限酒，防止骨钙溶出骨量降低。

2. *运动护理*　让老年骨质疏松患者进行适当的运动锻炼，每日协助其起床走动数次。根据患者的情况，进行被动的关节活动度锻炼，或者鼓励他们进行主动运动。在活动允许的情况下，在其疼痛耐受的范围内，鼓励老年患者尽可能地完成自我照顾，让其有足够的时间，在自己熟悉的地方完成这些日常生活活动。护理人员演示恰当的身体力学，向老年患者展示如何弯腰捡拾物品，如何避免扭转动作，如何避免长时间弯曲身体。以下几种运动方式适合老年人：①太极。太极运动缓慢、强调身心协调，适合老年人练习。②瑜伽。有研究显示，规律练习瑜伽的女性脊柱骨密度相对较高，这种缓慢、精致的运动可以提高髋部、脊柱、腕关节部位骨质密度。③慢跑。慢跑是一种永不过时的运动，跑步无论何时都受到老年朋友们的欢迎，它是促进骨骼健康的良好方式。④小燕飞或桥式运动。可以增强腰背肌的力量，同时减少前方椎体承担的力量，避免驼背畸形的发生。⑤跳舞。选择适合老年人的跳舞形式可以使肢体动作更加协调，跳舞过程中要预防跌倒。

3. *用药护理*　保证患者完全理解处方药物的给药原则，指导患者辨别和确认药物的不良反应，当不良反应发生时，应及时向医护人员报告。指导使用雌激素药物治疗的患者进行乳房自我检查，每月至少进行一次乳房自检，且发现乳房肿块立即报告医师。强调定期妇科检查的重要性，发现不正常的阴道出血应及时就诊。老年患者补充钙质时，不可与绿叶蔬菜同时服用，并鼓励其多饮水，保证足够的尿液排出，避免引发肾结石、高钙血症和尿钙过高。老年人往往合并其他器官系统疾病，因此要慎用一些药物，如利尿药、四环素、异烟肼、抗癌药、泼尼松等，这些药物可直接或间接影响维生素 D 的活化，加快钙盐的排泄，妨碍钙盐在骨内沉淀。因此，如因疾病需要服用，必须在医师指导下用药。

4. *疼痛护理*　卧床休息，松弛腰部软组织和脊柱肌群从而减轻疼痛，也可通过热水浴、按摩、擦背促进肌肉放松。根据医嘱给予镇痛药和热敷缓解疼痛，评估患者用药效果。

5. *安全护理*　平时应保持床栏处于抬起状态，在搬运老年患者时动作始终轻柔小心。在病房或患者家中安装安全设施，比如把手、扶手等。

6. *心理护理*　向老年患者提供情感支持，确保他们能够应对活动受限的情况。提供情感表达的机会，适时地安排同伴支持，相互交流生活经验。鼓励患者家属参与全部治疗过程，向患者及其家属解释骨质疏松症的过程。

**（三）健康教育**

1. *宣传教育*　告知疾病的病因和预防措施，调整生活方式，进食富含维生素 D、钙、低盐和适量蛋白质的均衡饮食，戒烟限酒，避免喝浓茶及碳酸饮料，适当户外活动，超重者应减肥。

2. *用药指导*　老年人服用钙剂应在饭前 1 小时及睡前服用，并与维生素 D 同时服用。慎用利尿药、四环素、异烟肼、糖皮质激素等。

3. *康复指导*　建议老年患者睡坚实的床垫，避免睡过软的床垫。坚持适度运动及户外日光照晒，老年患者应进行每周 3～5 次的有氧运动、力量运动及肌腱牵张运动，选择适合的运动项目，活动中防止跌倒和用力过度。

## 四、白内障患者的护理

### （一）评估与观察要点

1. 了解患病情况、自理能力及活动能力。

2. 评估视力下降程度、单眼复视或多视、屈光改变、畏光及眩光等症状。

3. 评估头痛、恶心、呕吐等伴随症状。

4. 评估居住环境、心理、社会支持情况。

### （二）护理要点

1. 安全护理　老年患者通常行动迟缓、身体灵活性差，再有视力不同程度的下降，故防跌倒显得尤为重要，常用物品定点放于便于取用处，活动空间无障碍物并设有扶手，特别是同时合并高血压、行动不便的患者，要多巡视、防止意外发生。

2. 用药护理　早期白内障，多采用抗氧化剂以阻止其发展，保护现有视力不再受损。除多食富含维生素 C、维生素 E 的新鲜蔬菜、水果外，每天可加服维生素 C、维生素 E，同时用白内停（卡他灵）或谷胱甘肽溶液滴眼，每眼每次 2 滴，每天 3 ～ 6 次，能有效改善芳香氨基酸代谢，防止晶状体蛋白质变性的发展。

3. 手术治疗护理　有手术指征的老年人，护理院要协助做好转诊手术的准备与术后护理。术后 1 个月内，按医嘱使用药物，对长期使用激素类眼药者，应注意眼压情况，避免产生激素性青光眼。术后 3 个月内避免剧烈运动，尤其是低头动作，少看电视、电脑，避免过度劳累；预防感冒，避免咳嗽，保持心情舒畅，保证充足睡眠。术后 3 个月应到医院常规检查，并做屈光检查，有屈光变化者，可验光配镜，加以矫正。

### （三）健康教育

1. 宣传教育　告知老年患者白内障的发病原因及治疗方法，教会老年患者正确滴眼药的方法，按时滴眼药，突然出现视力下降、眼红及眼痛时，应及时就诊。

2. 预防保健　告知避免眼球受压或被感染的因素，不宜用力挤眼、揉眼睛、俯身取物、用力排便，不应用脏毛巾擦眼。指导老年患者不宜长时间看书报，外出时戴深色眼镜或遮阳帽，防止强光刺激眼睛。术后 3 个月内避免突然低头、弯腰，防止术眼碰伤。

## 五、瘙痒症患者的护理

### （一）评估与观察要点

1. 了解患病情况、过敏史及用药史。

2. 评估皮肤瘙痒的部位、程度、时间、频率及诱发因素。

3. 评估皮肤脱屑、红斑、丘疹、水疱、苔藓样变及感染等症状。

4. 评估心理、社会支持情况。

### （二）护理要点

1. 基础护理　营造舒适的居住环境，保持室内空气清新，温度为 22 ～ 24℃，湿度为 50% ～ 60%。定期对室内空气及物品进行消毒，以避免真菌生长而加重症状。指导患者避免接触各种诱因，对于患者的不适症状应做到及时发现与处理。同时，要积极治疗老年人本身的基础疾病。

**2. 饮食护理** 老年性皮肤瘙痒症患者日常饮食要清淡，忌烟酒及辛辣性食物，同时观察有无使皮肤过敏引发瘙痒感的食物，应加以避免，如鱼、虾、蟹、牛肉、鸡蛋、牛奶等食物摄入过量时容易发生过敏从而诱发或加重瘙痒。相反，新鲜蔬菜水果等食物富含维生素和植物纤维，可以保持大便通畅，促进新陈代谢，是老年性皮肤瘙痒病患者的首选食物。

**3. 皮肤护理** 护理人员应指导老年患者在生活中保持皮肤清洁，穿棉质衣服，勤洗手、勤剪手指甲，当感到皮肤瘙痒时，不要用力抓挠，避免用搔抓、摩擦及热水烫洗等方法来止痒。如果患者瘙痒时可戴消毒手套，勿挠抓，可采用局部轻拍打法，因皮肤破损可导致局部感染。嘱咐患者注意保持皮肤清洁，尤其外出活动后，及时更换汗湿衣服，用清水洗澡，避免使用肥皂等强碱性沐浴用品。一般情况下，每次沐浴 15 ～ 20 分钟为宜，水温要保持在 35 ～ 38℃。沐浴后，可以使用凡士林、甘油等涂抹全身，以保持皮肤的湿润。

**4. 心理护理** 老年性皮肤瘙痒症不仅给老年人的生理带来不舒服，还会造成一系列的心理变化，如烦躁、焦虑、情绪低落等。因此，护理人员应该加强对患者的心理护理，帮助老年患者认识疾病的发生发展。皮肤瘙痒严重时还会导致失眠等症状，应尽量转移患者的注意力，如组织患者做健身操、看电视、聊天、听音乐等，使患者始终保持愉悦的心情，以防止因心理因素而加重患者的瘙痒症状。

**5. 生活护理** 指导患者选择纯棉、宽松柔软的衣物，避免选择引起皮肤瘙痒症的衣物，如化纤类、毛类或混纺类质地的毛巾、袜子、内衣裤及一些含有甲醛的粗劣质衣服。贴身内衣要柔软舒适，勤换勤洗，床单质地也以棉质为佳。如果使用羽绒被褥，则须避免羽绒直接触及皮肤。同时，注意衣物洗涤和皮肤清洁液的选择，避免使用碱性等有刺激的洗衣液及沐浴露。衣服洗后用清水充分过清后经太阳直接晒干，给衣物起到物理消毒的作用。新买的衣服，应水洗后再穿，防止衣物中的甲醛刺激皮肤。环境调节在瘙痒症护理中起重要的作用，春季，环境潮湿时可用除湿器除湿，指导患者保持房间及居住地的卫生，减少真菌的生长；夏季，尽量避免处在高温环境下，减少太阳照射，有条件者，尽量处在空调房，并调低室内温度；秋冬季，皮肤较干燥，好发皮肤瘙痒，皮肤要加强保湿。

**（三）健康教育**

**1. 宣传教育** 指导老年患者生活起居要有规律，保持充足的睡眠。注意气候影响，特别是避免寒风侵袭、炎夏季节时汗液的刺激，及时调整衣着，减少气候对皮肤的刺激。在平时生活护理中，应教育患者做到"六忌"：忌搔抓摩擦、忌热水烫、忌肥皂洗、忌擦化妆品、忌饮食不适宜及乱擦药物。指导患者加强体育锻炼，增强体质，提高机体免疫力，散步、八段锦、太极拳等运动强度不大，比较适合老年人。

**2. 生活指导** 指导老年患者选择宽松、纯棉及柔软的衣裤，保持干燥和卫生。教会老年患者自我放松、转移注意力的方法。

（崔沙沙　陈玉华）

# 第 5 章

# 护理院常用护理技术

## 第一节 基础护理操作

### 一、生命体征测量

【目的】

了解老年人的病情及疾病的发生、发展规律,协助诊断,为预防、治疗、康复、护理提供依据。

【用物】

1. 方盘内 体温计(放在清洁干燥容器内)、纱布、血压计、听诊器、棉签、润滑油。

2. 方盘外 记录本、笔、护士表(可自备)、弯盘。

3. 治疗车下层 生活垃圾桶、医疗垃圾桶和带盖消毒液容器。

【评估】

1. 全身情况 老年人的病情、年龄、意识状态和治疗情况,以及既往病史。

2. 局部情况 老年人 30 分钟内有无进食、活动、冷热敷、洗澡、坐浴、灌肠及情绪激动等。

3. 其他情况 老年人的心理状态、合作程度及接受健康教育的能力。

【准备】

1. 老年人 取舒适卧位,安静休息。

2. 环境 温、湿度适宜,安静整洁,光线适中。

3. 用物 用物准备齐全,血压计、听诊器性能完好,摆放合理美观。

4. 护士 修剪指甲、洗手、戴口罩。

【实施】

1. 检查用物:体温计是否完好,刻度是否在 35℃ 以下;血压计是否有强检标志,性能是否符合要求;听诊器连接是否妥当,膜片是否破损。

2. 查对:床号、姓名,向老年人说明操作的目的和方法,以取得老年人的配合。

3. 体温测量:①选择合适的方法测量体温。a. 测量口温:口表汞端斜放于舌下热窝处,嘱老年人闭口,勿咬体温计,3 分钟后取出。b. 测量腋温:解开衣袖,用纱布擦干一侧腋下汗液,将腋表汞端置于腋窝深处,紧贴皮肤,曲臂过胸,夹紧体温计,10 分钟后取出。c. 测量肛温:老年人取合适的卧位,暴露肛门,润滑肛表,将肛表汞端轻轻插入肛门 3～4cm、固定,3 分钟后取出,擦净肛门。②检视读数:用纱布(或卫生纸)擦净体温计,看清度数。③用物处置:将体温计甩至 35℃ 以下,浸泡于消毒液容器中。

4. 脉搏的测量:①老年人近侧手臂腕部伸展,掌心向下,置舒适位置;②将示指、中指、环指指腹按压在桡动脉或其他浅表动脉搏动处，力度适中；③记脉搏次数 30 秒，将 30 秒所测数值 ×2 即为测得值，异常脉搏测量 1 分钟。

5. 呼吸的测量：保持诊脉姿势，观察胸腹起伏。记呼吸次数 30 秒，将 30 秒所测数值 ×2 即为测得值。异常呼吸测量 1 分钟。

6. 血压的测量：①取合适体位，暴露一臂，手掌向上，伸直肘部，平整缠绕袖带，其下缘距肘窝 2 ～ 3cm，松紧适宜。②血压计"0"点和肱动脉、心脏处于同一水平。③听诊器置于肱动脉搏动处，一手稍加固定；打开汞槽开关，关闭输气球气门，视线与汞柱平齐；充气至肱动脉搏动音消失，再升高 20 ～ 30mmHg；缓慢放气，听到第一声搏动音时，汞柱所指的刻度为收缩压；搏动音突然变弱或消失时，汞柱所指的刻度为舒张压。④取下袖带，驱尽袖带内空气。

7. 告知老年人体温、脉搏、呼吸、血压的测得值及正常值范围。

8. 协助老年人整理衣袖，取舒适卧位，盖好盖被。询问需要，对老年人进行健康教育。

9. 袖带卷平放于血压计盒内，右倾 45° 关闭汞槽开关，关闭血压计盒盖。

10. 按规定处理。在处置间内进行，将感染性垃圾置于黄色垃圾袋内，体温计消毒液浸泡后，用清水冲洗拭干后放入清洁容器内备用。血压计、听诊器、方盘、治疗车用消毒毛巾擦拭。

11. 洗手，记录。将测量结果绘制于体温单上或记录于护理记录单上。

【评价】

1. 老年人配合，了解测量的注意事项。

2. 体温表放置位置正确，固定良好。

3. 血压计袖带松紧适宜，注意老年人保暖。

4. 测量结果正确。

【注意事项】

1. 根据病情选择测量体温的合适方式，并避免相关的影响因素。发现体温和病情不符时，应重新测量，必要时做口温、肛温对照。

2. 给神志不清老年人测量体温时，应固定好体温计，防止发生意外。

3. 若老年人不慎咬破体温计而吞下水银时，应立即清除玻璃碎屑，再口服大量牛奶或蛋清液，在不影响病情的情况下，可服用韭菜等富含膳食纤维的食物。

4. 测量脉搏时，不可用拇指诊脉，以免拇指小动脉搏动与老年人脉搏相混淆。

5. 异常脉搏需测 1 分钟，并注意频率、节律。脉搏短绌的老年人应由两名护士同时测量，一人听心率，另一人测脉率，由测心率的护士发出"始""停"的口令。

6. 异常呼吸需测 1 分钟，并注意观察呼吸的节律、深浅度及气味等变化。

7. 需要密切观察血压的老年人，应尽量做到"四定"，即定时间、定部位、定体位、定血压计，以确保所测血压的准确。

8. 当发现血压异常或听不清时，应重测。先将袖带内气体驱尽，汞柱降至"0"点，稍待片刻，再测量。必要时可双侧对照。

9. 为偏瘫、手术或肢体外伤老年人测血压，应测量健侧，以防患侧血液循环障碍，不能真实地反映血压的动态变化。

### 二、留置胃管

【目的】

1. 经胃肠减压管引流出胃肠内容物，腹部手术做术前准备。

2. 对不能经口进食的老年人，从胃管灌入流质食物，保证老年人摄入足够的营养、水分和药物，以利早日康复。

【用物】

1. 方盘内　一次性胃管、无菌手套、止血钳、治疗碗、纱布、压舌板、棉签、胶布、注射器、清水、液状石蜡、听诊器、治疗巾、橡皮圈、汽油或松节油、乙醇、纱布。

2. 方盘外　弯盘、手电筒、快速手消毒液。

3. 治疗车下层　生活垃圾桶、医疗垃圾桶。

【评估】

1. 全身情况　老年人的病情、年龄、意识状态、治疗情况及既往病史。

2. 局部情况　老年人鼻腔黏膜有无肿胀、破损、结痂、炎症，有无鼻中隔偏曲，有无鼻息肉等。老年人有无义齿，如有义齿，取出清洗后用冷开水浸泡。

3. 其他情况　若老年人清醒，评估老年人的心理状态与合作程度，既往是否接受过类似的治疗，是否紧张，是否了解插管的目的，是否愿意配合和明确如何配合插管。

【准备】

1. 老年人　有义齿者取下，取舒适卧位。

2. 环境　温、湿度适宜，安静整洁，光线适中。

3. 用物　用物准备齐全，摆放合理美观。

4. 护士　修剪指甲、洗手、戴口罩，必要时戴手套。

【实施】

1. 备齐用物，携至老年人床旁，核对老年人，向老年人及其家属解释操作目的及配合方法，戴口罩，戴手套。

2. 协助老年人取半坐卧位，铺治疗巾，置弯盘于口角，清洁老年人鼻孔，选择通气顺利一侧鼻孔。取出胃管，测量胃管插入长度，成人插入长度为 45～55cm。测量方法有两种：一种是从前额发际至胸骨剑突的距离，另一种是由鼻尖至耳垂再到胸骨剑突的距离。

3. 用液状石蜡润滑胃管前段，左手持纱布托住胃管，右手持镊子夹住胃管前段，沿选定的鼻孔插入胃管，先稍向上而后平行再向后下缓慢轻轻地插入，缓慢插入到咽喉部（14～16cm），嘱老年人做吞咽动作，当老年人吞咽时顺势将胃管向前推进，直至预定长度。昏迷老年人，撤去枕头，使老年人头充分后仰，待胃管插入 10～15cm 时，将老年人的头部抬起，使下颌靠近胸骨柄，将胃管缓慢插入预定长度。初步固定胃管，检查胃管是否盘曲在口中。

4. 确定胃管位置，通常有 3 种方法。①抽取胃液法：这是确定胃管是否在胃内最可靠的方法。②听气过水声法：即将听诊器置老年人胃区，快速经胃管向胃内注入 10ml 的空气，听到气过水声。③将胃管末端置于盛水的治疗碗内，无气泡逸出。另 2016 年《成人经鼻胃管喂养临床实践指南的构建》中推荐 X 线检查或用 pH 试纸测试抽出的液体，酸性表示在胃内。

5. 确认胃管在胃内后，用纱布拭去口角分泌物，撤弯盘，摘手套，用胶布将胃管固定于面颊部。将胃管末端反折，用纱布包好，撤治疗巾，用别针固定于枕旁或老年人衣领处。

6. 协助老年人取舒适卧位，询问老年人的感受。整理床单位及用物。

7. 拔胃管：老年人取平卧位；胃管前端放入弯盘内，揭开固定的胶布，嘱老年人深呼吸后屏气；左手用纱布包住鼻孔处胃管，右手戴一次性手套拔胃管并盘曲在右手，边拔边用纱布擦胃管，拔到咽喉处时快速拔出，以免液体滴入气管；用手套反折包住胃管，放入弯盘。

8. 用纱布清洁鼻部，观察并清洁老年人口鼻腔黏膜，擦去胶布痕迹，协助老年人取舒适体位，询问需要。

9. 用物按规定处理。

10. 洗手，记录。

【评价】

1. 程序正确，动作规范，操作中动作轻柔、娴熟，插管顺利。

2. 与老年人沟通有效，操作过程体现人文关怀。

【注意事项】

1. 对于清醒老年人应充分做好解释工作，以取得老年人的理解和充分配合。

2. 操作前做好评估工作，选择无损伤、较宽的一侧鼻腔进行插管。

3. 插管动作要轻稳，特别是在通过食管的三个狭窄处时，以避免损伤食管黏膜。操作时强调是"咽"而不是"插"。

4. 在插管过程中老年人出现恶心时应暂停片刻，嘱老年人做深呼吸，以分散老年人的注意力，缓解紧张，减轻胃肌收缩；如出现呛咳、呼吸困难提示导管误入气管，应立即拔管重插；如果插入不畅时，切忌硬性插入，应检查胃管是否盘在口咽部，可将胃管拔出少许后再插入。

5. 昏迷老年人插管时，应将老年人头向后仰，当胃管插入会厌部时（约 15cm），左手托起头部，使下颌靠近胸骨柄，加大咽部通道的弧度，使管端沿后壁滑行，插至所需长度。

6. 留置胃管期间要加强老年人的口腔护理。

## 三、鼻饲

【目的】

对需要肠内营养输注的老年人进行营养补充治疗。

【用物】

1. 方盘内　20ml 或 50ml 注射器 1 个、治疗碗、鼻饲液（根据医嘱）。

2. 方盘外　弯盘、听诊器、手电筒、治疗夹。

3. 治疗车下层　生活垃圾桶、医疗垃圾桶。

【评估】

1. 全身情况　老年人的病情、年龄、意识状态、治疗情况及既往病史。

2. 局部情况　老年人是否留置胃管。

3. 其他情况　老年人的病情、营养状况、心理状态、治疗及合作程度。

【准备】

1. 老年人　取舒适卧位，安静休息。

2. 环境　温、湿度适宜，安静整洁，光线适中。

3. 用物　用物准备齐全，摆放合理美观。

4. 护士　修剪指甲、洗手、戴口罩，必要时戴手套。

【实施】

1.根据医嘱准备鼻饲液，备齐用物至床旁，核对老年人。

2.向老年人解释，准备好温开水备用。

3.能配合者取坐位或半坐位；无法坐起者取右侧卧位；昏迷老年人取去枕平卧位，头后仰。

4.若老年人已留置胃管，检查胃管是否在胃内；若未留置胃管，先行胃管置入。

5.用 20ml 温开水冲洗胃管，注入鼻饲液，每次不超过 200ml。

6.鼻饲结束，注入 20 ～ 50ml 温开水冲洗管腔，关闭并固定胃管末端；鼻饲后保持床头高度为 30°～ 45°，禁忌证除外， 鼻饲结束后保持半卧位 30 ～ 60 分钟。

7.用物按规定处置。

8.洗手，记录。

【评价】

1.操作熟练，动作轻巧，准确。

2.关心老年人，能进行有效沟通与交流。

【注意事项】

1.鼻饲量每次以 200ml 为宜，每次鼻饲间隔时间不少于 2 小时。

2.若灌入新鲜果汁，应与奶液分别灌入，防止产生凝块。

3.鼻饲者须用药物时，应注意查看药物说明书，将可研碎的药物研碎、溶解后再灌入。

4.长期鼻饲者，应做好口腔护理，定期更换胃管，硅胶胃管至少每 3 周更换 1 次，聚氨酯胃管每月更换 1 次，或遵厂家说明书；更换时晚上拔出，翌日晨再由另一鼻孔插入。

5.注意观察老年人消化功能状况及大便的性状，以便根据情况调整食物种类。

## 四、留置导尿

【目的】

1.为尿潴留老年人引流出尿液、减轻痛苦。

2.抢救休克或危重老年人，准确记录尿量、比重，为病情变化提供依据。

3.老年人昏迷、尿失禁或会阴部有损伤时，留置导尿管以保持局部干燥、清洁,避免尿液刺激。

【用物】

1.方盘内　一次性无菌导尿包（内置弯盘 2 个、导尿管 1 根、止血钳 2 把、消毒棉球、润滑棉球、标本瓶 1 个、洞巾 1 块）、手指套、无菌手套 1 副，必要时备引流袋和导尿管标识。

2.方盘外　一次性垫巾、大毛巾。

3.治疗车下层　生活垃圾桶、医疗垃圾桶、便盆和便盆巾。

4.其他　必要时准备屏风。

【评估】

1.全身情况　年龄、病情、治疗、自理能力及合作程度。

2.局部情况　膀胱充盈度、会阴部情况。

3.其他情况　老年人的心理状态，并做好解释。

【准备】

1.老年人　排空大便，清洗会阴。

2.环境　关闭门窗，必要时遮挡老年人。

3. 用物　用物准备齐全，摆放合理美观。

4. 护士　修剪指甲、洗手、戴口罩，必要时戴手套。

【实施】

1. 核对老年人，做好解释，取得老年人配合。

2. 松开床尾盖被，脱对侧裤脚，盖近侧腿部，必要时毛毯遮盖。

3. 消毒外阴。①协助老年人仰卧屈膝位，两腿略外展，充分暴露外阴；臀下垫一次性中单。②会阴擦洗包在床尾打开，倒消毒液于药碗内，戴上手套或指套。③初步消毒顺序为：阴阜→对侧大阴唇→近侧大阴唇→对侧小阴唇→近侧小阴唇→尿道口→阴道口→肛门。

4. 导尿包置于老年人两腿间打开，戴无菌手套，铺洞巾，妥善摆放包内物品；按照使用说明书注入规定量的生理盐水，检查气囊，确保无渗漏后回抽；检查集尿袋管夹，连接导尿管与引流袋；润滑导尿管前端至气囊后 4～6cm，血管钳夹导尿管置于治疗碗内。

5. 夹取棉球消毒尿道口，顺序为尿道口→对侧小阴唇→近侧小阴唇→尿道口。

6. 一手暴露尿道口，另一手持血管钳夹持导尿管轻轻插入尿道 4～6cm，见尿液流出再插入 1～2cm；根据导尿管上注明的气囊容积向气囊内注入 15～20ml 等量的生理盐水，向外轻拉使之固定在尿道内口。

7. 撤下孔巾，整理导尿包，撤中单，脱手套。

8. 按照导尿管固定要求固定导尿管，并把集尿袋挂放于老年人床旁。

9. 贴上导管标识，注明引流袋启用时间，协助老年人穿好裤子，整理床单位。

10. 撤去屏风，打开门窗。

11. 床头挂"防导管脱落"标识，进行健康教育并进行巡视记录。

12. 用物按规定处置。

13. 洗手，记录。

【评价】

1. 无菌观念强，操作熟练，动作连贯。

2. 护患沟通良好，操作过程保护老年人隐私，注意保暖。

【注意事项】

1. 膀胱高度膨胀者第一次导尿量不应超过 1000ml，以防腹压突然下降引起虚脱，膀胱黏膜充血，发生血尿。

2. 留置导尿管时须妥善固定，导尿管不扭曲，保持通畅；引流管末端及集尿袋低于膀胱；保持会阴部清洁，每天清洗尿道口 2～3 次；采用间歇夹管方式训练膀胱反射功能；观察尿液情况，鼓励老年人多饮水（禁食者除外），以达到自行冲洗尿道预防感染的作用；每周复查尿常规。

3. 拔管前告之老年人需要夹闭导管 1～2 天，定时开放，以训练膀胱的功能。有尿意时开放导尿管。拔管后注意观察老年人排尿情况。

## 五、灌肠

### （一）保留灌肠

【目的】

1. 镇静、催眠。

2. 治疗肠道感染。

【用物】

1.治疗车上层　注洗器或小容量灌肠筒、温开水、肛管（纱布包裹置于治疗碗内）、弯盘、止血钳、液状石蜡、棉签、卫生纸、水温计、灌肠溶液、橡胶布和治疗巾（或一次性垫巾）。

2.治疗车下层　生活垃圾桶、医疗垃圾桶。

3.其他　便器及便器巾、屏风。

【评估】

1.全身情况　老年人的病情、意识状态、生命体征、肠道病变部位、临床诊断、肛周皮肤及黏膜情况。

2.药物情况　灌肠药物的作用及不良反应。

3.其他情况　老年人心理状况及理解程度。

【准备】

1.老年人　排便，根据病情选择不同卧位。

2.环境　关闭门窗，调节室温，遮挡老年人。

3.用物　用物准备齐全，摆放合理美观。

4.护士　修剪指甲、洗手、戴口罩，必要时戴手套。

【实施】

1.核对老年人，做好解释，取得老年人配合。

2.插管前准备：脱裤露臀，垫中单、小枕，抬高臀部 10cm，弯盘置臀旁、抽吸药液、连接肛管、戴手套、润滑肛管前端、排气。

3.插管：显露肛门，插管深度 15 ～ 20cm。

4.灌肠：缓慢注入药液，观察病情；注入温开水，肛管尾端抬高。

5.夹紧肛管，拔出肛管放入弯盘内，轻揉肛门。

6.安置老年人，用物按规定处置。

7.洗手，记录。

【评价】

1.剂量准确，达到预期目的。

2.关心老年人，注意老年人保暖，维护老年人隐私。

3.老年人理解操作的目的并积极配合操作。

【注意事项】

1.肛门、直肠、结肠等手术后的老年人，排便失禁不宜做保留灌肠。

2.肠道抗感染药物以睡前灌入为宜。

3.直肠、乙状结肠病变取左侧或仰卧位；回盲部病变取右侧卧位。

4.灌肠液量要少，肛管要细，插入要深，压力要低。

5.拔管后轻揉肛门，尽量保留药液 1 小时以上。

## （二）不保留灌肠（大量、小量）

【目的】

1.老年人进行肠道准备。

2.刺激老年人肠蠕动，软化粪便解除便秘，排除肠内积气，减轻腹胀。

3.稀释和清除肠道内有害物质，减轻中毒。

4.灌入低温液体，为高热老年人降温。

【用物】

1.方盘内　一次性灌肠袋、止血钳、液状石蜡、棉签、卫生纸、水温计、灌肠溶液、一次性垫巾、手套。

2.方盘外　弯盘、病历夹、手消毒液。

3.治疗车下层　生活垃圾桶、医疗垃圾桶。

4.其他　便盆及便盆巾、屏风。

【评估】

1.全身情况　了解老年人的病情、生命体征、临床诊断、目的。

2.局部情况　了解老年人排便、肛周皮肤及黏膜情况，腹部有无包块、胀气,有无灌肠禁忌证。

3.其他情况　根据老年人的意识状态、心理状况及理解程度，讲解操作的目的，取得老年人的配合。

【准备】

1.老年人　排便；取左侧卧位，双膝屈曲。

2.环境　关闭门窗，调节室温，遮挡老年人。

3.用物　用物准备齐全，摆放合理美观。

4.护士　修剪指甲、洗手、戴口罩，必要时戴手套。

【实施】

1.核对老年人，做好解释，取得老年人的配合。

2.插管前准备：协助老年人脱裤露臀，移至床沿，垫中单，弯盘置臀旁；灌肠袋挂于输液架上，液面距肛门40～60cm；小量不保留灌肠用注洗器抽吸灌肠液，戴手套润滑肛管前端，排气、夹管。

3.插管：显露肛门，插管深度7～10cm。

4.灌肠：去夹，固定；观察老年人的反应及灌肠筒内液面下降情况。

5.待溶液将要灌完时，夹紧肛管，拔出肛管放入弯盘内。

6.灌肠后处理：保留灌肠液5～10分钟（少量可保留10～20分钟）；协助排便并观察大便性状，撤去中单。

7.安置老年人，开窗通风。

8.用物按规定处置。

9.洗手，记录。

【评价】

1.执行查对制度，无差错。

2.关心老年人，注意老年人保暖，维护老年人隐私。

3.老年人配合操作，达到治疗目的。

【注意事项】

1.正确选用灌肠溶液，掌握溶液的温度、浓度、量。肝性脑病老年人禁用肥皂水灌肠；充血性心力衰竭和水钠潴留老年人禁用生理盐水灌肠；降温用28～32℃，中暑用4℃等渗盐水灌肠，灌肠后保留30分钟后再排便，排便后30分钟测体温并记录。

2.插管动作轻柔，避免损伤肠黏膜。

3. 保持一定灌注压力和速度。灌肠中，老年人感觉腹胀或有便意时，嘱老年人张口深呼吸，以放松腹部肌肉，并降低灌肠筒的高度或减慢流速；如液面不降，可转动肛管；如出现脉速、面色苍白、出冷汗、剧烈腹痛、心慌气急等应立即停止灌肠，给予处理。

4. 灌肠禁忌证：急腹症、消化道出血、严重心血管疾病。

5. 伤寒老年人灌肠量不超过 500ml，液面距肛门不得超过 30cm。

## 六、肛管排气

【目的】

1. 排出肠腔积气，减轻腹胀。

【用物】

1. 方盘内　治疗碗、肛管、玻璃接管、橡胶管、液状石蜡、棉签、胶布、别针。

2. 方盘外　弯盘、卫生纸。

3. 治疗车下层　生活垃圾桶、医疗垃圾桶。

【评估】

1. 全身情况　老年人的病情、意识状态及生命体征。

2. 局部情况　腹胀及肛周皮肤黏膜情况。

3. 其他情况　老年人的心理状况及理解程度。

【准备】

1. 老年人　排便，取左侧卧位或平卧位。

2. 环境　关闭门窗，调节室温，屏风遮挡。

3. 用物　用物准备齐全，摆放合理美观。

4. 护士　修剪指甲、洗手、戴口罩，必要时戴手套。

【实施】

1. 核对老年人，做好解释，取得老年人的配合。

2. 插管前准备：脱裤露臀；连接肛管与橡胶管，橡胶管另一端插入水中。

3. 插管：润滑肛管；显露肛门，插管深度 15 ～ 18cm，固定。

4. 保留肛管不超过 20 分钟，观察病情及排气情况。

5. 拔管：夹闭肛管，用纸巾包裹轻轻拔出，置于弯盘内，清洁肛门。

6. 安置老年人，开窗通风。

7. 用物按规定处置。

8. 洗手，记录。

【评价】

1. 严格执行查对制度。

2. 老年人感觉腹胀减轻。

3. 注意老年人保暖，维护老年人隐私。

【注意事项】

1. 橡胶管长度应足够长，便于老年人更换体位。

2. 如排气不畅，可顺时针按摩腹部或帮助老年人更换体位，促进排气。

3. 肛管保留时间不宜过长，如病情需要，2 ～ 3 小时后可再次肛管排气。

## 七、尿粪标本采集

【目的】

1. 常规标本　用于检查粪便的性状、颜色、混合物及寄生虫虫卵等。

2. 隐血标本　用于检查粪便内肉眼不能察觉的微量血液。

3. 寄生虫及虫卵标本　用于检查寄生虫、幼虫及虫卵。

4. 培养标本　用于检查粪便中的致病菌。

【用物】

蜡纸盒或容器、竹签、无菌培养管、无菌竹签、消毒便器、透明胶带、载玻片、清洁便器等。

【评估】

1. 全身情况　粪便标本检验的项目和目的、老年人的病情、诊断及意识状态。

2. 其他情况　老年人的心理状况、合作程度等。

【准备】

1. 老年人　取舒适卧位，安静休息。

2. 环境　安静整洁，温、湿度适宜。必要时拉床帘或屏风。

3. 用物　用物准备齐全，摆放合理美观。

4. 护士　修剪指甲、洗手、戴口罩，必要时戴手套。

【实施】

1. 核对医嘱和化验单上的床号、姓名、住院号、检验项目。根据检验目的选择适当容器。

2. 携用物至老年人床旁，核对老年人床号、姓名、住院号，解释操作目的和收集方法。取得老年人配合。

3. 留取标本：①常规标本。用检便匙在粪便中央部分取黏液、脓血等异常部分约 5g（约蚕豆大小），放入检便盒内。②隐血标本。按常规标本留取。③培养标本。用无菌竹签取带脓血或有黏液的粪便 2 ～ 5g 或在肛门插入 6 ～ 7cm，轻轻取出大便少许，放入培养管或无菌蜡纸盒中，立即送检。④检查寄生虫。用检便匙取粪便不同部位带血或黏液便 5 ～ 10g 送检。⑤检查蛲虫。老年人睡前或晨醒，解便前将透明胶带贴在肛门周围，取下并将粘有虫卵的透明胶带面粘贴在载玻片上，立即送检。⑥检查阿米巴原虫。便器用热水加温至接近人体体温，排便于清洁便器内，标本连同便器在 30 分钟内送检。

4. 协助老年人穿好衣裤，取舒适卧位。

5. 标本及时送检，按规定处置用物。

6. 洗手，记录。

【评价】

1. 严格执行查对制度。

2. 正确采集粪标本。

3. 粪标本质量符合要求。

【注意事项】

1. 粪便标本中不可混有尿液、消毒剂、污水、植物、泥土等。

2. 无粪便但又必须检查时可经肛门指诊获取粪便，灌肠后的粪便常因过稀及混有油滴等而不适于作检查标本。

## 八、痰标本采集

【目的】

1.常规标本采集　经涂片和特殊染色后，用于检查痰中的细菌、虫卵或癌细胞等（如涂片可找到革兰氏阳性肺炎链球菌、肺吸虫虫卵或癌细胞）。

2.24小时痰标本采集　用于检查一日的痰量，并观察痰液的性状。

3.培养标本采集　用于检查痰液中的致病菌。

【用物】

蜡纸盒或积痰器、漱口溶液、广口玻璃瓶、无菌培养皿或培养瓶，另备吸引器、吸痰器（一次性痰液收集器）、一次性手套。必要时备张口器、压舌板。

【评估】

1.全身情况　痰标本检验的项目和目的，老年人的病情、诊断。

2.其他情况　意识状态、合作程度等。

【准备】

1.老年人　取舒适卧位，安静休息。

2.环境　病室温、湿度适宜。酌情关闭门窗，必要时拉上床帘或屏风。

3.用物　用物准备齐全，摆放合理美观。

4.护士　修剪指甲、洗手、戴口罩，必要时戴手套。

【实施】

1.核对医嘱和化验单上的床号、姓名、住院号、检验项目、送检日期。根据检验目的选择适当容器并贴上标签。

2.携用物至老年人床旁，核对老年人床号、姓名、住院号，解释操作目的和收集方法。

3.留取标本

（1）常规标本。①老年人能自行留取标本：协助老年人坐位，用清水漱口，深呼吸数次后，用力咳出气管深处的第一口痰。②老年人物理咳嗽或不能合作：协助老年人取适当卧位，由下向上叩击胸背部，协助咳痰。

（2）24小时标本。容器外贴好检验单附联并注明留痰起止时间，指导老年人将24小时内（从清晨7：00至次晨7：00）的痰液吐入容器内送验。

（3）痰培养标本。嘱老年人用漱口液，再用清水漱口（避免口腔中细菌加入），深吸气后用力咳嗽，将痰吐入无菌培养皿内，加盖送验。

（4）昏迷老年人或无法咳痰或不合作老年人留取痰培养标本时，可用吸痰管，外接大号注射器抽吸，也可用吸引器吸取。

4.协助老年人取舒适卧位。

5.标本及时送检，按规定处置用物。

6.洗手，记录。

【评价】

1.严格执行查对制度。

2.正确采集痰标本。

3.痰标本质量符合要求。

【注意事项】

1. 收集痰液宜选择清晨，此时痰液较多，痰内细菌较多，阳性检出率高。

2. 收集标本操作宜规范，如为痰培养标本，应严格无菌操作，避免污染标本，影响检验标本。

3. 收集标本不可将唾液、漱口水、鼻涕等分泌物混入。

4. 若老年人伤口疼痛无法咳嗽，可用软枕或手掌压迫伤口,减轻肌肉张力,减少咳嗽时疼痛。

5. 标本采集后及时送检。若检查痰液中有无癌细胞，用 95% 乙醇或 5% ～ 10% 甲醛固定后送检。

## 九、口服给药

【目的】

协助老年人安全、正确地服下药物，以达到用药效果。

【用物】

1. 设备　发药车。

2. 方盘内　药盘、药杯、服药本、小药卡、钥匙、量杯、滴管。

3. 其他　纱布、小水壶（内盛温开水）、带吸管水杯（老年人可自备），必要时备研钵。

【评估】

1. 全身情况　老年人的年龄、病情、药物过敏史及治疗情况，是否适合口服给药等。

2. 局部情况　老年人口咽部是否有溃疡、糜烂等情况。

3. 其他情况　老年人的心理状态、合作程度。

【准备】

1. 老年人　取舒适卧位，安静休息。

2. 环境　温、湿度适宜，安静整洁，光线适中。

3. 用物　用物准备齐全，摆放合理美观。

4. 护士　修剪指甲、洗手、戴口罩，必要时戴手套。

【实施】

### （一）备药

1. 核对药卡与服药本，按床号顺序将小药卡插入药盘内，放好药杯。

2. 对照服药本配药。

3. 根据药物剂型采取相应的取药方法。①固体药：一手取药瓶，瓶签朝向自己；另一手用药匙取出所需药量，放入药杯。②液体药：摇匀药液；一手持量杯，拇指置于所需刻度，使其刻度与视线平；另一手将药瓶有瓶签的一面朝上，倒药液至所需刻度；将药液倒入药杯；用湿纱布擦净瓶口，放药瓶回原处；油剂、按滴计算的药液或药量不足 1ml 时，于药杯内倒于少许温开水，用滴管吸取药液。

4. 摆药完毕，经 2 人核对无误后方可发药。

### （二）发药

1. 核对服药本与药杯的床号、姓名、药名、剂量、用法、时间、浓度、有效期，确认无误后方可发药。

2. 推发药车、水壶送至老年人床边。核对姓名、年龄、腕带；检查上顿药物服用情况。

3. 解释所发药物的作用、注意事项。

4. 将药去除外壳后放入老年人药杯中并再次核对。

5. 协助老年人取舒适卧位，倒温开水。确认老年人服下，再次查对。

6. 对危重或不能自行服药者应喂药；鼻饲老年人须将药物碾碎，用水溶解后从胃管注入，再用少量温开水冲净胃管。

7. 观察服药后的反应。

8. 药杯按要求做相应处理，清洁发药盘。

9. 洗手，记录。

【评价】

1. 取药方法正确，剂量准确。

2. 严格执行查对制度。

3. 老年人了解药物的作用及注意事项，能按时、按量正确服药。

【注意事项】

1. 发药前收集老年人资料，凡因特殊检查、老年人外出时暂不发药，并做好交接班。

2. 发药时老年人如有疑问，应虚心听取，重新核对无误、耐心解释后再发药。

3. 留置胃管者服用口服药物时应碾碎，经温开水溶化后从胃管内注入再用少量温开水冲净，不能自服者应喂服。

4. 老年人自服的药物在口服药本上注明自备、自服。

5. 护士掌握药物的性质，正确指导老年人按时服药（餐前、餐中、餐后等）；按要求服药（铁剂、止咳药、洋地黄等特殊药物详细交代服用注意事项）。

6. 发药后，观察用药效果及不良反应，如有异常及时和医师联系妥善处理。

7. 发药给 2 人以上时，按床号顺序依次进行，杜绝漏发药、发错药。

8. 服用强心苷类药物应先测心率、注意节律变化，如 < 60 次 / 分或节律不齐时，不可服用。

## 十、各种注射

### （一）皮内注射法

【目的】

1. 用于药物过敏试验。

2. 用于预防接种。

3. 用于局部麻醉的先驱步骤。

【用物】

1. 注射盘内　1ml 注射器、5ml 注射器、药物、生理盐水、75% 乙醇、安尔碘、无菌棉签、弯盘、砂轮、肾上腺素。

2. 注射盘外　方盘、无菌治疗巾、医嘱单、注射卡、弯盘、无菌纱布、手消毒液、剪刀、笔、护士表（可自备）。

3. 治疗车下层　生活垃圾桶、医疗垃圾桶和锐器盒。

【评估】

1. 全身情况　老年人的病情、意识状态、用药史、药物及乙醇过敏史。

2. 局部情况　局部皮肤情况。

3. 其他情况  老年人的心理状态、合作程度。解释目的、注意事项。

【准备】

1. 老年人  取舒适卧位，安静休息。

2. 环境  清洁，遮挡老年人。

3. 用物  用物准备齐全，摆放合理美观。

4. 护士  洗手，戴口罩、帽子，必要时戴手套。

【实施】

1. 抽吸药液：①查对药液，与治疗单核对，检查注射器、针尖；②铺无菌盘或无菌纱布；③皮试液抽取方法准确（不余、不漏、不污染、剂量正确）；④排气，放妥，再次核对。

2. 携带用物至床边，核对老年人。

3. 正确选择注射部位。

4. 用 75% 乙醇消毒皮肤（对乙醇过敏者禁用），核对老年人身份。

5. 注射：①左手绷紧皮肤，右手持注射器成 5°进针，针尖斜面完全进入皮内；②左手固定针栓，推药液 0.1ml，形成皮丘；③迅速拔针，不可按压；④记录执行时间。

6. 交代注意事项：①不可用手按揉皮丘；②20分钟内不可离开病房或注射室，不可剧烈活动；③如有不适及时联系医务人员。

7. 再次核对，安置老年人。

8. 用物按规定处置。

9. 在规定时间观察反应结果。

10. 准确判断结果。

11. 洗手，记录。

【评价】

1. 严格执行无菌原则。

2. 动作轻巧、准确、操作熟练。

3. 皮试液剂量及浓度配制正确。要求现配现用。

4. 皮内试验结果判断及过敏性休克的处理措施正确。

【注意事项】

1. 严格执行无菌操作和查对制度。

2. 做皮试前，详细询问用药史、过敏史和家族史，如老年人对注射药物有过敏史，则不可做皮试，应及时与医师联系，更换其他药物。

3. 皮试忌用碘酊消毒，以免影响对局部反应的观察。

4. 进针角度以针尖斜面全部进入皮内为宜，避免进针角度过大。

5. 做药敏试验前，备好急救药品，以防发生意外。

6. 给老年人做过药敏试验后，嘱其勿揉擦局部及离开，等待 15～20 分钟后护士观察结果。同时告知，如有不适及时通知护士，以便及时处理。

7. 药敏试验结果为阳性时，告知家属或老年人不能再用该种药物，并记录在病历上。

## （二）皮下注射法

【目的】

1. 注入小剂量药物，用于不宜口服给药，而需在一定时间内发生药效时。

2. 用于预防接种。

【用物】

1. 注射盘内　1ml 注射器、药物、安尔碘、75% 乙醇、无菌棉签、弯盘、砂轮。

2. 注射盘外　方盘、无菌治疗巾、医嘱单、注射卡、弯盘、手消毒液、剪刀、笔、护士表。

3. 治疗车下层　生活垃圾桶、医疗垃圾桶和锐器盒。

【评估】

1. 全身情况　老年人的病情、意识状态、用药史、药物过敏史。

2. 局部情况　局部皮肤情况。

3. 其他情况　老年人的心理状态、合作程度。

【准备】

1. 老年人　取舒适卧位，安静休息。

2. 环境　温、湿度适宜，安静整洁，光线适中。

3. 用物　用物准备齐全，摆放合理美观。

4. 护士　修剪指甲、洗手、戴口罩，必要时戴手套。

【实施】

1. 抽吸药液：①查对药液，与治疗单核对，检查注射器、针尖；②铺无菌盘或无菌纱布；③药液抽取方法准确（不余、不漏、不污染、剂量正确）；④排气，放妥。再次核对。

2. 携带用物至床边，做好查对。

3. 正确选择注射部位。

4. 消毒皮肤，核对老年人。

5. 注射：①一手固定皮肤，另一手呈 30°～40°，针尖斜面向上，快速将针梗的 1/3～2/3 刺入皮下；②固定针栓，抽动活塞无回血；③缓慢注入药液；④注射毕，用干棉签按针眼，迅速拔针，按压片刻。

6. 交代注意事项：①保持注射局部清洁、干燥；②定期更换注射部位。

7. 再次核对、安置老年人。

8. 用物按规定处置。

9. 洗手，记录。

【评价】

1. 严格执行无菌原则。

2. 动作轻巧、准确、操作熟练。

3. 有爱伤观念，注意护患沟通。

【注意事项】

1. 侧握式持针时，示指只能固定针栓，不可触及针梗，以免污染。

2. 进针角度不宜超过 45°，避免刺入肌层。

3. 皮下注射不宜用刺激性强的药物。

4. 长期皮下注射者，应更换注射部位，以防局部产生硬结，保证药物吸收的最好效果。

5. 注射不足 1ml 的药液时，应用 1ml 注射器抽吸药液，以确保药物剂量的准确性。

（三）肌内注射法

【目的】

1.用于不能或不宜口服的药物。

2.不能或不宜做静脉注射，而需迅速发生疗效或药量大的药物。

【用物】

1.注射盘内　2～5ml注射器、药物、安尔碘、无菌棉签、弯盘、砂轮。

2.注射盘外　方盘、无菌治疗巾、医嘱单、注射卡、弯盘、手消毒液、剪刀、笔、护士表。

3.治疗车下层　生活垃圾桶、医疗垃圾桶和锐器盒。

4.其他　屏风或床帘。

【评估】

1.全身情况　老年人的病情、意识状态、用药史、药物过敏史。

2.局部情况　局部皮肤情况。

3.其他情况　老年人的心理状态、合作程度。

【准备】

1.老年人　取舒适卧位，安静休息。

2.环境　温、湿度适宜，安静整洁，光线适中。

3.用物　用物准备齐全，摆放合理美观。

4.护士　修剪指甲、洗手、戴口罩，必要时戴手套。

【实施】

1.抽吸药液：①查对药液质量，与治疗单核对，检查注射器针尖；②铺无菌盘或无菌纱布；③药液抽取方法准确（不余、不漏、不污染、剂量正确）；④排气，放妥，再次核对。

2.携带用物至床边，评估老年人。

3.正确选择注射部位。

4.做好查对，消毒皮肤。

5.注射：① 90°将针头迅速刺入针梗的2/3左右；②固定针栓，抽动活塞无回血；③缓慢注入药液，观察老年人的反应；④注射毕，用干棉签按针眼，迅速拔针，按压片刻。

6.交代注意事项：①保持注射局部清洁、干燥；②定期更换注射部位。

7.再次核对、安置老年人。

8.用物按规定处置。

9.洗手，记录。

【评价】

1.严格执行无菌原则。

2.动作轻巧、准确、操作熟练。

3.有爱伤观念，注意护患沟通。

【注意事项】

1.注射时，针梗切勿全部刺入，以防不合作者躁动，使针梗弯曲或折断。

2.多种药物同时注射，须注意配伍禁忌。

3.注射刺激性强的药物选用长针头深注射。

4.如为多个老年人同时进行肌内注射，没有准备无菌盘时，应备好注射用物和药物至老年人床旁，核对无误后，先帮老年人遮挡、定位、消毒，再吸药注射；注射器自取出直到注射结束方可放下，不可将吸好药液的注射器置于方盘内，以防可能发生污染。

### （四）静脉注射

【目的】

1. 药物不宜口服、皮下注射、肌内注射或需迅速发生药效时。

2. 做诊断性检查。

【用物】

1. 注射盘内　5ml 注射器、药物、安尔碘、无菌棉签、弯盘、砂轮。

2. 注射盘外　方盘、无菌治疗巾、医嘱单、注射卡、弯盘、手消毒液、剪刀、笔、护士表。

3. 治疗车下层　生活垃圾桶、医疗垃圾桶和锐器盒。

【评估】

1. 全身情况　老年人的病情、意识状态。

2. 局部情况　局部皮肤及血管情况。

3. 其他情况　老年人的心理状态，合作程度。

【准备】

1. 老年人　取合适体位，局部保暖，使静脉充盈。

2. 环境　温、湿度适宜，安静整洁，光线适中。

3. 用物　用物准备齐全，摆放合理美观。

4. 护士　修剪指甲、洗手、戴口罩，必要时戴手套。

【实施】

1. 抽吸药液：①双人核对医嘱单、注射单、签名；②查对药液，检查注射器、针头；③铺无菌盘或无菌纱布；④药液抽取方法准确（不余、不漏、不污染、剂量正确）；⑤查对药液，排气，粘贴注射单，放妥。

2. 携带用物至床边，核对老年人。

3. 选择静脉：①穿刺部位肢体取舒适位或下垫小枕；②距穿刺点上方 6cm 左右处扎止血带；③嘱老年人握拳。

4. 消毒皮肤，核对老年人、医嘱、药液。

5. 进针：①一手固定皮肤，另一手持针；②针头斜面向上与皮肤呈15°～30°进针；③见回血再进针少许；④松止血带，嘱老年人松拳。

6. 固定针尖。

7. 注入药物。

8. 注射毕，干棉签放于穿刺点上方，拔出针头，按压片刻。

9. 再次核对、安置老年人。手卫生消毒。

10. 用物按规定处置。

11. 洗手，记录。

【评价】

1. 严格执行无菌技术及查对制度。

2. 体现以老年人为中心，注意保暖和减轻疼痛。

3. 正确掌握注入药液的速度。

【注意事项】

1.长期静脉注射者要保护血管，注意有计划地使用静脉。

2.根据药物性质及病情，掌握推药速度；经常检查回血，观察老年人及注射局部情况；随时听取老年人主诉。

3.注射对组织有强烈刺激的药物，应另备一盛有无菌生理盐水的注射器和头皮针，穿刺后，先注入少量生理盐水，确认针头在血管内，再接有药液的注射器（针头不动）进行注射。药液注射结束后，再注入少量生理盐水冲管后拔针，以防药液外溢于皮下组织中而发生坏死。

4.因抗肿瘤药对人体有较大危害性，所以在配制和抽吸药液时，要戴一次性手套，使用"层流细胞毒安全柜"，以保护护士的健康。

## 十一、静脉采血

【目的】

为老年人采集、留取静脉血标本。

【用物】

1.方盘内　无菌注射器（一次性采血器和真空标本容器），按需准备干燥试管、抗凝试管或培养皿、皮肤常规消毒液、无菌棉签、止血带、小垫枕。

2.方盘外　检验单或检验条形码、采血架、手消毒液、治疗碗、笔、护士表、培养标本，另备乙醇灯和火柴。

3.治疗车下层　生活垃圾桶、医疗垃圾桶、锐器盒、弯盘。

【评估】

1.全身情况　询问、了解老年人是否按照要求进行采血前准备，例如是否空腹等。

2.局部情况　评估老年人局部皮肤及血管情况。

【准备】

1.老年人　取舒适卧位，安静休息。

2.环境　温、湿度适宜，安静整洁，光线适中。

3.用物　用物准备齐全，摆放合理美观。

4.护士　修剪指甲、洗手、戴口罩，必要时戴手套。

【实施】

1.核对医嘱，掌握老年人的一般情况、诊断和目前治疗情况、采血量和需要的试管及检查项目的注意事项。

2.检查试管，正确粘贴化验单。

3.携用物至床边，核对姓名、年龄，解释目的，协助老年人取舒适体位。

4.选择老年人适宜的穿刺部位，核对，按照无菌技术原则进行穿刺。

5.松止血带，采集适量血液。

6.拔针，按压（指导老年人采取正确按压方法），核对，安置老年人。

7.处置物品，洗手，标本送检，记录。

【评价】

1.严格执行无菌技术操作原则和查对制度。

2. 正确采集血标本。

3. 血标本质量符合要求，不发生溶血或凝固。

【注意事项】

1. 若老年人正在进行静脉输液、输血，不宜在同侧手臂采血。

2. 在采血过程中，应避免导致溶血的因素。

3. 需要抗凝的血标本，应将血液与抗凝剂混匀。

## 十二、动脉采血

【目的】

主要用于动脉血气分析，判断老年人氧合情况，为治疗提供依据。

【用物】

1. 方盘内　5ml 或 10ml 无菌注射器（动脉血气针）、小沙袋、适量 0.5% 肝素、无菌纱布、无菌棉签、消毒液、无菌软木塞，必要时备无菌手套。

2. 方盘外　检验单或检验条形码、手消毒液、治疗碗、笔、护士表。

3. 治疗车下层　生活垃圾桶、医疗垃圾桶、锐器盒、弯盘。

【评估】

同静脉血标本采集。

【准备】

1. 老年人　取舒适卧位，安静休息。

2. 环境　温、湿度适宜，安静整洁，光线适中。

3. 用物　用物准备齐全，摆放合理美观。

4. 护士　修剪指甲、洗手、戴口罩，必要时戴手套。

【实施】

1. 核对医嘱，掌握老年人的一般情况，诊断和目前治疗情况，采血量和需要的试管及检查项目的注意事项。

2. 检查试管，正确粘贴化验单。

3. 携用物至床边，核对姓名、年龄，解释目的，协助老年人取舒适体位。评估采血动脉。

4. 选择老年人适宜的穿刺部位，一般选择桡动脉、股动脉，垫小枕，核对，按照无菌技术原则进行穿刺。

5. 严格消毒左手示指和中指，用左手示指和中指摸到动脉搏动明显处并固定于两指间，右手持注射器垂直进针或与动脉走向呈 45° 刺入动脉，有鲜红色回血，固定采血针，抽取所需量。

6. 取血后，立即拔针，将针头斜面刺入橡皮塞。指导老年人采取正确按压方法（穿刺后按压穿刺部位 5 ～ 10 分钟）。核对，安置老年人。

7. 标本及时送检。

8. 用物按规定处置。

9. 洗手，记录。

【评价】

1. 严格执行无菌技术操作原则和查对制度。

2. 正确采集血标本。

3.血标本质量符合要求，不发生溶血或凝固，避免空气混入。

【注意事项】

1.严格执行查对和无菌技术操作原则，以防感染。

2.有出血倾向的老年人谨慎使用。

3.拔针后穿刺部位用无菌纱布或沙袋加压止血，以免出血或形成血肿。

## 十三、静脉留置针穿刺

【目的】

1.为老年人建立静脉通路，保护老年人静脉，便于抢救，适用于长期输液老年人。

2.纠正水、电解质失衡，维持酸碱平衡。

3.补充营养，维持热量。

4.输入药物，达到治疗疾病的目的。

5.增加循环血量，改善微循环，维持血压。

【用物】

1.方盘内　棉签、输液贴、静脉针尖、留置针一套、液体及药物、消毒液、砂轮、止血带、开瓶器、注射器、输液器。

2.方盘外　弯盘、加药单、输液巡视卡、输液架、快速手消毒剂。

3.治疗车下层　生活垃圾桶、医疗垃圾桶、锐器盒、弯盘。

【评估】

1.全身情况　老年人的年龄、病情、营养状况。

2.局部情况　穿刺部位的皮肤、血管状况及肢体活动度。

3.其他情况　老年人的心理状态及合作程度。

【准备】

1.老年人　老年人排尿、穿刺肢体保暖。

2.环境　温、湿度适宜，安静整洁，光线适中。

3.用物　用物准备齐全，摆放合理美观。

4.护士　修剪指甲、洗手、戴口罩，必要时戴手套。

【实施】

1.根据医嘱，核对药单、输液巡视卡，再经第二人核对无误。

2.至老年人床头核对姓名、年龄，解释并评估老年人情况。

3.核对药液，贴上输液卡。

4.核对药物，配制液体。

5.用物带至床旁，核对姓名、年龄、药名、剂量等，将输液袋挂在输液架上。

6.排气：挤压墨菲滴管，使液面达滴管 1/2 ～ 2/3 后，打开调节器，使滴管稍倾斜，液体缓慢排出至排尽导管和针头内空气，关闭调节器，对光检查有无气泡后妥善放置。

7.备好胶布，选择静脉，扎止血带（穿刺针上方 10 ～ 15cm）。

8.消毒皮肤两次。范围：直径＞ 8cm。

9.接留置针、排气、再次核对，检查有无气泡。

10.进针、固定：①取出静脉留置针，去除外套，旋转松动外套管；②右手拇指与示指夹住两翼；③嘱老年人握拳，绷紧皮肤，固定静脉，右手持针，在血管上方，使针尖与皮肤呈 15°～30°穿刺，见回血后压低角度，顺静脉走行继续进针约 0.2cm；④左手持 Y 形接口，右手后撤针芯约 0.5cm，持针座将针芯与外套管送入静脉内；⑤左手固定两翼，右手迅速将针芯抽出，放于锐器盒内；⑥松开止血带，打开输液器，嘱老年人松拳；⑦用无菌透明敷贴对留置针管做密闭式固定，用注明置管日期和时间的透明胶布固定三叉接口（高举平台法），再用胶布固定输液器针尖。

11. 根据病情调节滴速，再次核对，记录（滴速、穿刺日期和签名）。

12. 安置老年人于舒适卧位，将呼叫器放置于老年人可触及位置，告之注意事项。

13. 用物按规定处置，观察老年人反应。

14. 封管：边退针边推液体，将针尖斜面留肝素帽内，封管液余 0.5ml 时，夹管后拔针。

【评价】

1. 严格执行无菌操作原则和查对制度。

2. 体现以老年人为中心，注意保暖和减轻疼痛。

3. 正确掌握输液速度。

【注意事项】

1. 选择静脉时，避开静脉瓣和关节，选择弹性好、走向直的静脉。

2. 根据病情及药物性质，掌握注药速度并随时听取老年人主诉；加强巡视。

3. 更换透明贴膜后，记录当时穿刺日期，留置时间一般浅静脉为 72～96 小时或视情况而定。

4. 每次输液前后应当检查老年人穿刺部位的走向有无红、肿，询问老年人情况，发现异常及时拔除导管，给予处理。

5. 告知老年人注意保护使用留置针的肢体，不输液时，尽量避免肢体下垂姿势，以免由于重力作用造成回血堵塞。

## 十四、眼内滴药

【目的】

1. 用于预防、治疗眼部疾病。

2. 扩瞳、缩瞳、表面麻醉等。

【用物】

1. 方盘内　滴管或滴瓶、眼药水、消毒棉签。

2. 方盘外　弯盘。

3. 治疗车下层　生活垃圾桶、医疗垃圾桶。

【评估】

1. 全身情况　有无明确的相关药物过敏史。

2. 局部情况　老年人滴眼药的目的、种类、眼部情况、视力有无障碍。

3. 其他情况　老年人对滴眼药的认知与配合程度。

【准备】

1. 老年人　取舒适卧位，安静休息。

2. 环境　温、湿度适宜，安静整洁，光线适中。

3. 用物　用物准备齐全，摆放合理美观。

4. 护士　修剪指甲、洗手、戴口罩，必要时戴手套。

【实施】

1. 核对老年人，做好解释。

2. 协助老年人侧卧位或坐位，头略后仰。

3. 嘱老年人眼向上注视。

4. 左手用棉签拉开下眼睑。

5. 右手持眼药液或滴管，将药液滴入结膜囊内。如眼部涂有眼膏或有分泌物时，应先用消毒棉签拭去，再滴眼药水。

6. 轻提上眼睑使药液充分弥散。

7. 嘱老年人轻轻闭合眼睑 1 ~ 2 分钟。嘱老年人不要用力闭眼，以防药液外溢。

8. 用无菌棉签拭去溢出的眼药水。

9. 观察老年人滴眼药水后的反应。

10. 用物按规定处置。

11. 洗手，记录所滴眼药水的药名、浓度及用药效果和不良反应。

【评价】

1. 滴药方法正确，剂量准确。

2. 严格执行查对制度。

3. 老年人了解滴眼药的作用及注意事项。

【注意事项】

1. 双眼滴药时先滴健眼。

2. 滴眼前先检查眼药水有无变色、沉淀，注意玻璃滴管有无破损。

3. 正常结膜囊容量为 0.02ml，一般每次滴入 1 ~ 2 滴即可，不宜过多，以免药液外溢。

4. 滴药时，滴管或瓶口距眼部 1 ~ 2cm，避免接触眼睑或睫毛，以免污染或划伤角膜。

5. 药液避免直接滴于角膜上，因为角膜感觉灵敏。

6. 勿倒置滴管，以免药液倒流污染。

7. 易沉淀的混悬液应在滴前充分摇匀后再用。

8. 某些药物，如散瞳药、β 受体阻滞药，滴药后及时压迫泪囊区 3 分钟，可减少药液经泪道进入黏膜吸收。

9. 滴用多种药物时，先滴刺激性弱的药物，再滴刺激性强的药物，前、后药物之间应隔 10 分钟，以免降低药效。

## 十五、鼻腔滴药

【目的】

收缩或湿润鼻腔黏膜，达到通气、引流和消炎的目的。

【用物】

1. 方盘内　小方纱、滴鼻药物。

2. 方盘外　弯盘。

3. 治疗车下层　生活垃圾桶、医疗垃圾桶。

【评估】

1.全身情况　老年人病情、意识状态、过敏史、自理能力、药物性质。

2.局部情况　老年人鼻部情况。

3.其他情况　老年人对鼻腔滴药的认知及配合程度。

【准备】

1.老年人　取舒适卧位，安静休息。

2.环境　温、湿度适宜，安静整洁，光线适中。

3.用物　用物准备齐全，摆放合理美观。

4.护士　修剪指甲、洗手、戴口罩，必要时戴手套。

【实施】

1.核对医嘱、老年人及药物。

2.向老年人解释操作目的及配合要点。

3.老年人仰卧头低位或侧卧头低位，患侧应向下。

4.一侧鼻腔滴入药液 4 ～ 5 滴，轻轻捏鼻翼，使药液与鼻腔黏膜广泛接触。

5.嘱老年人保持 5 ～ 10 分钟后恢复体位，按相同方法滴入对侧。

6.用小方纱擦干净鼻孔周围。

7.观察老年人鼻腔情况。嘱老年人滴药后不要用力，以免药液外渗。

8.洗手，记录所滴药水的药名、浓度及用药效果和不良反应。

【评价】

1.滴药方法正确，剂量准确。

2.严格执行查对制度。

3.老年人了解滴鼻药的作用及注意事项。

【注意事项】

1.混悬剂在使用前应充分摇匀。

2.仰卧头低位适用于后组鼻窦炎；侧卧头低位适用于前组鼻窦炎。

3.滴药时滴管勿接触鼻翼和鼻毛，以免污染药液。

4.捏鼻翼以减少药液流入咽部，引起不适。

5.如果需滴入含抗生素的药物，一般先滴收缩鼻黏膜的药液，5 ～ 10 分钟后再滴含抗生素的药液。

## 十六、阴道给药

【目的】

1.慢性宫颈炎、阴道炎的局部治疗。

2.手术后阴道残端的炎症治疗。

【用物】

1.方盘内　窥阴器、长 / 短镊子、消毒敷料罐（带线大棉球）、消毒敷料罐（消毒大棉球）、消毒长棉签、药物（根据医嘱准备）。

2.方盘外　弯盘、一次性臀垫。

3.治疗车下层　生活垃圾桶、医疗垃圾桶。

【评估】

1. 全身情况　老年人病情、意识状态、过敏史、自理能力。

2. 局部情况　会阴部有无开放性伤口等。

3. 其他情况　老年人对阴道给药的认知及配合程度。

【准备】

1. 老年人　嘱老年人排尿。

2. 环境　温、湿度适宜，安静整洁，光线适中。

3. 用物　用物准备齐全，摆放合理美观。

4. 护士　修剪指甲、洗手、戴口罩，必要时戴手套。

【实施】

1. 备齐并检查物品，携带用物至床旁，做好核对解释工作。告知上药的目的，指导老年人配合。

2. 嘱老年人排尿，屏风遮挡。

3. 铺好一次性垫单，协助老年人上检查床，取屈膝仰卧位。双膝屈曲向外分开，脱去近侧裤腿，穿上备用裤套暴露会阴部。铺一次性臀垫于臀下。弯盘置于两腿之间。

4. 阴道准备。先做阴道擦洗（不违反操作要求前提下）、用窥阴器暴露子宫颈，用长棉签拭净分泌物、污物弃于弯盘内。

5. 根据不同剂型药物分别选用涂擦法、喷撒法或纳入法。①涂擦法：用长棉签蘸取药液，均匀涂抹在子宫颈或阴道病变处。②喷撒法：将药粉撒于带线大棉球上，暴露子宫颈后将棉球顶塞于子宫颈部，然后退出窥阴器，线尾留在阴道口外。③纳入法：栓剂、片剂、丸剂可由操作者戴手套后直接放于后穹窿部，或将药片用带线大棉球顶塞于子宫颈部，线尾留在阴道口外。④老年人自己放入药片法：临睡前洗净双手，分开阴唇，用手指将药片沿阴道后壁向下向后推至深处。

6. 协助老年人整理衣物、床铺及用物。

7. 交代注意事项。

8. 按规定处置用物。

9. 洗手，记录。

【评价】

1. 给药方法正确，剂量准确。

2. 严格执行查对制度。

3. 老年人了解阴道给药的作用及注意事项。

【注意事项】

1. 术前告知上药的方法有涂擦法、喷撒法、纳入法。

2. 将药液均匀抹在子宫颈或阴道病变处。

3. 涂抹腐蚀性药物前用纱布或棉球垫于阴道后壁或后穹窿部，药物只涂子宫颈病灶局部，避免灼伤阴道壁及正常组织。

4. 告知老年人带线大棉球线尾留在阴道口外，12～24 小时应及时取出来。

5. 用药期间禁止性生活。

6. 阴道出血者不宜采用阴道给药。

7. 纳入法一般在临睡前或休息时使用，以免起床后脱出，影响治疗效果。

8.术后指导老年人保持会阴清洁卫生，按疗程规范用药，随意减少用药次数会降低疗效并产生耐药性。

## 十七、膀胱冲洗

【目的】

1.保持尿液引流通畅。

2.治疗某些膀胱疾病，如膀胱炎等。

3.清除膀胱内的血凝块、黏液、细菌等异物，预防感染。

4.前列腺及膀胱手术后预防血块形成。

【用物】

1.方盘内　安尔碘消毒液、无菌棉签、一次性膀胱冲洗器、冲洗溶液（35～38℃）、手套。

2.方盘外　一次性垫巾、弯盘。

3.治疗车下层　生活垃圾桶、医疗垃圾桶。

【评估】

1.全身情况　老年人的年龄、性别、病情、生命体征、意识状态。

2.局部情况　老年人有无膀胱、尿道、前列腺疾病，膀胱充盈情况、会阴部情况。尿液性质、颜色、出血情况、导尿管或膀胱造口管是否在位通畅。

3.其他情况　了解老年人、家属对膀胱冲洗知识的知晓程度，老年人的心理状态，对导尿的认识，配合程度，以及接受健康教育的能力。

【准备】

1.老年人　排空大、小便，取舒适卧位。

2.环境　温、湿度适宜，安静整洁，光线适中，关门窗，遮挡老年人。

3.用物　用物准备齐全，摆放合理美观。

4.护士　修剪指甲、洗手、戴口罩，必要时戴手套。

【实施】

1.核对医嘱、老年人及药物。

2.向老年人解释操作目的及配合要点。

3.安置老年人于仰卧位，注意保暖。

4.连接管道：检查尿液的性状及导尿管通畅情况；铺一次性垫巾，放弯盘于导尿管与尿袋连接处下方；关闭冲洗器调节器，连接冲洗液；冲洗液挂输液架（液面距床面约 60cm），冲洗器排气、放置妥当，挂放冲洗标识；戴手套；用安尔碘棉签消毒三腔二囊导尿管的冲洗管口；将膀胱冲洗器与导尿管冲洗管口连接。

5.调节滴速：关闭集尿袋调节器，打开冲洗器调节器，根据医嘱调节冲洗速度。待滴入溶液 200～300ml 后，夹闭冲洗器，开放引流管，将冲洗液全部引流出来。

6.反复冲洗：若滴入药液，须在膀胱内保留 15～30 分钟后再引流出体外，或根据需要延长保留时间。打开集尿袋调节器，排出冲洗液。如此反复进行。

7.观察反应：观察尿液量、颜色、性状，评估冲洗液量及出量；观察冲洗过程是否顺利，有无异常；观察老年人病情的变化，膀胱有无憋胀感。

8.冲洗完毕：分离冲洗器与导尿管，打开集尿袋连接器，脱手套，撤去一次性垫巾。

9. 按规定处置用物。

10. 洗手，记录。

【评价】

1. 程序正确，动作规范。

2. 护患沟通有效，操作过程体现人文关怀。

【注意事项】

1. 冲洗抽吸时不宜用力过猛，吸出的液体不得再注入膀胱。

2. 若抽吸出的液量少于注入液量，可能是导尿管内堵塞，或导尿管在膀胱内的位置不恰当。如膀胱内黏液或血块太多，则冲洗次数和每次冲洗的液量都要相应增加。

3. 每次冲洗均应采用无菌操作。

4. 此种冲洗法简单易行，但污染机会大，应少采用。

5. 冲洗时应让冲洗液自行流出，如此反复冲洗，直至流出的冲洗液清净为止。

6. 根据冲洗液颜色调节冲洗速度。如颜色鲜红，出血量较多时，可以增加滴速，> 300 滴 / 分；正常情况下如颜色淡红时为 70 ～ 130 滴 / 分；颜色澄清时，可适当减慢速度。

## 十八、直肠给药

【目的】

1. 治疗直肠肛门局部炎症。

2. 降低体温，如吲哚美辛。

【用物】

1. 方盘内　注射器、直肠管、甘油（或液状石蜡）、碘伏（乙醇、生理盐水）、棉签、药品（直肠给药有专用直肠管）。

2. 方盘外　弯盘。

3. 治疗车下层　生活垃圾桶、医疗垃圾桶。

【评估】

1. 全身情况　老年人病情、意识状态、过敏史、自理能力、合作程度。

2. 局部情况　药物性质、直肠情况等。

3. 其他情况　老年人对直肠给药的认知及配合程度。

【准备】

1. 老年人　排便、心理放松，取舒适卧位，安静休息。

2. 环境　合适室温、光线充足或足够照明。屏风遮挡，注意保护老年人隐私。

3. 用物　用物准备齐全，摆放合理美观；药物用 38 ～ 40℃温水预热。

4. 护士　修剪指甲、洗手、戴口罩，必要时戴手套。

【实施】

1. 核对医嘱、老年人及药物。

2. 向老年人解释操作目的及配合要点。

3. 安置老年人俯卧位或左侧卧位。

4. 抽药：将药物抽进注射器内，继续吸入少量空气，针头向下，使空气进入管腔尾部。

5. 连接直肠管，直肠管涂抹润滑剂。

6. 插入直肠管：平缓、轻柔、插入 5～10cm。

7. 注入药物：缓慢推入。

8. 拔出直肠管。卧位休息 6～15 分钟。

9. 注意观察有无药液溢出，及时处理。

10. 观察给药后的反应，是否排便或有不舒服感等。

11. 按规定处置用物。

12. 洗手，记录。

【评价】

1. 程序正确，动作规范。

2. 护患沟通有效，操作过程中体现人文关怀。

【注意事项】

1. 掌握直肠给药指征，腹泻严重的老年人暂时不适宜直肠注射疗法。

2. 灌肠管不要太硬，注意动作轻柔，润滑、消毒。

3. 直肠给药容积不宜过大，10ml 以内为宜。

4. 直肠给药后务必保留足够时间，以供药物吸收，一般 15 分钟即可。

5. 注意药物配伍禁忌。

6. 药液温度控制在 40℃ 以内。

7. 掌握直肠给药指征：凡肛门直肠、结肠术后；急腹症，疑有肠坏死穿孔者禁用；对本品有过敏史者禁用。

8. 注意影响药液保留的因素：药液温度、体位、药液用量、药液性质、给药深度、情绪变化。

## 十九、药物皮肤外涂

【目的】

直接涂于患处，达到祛风除湿、解毒消肿、止痒镇痛等治疗效果。

【用物】

1. 方盘内　药物、棉签、镊子、棉球、纱布、胶布、绷带等。

2. 方盘外　弯盘、手消毒剂。

3. 治疗车下层　生活垃圾桶、医疗垃圾桶。

【评估】

1. 全身情况　老年人当前主要症状、临床表现、既往史及药物过敏史。

2. 局部情况　老年人体质及涂药部位的皮肤情况。

3. 其他情况　对疼痛的耐受程度，心理状况。

【准备】

1. 老年人　取舒适卧位，安静休息。

2. 环境　温、湿度适宜，安静整洁，光线适中。

3. 用物　用物准备齐全，摆放合理美观。

4. 护士　修剪指甲、洗手、戴口罩，必要时戴手套。

【实施】

1. 备齐用物，携至床旁，核对老年人，做好解释，取得老年人配合。

2.根据涂药部位，取合理体位，暴露涂药部位，注意保暖，必要时屏风遮挡。患处酌情铺一次性中单。

3.清洁皮肤，将配制好的药物用棉签均匀地涂于患处。面积较大时，可用镊子夹棉球蘸药物涂抹，蘸药干、湿度适宜，涂药厚薄均匀。

4.必要时用纱布覆盖，胶布固定。

5.涂药完毕，协助老年人穿衣，安排舒适体位，整理床单位。

6.观察给药后老年人的反应。

7.按规定处置用物。

8.洗手，记录。

【评价】

1.老年人或家属能够知晓护士告知的事项。

2.护士操作过程规范、准确，出现异常，妥善处理。

【注意事项】

1.涂药前需清洁局部皮肤。

2.涂药次数依病情、药物而定，水剂、酊剂用后须将瓶盖盖紧，防止挥发。

3.混悬液先摇匀后再涂药，霜剂则应用手掌或手指反复擦抹，使之渗入肌肤。

4.涂药不宜过厚、过多，以防毛孔堵塞。

5.刺激性较强的药物，不可涂于面部。婴幼儿忌用。

6.涂药后观察局部皮肤，如有丘疹、奇痒或局部肿胀等过敏现象时，应停止用药，并将药物拭净或清洗，遵医嘱内服或外用抗过敏药物。

## 二十、冷热敷疗法

### （一）冷敷法

【目的】

1.控制炎症扩散。

2.减轻疼痛。

3.减轻局部充血和出血。

4.降低体温。

【用物】

1.冰袋或冰囊的应用　冰袋或冰囊、布套、毛巾、冰块、脸盆、帆布袋、冷水、冰匙、木槌。

2.冷湿敷法　盛放冰水的容器、止血钳2把、敷布2块、凡士林、一次性中单、治疗巾、纱布、毛巾、棉签，必要时备换药用物。

3.酒精擦浴　脸盆内盛25%～35%酒精200～300ml，温度为32～34℃。大毛巾、小毛巾各2块、热水袋及布套、冰袋及布套、清洁衣裤，酌情备大单、被套、便盆及便盆巾等。

【评估】

1.全身情况　老年人的年龄、病情、意识状态、体温及治疗情况。

2.局部情况　了解老年人局部皮肤情况，有无感觉障碍、皮肤颜色、有无硬结和淤血。

3.其他情况　老年人的活动能力及合作程度。

【准备】

1. 老年人　取舒适卧位，安静休息。

2. 环境　温、湿度适宜，安静整洁，光线适中。

3. 用物　用物准备齐全，摆放合理美观。

4. 护士　修剪指甲、洗手、戴口罩，必要时戴手套。

【实施】

1. 冰袋或冰囊的应用

（1）使用前检查冰袋、冰囊有无破损。

（2）冰块需用水冲去棱角后再放入冰袋内 1/2 ～ 2/3 满，再加入少量冷水，排尽袋内空气，擦干放入布袋内使用。

（3）为高热老年人降温时，可将冰袋放置在老年人的前额部、头顶或颈部、腋下、腹股沟部。如果用于止血，应放于受伤的局部。

（4）冷敷的时间一般不超过 30 分钟。

（5）用毕整理用物，安置老年人。

（6）将冰袋倒空。

（7）洗手，记录。

2. 冷湿敷法

（1）备齐用物。

（2）在冷敷部位下面垫中单及治疗巾，局部涂以凡士林，上面盖一层纱布。

（3）将小毛巾折叠成损伤部位大小，放在冷水（或冰水）中浸湿，再拿出拧至半干不滴水时，敷盖于患处。

（4）每隔 3 ～ 5 分钟更换 1 次，连续敷 15 ～ 20 分钟（最好有两块小毛巾交替使用）。

（5）冷敷完毕，用纱布擦净患处，整理用物。

（6）整理床单位。

（7）洗手，记录。

3. 乙醇擦浴

（1）准备工作：将 95% 乙醇 100ml 加水 200ml，配制成浓度为 30% 左右的乙醇溶液；用 70% 乙醇加水至 1 倍，也可用 60 度白酒加水至 1 倍（即 60 度白酒 150ml，加水 150ml）。

（2）协助老年人露出需擦拭的部位，下垫大毛巾，拧干浸湿的小毛巾缠在手上成手套式，以离心方向边擦边按摩，其顺序如下：①露出一侧上肢，自颈部（侧面）沿上臂外侧擦至手背，自侧胸部经腋窝内侧至手掌。擦毕用大毛巾擦干皮肤，用同样方法擦拭另一上肢。每侧上肢各擦 3 分钟。②露出一侧下肢，垫上大毛巾，从髋骨开始沿大腿的外侧擦至足背，再从腹股沟沿大腿内侧擦至脚心，然后从腰、腘窝擦至足跟。擦完后用大毛巾擦干皮肤，用同样的方法擦另一侧下肢。每侧下肢各擦 3 分钟。

（3）擦完后为老年人穿好衣裤或盖好被子。

（4）擦浴 30 分钟后测量体温、脉搏、呼吸，如体温降至 38.5℃（肛温 39℃）以下，应撤去头部冰袋。

【评价】

1. 老年人或家属能够知晓护士告知的事项。

2.达到冷敷的目的，未冻伤老年人。

3.护士操作过程规范、准确，出现异常，能妥善处理。

【注意事项】

1.注意观察局部皮肤及全身的反应，如出现皮肤苍白、青紫或麻木立即停止用冷。

2.冰块融化后，应及时更换。

3.毛巾浸泡需彻底，拧至不滴水为度，并及时更换毛巾。冷敷部位如为开放性伤口，应按无菌原则处理。

4.用冷时间须准确，最长不超过30分钟，如需再用应间隔60分钟。

5.如为降温，使用30分钟后需测体温，并记录。

6.中暑、高热老年人可同时置冰袋于颈、腋、腹股沟等处，以协助降温。

7.擦拭腋下、掌心、腹股沟、腘窝、脚心等部位，用力可略大，时间可稍长，有利于降温。

（二）热敷法

【目的】

1.促进炎症的消散或局限。

2.减轻深部组织充血。

3.减轻疼痛。

4.保暖。

【用物】

1.热水袋的应用　热水袋及布套、水温计、毛巾、水壶或量杯、热水。

2.湿热敷的应用　止血钳2把、敷布2块、凡士林、纱布、棉签、一次性中单、棉垫、大毛巾、热水袋、水温计、热水瓶、脸盆内盛热水（50～60℃）。必要时备换药用物。

3.热水坐浴的应用　消毒坐浴盆、坐浴椅、热水瓶、水温计、溶液遵医嘱（常用1：5000高锰酸钾溶液）、浴巾、无菌纱布、屏风或拉帘，必要时备换药用物。

【评估】

同冷敷法。

【准备】

同冷敷法。

【实施】

1.热水袋的应用

（1）将冷、热水共同倒入容器内，要求水温为50～60℃（用水温计调节较为准确）。

（2）将热水袋放平，去塞，一手持热水袋口边缘，另一手灌入热水，边灌边提高热水袋口，以免热水溢出，灌至热水袋容积的1/2～2/3即可。

（3）将热水袋慢慢放平，排尽袋内空气，拧紧塞子，擦干热水袋后倒提，并轻轻抖动一下，检查无漏水，装入布套中或用毛巾包裹。

（4）携热水袋至床旁，核对解释后，将热水袋放置在所需部位。

（5）用热时间：20～30分钟。

（6）用毕整理用物，安置老年人，整理床单位。

（7）将热水袋倒空，倒挂晾干后，吹入少许空气，拧紧袋口存放于干燥阴凉处，以免两层橡胶粘连。

（8）洗手，记录热疗的部位、时间及热疗的效果和反应。

2. 湿热敷的应用

（1）将中单（或塑料布）和毛巾垫在湿热敷部位下面，在需要热敷的皮肤局部涂以凡士林（或涂食用油，其范围要大于热敷面积），然后盖上一层纱布。

（2）将浸在热水里的小毛巾拧干（以不滴水为宜），用手腕部试温，以不烫手为宜，折叠后敷于老年人患处，上面加盖干毛巾保温。

（3）3 ～ 5 分钟更换 1 次，一般连续敷 15 ～ 20 分钟。

（4）热敷完毕，揭去纱布，擦去凡士林，穿好衣服。

（5）安置老年人休息。

（6）洗手，记录热湿敷的部位、时间及热湿敷的效果和反应。

3. 热水坐浴的应用

（1）根据条件可选择在浴室、卫生间或老年人的居室内，关闭门窗。冬季注意调节室温。

（2）准备好浴椅，将坐浴盆置于坐浴椅上，倒入坐浴液至浴盆的 1/2 满为宜（水温以 38 ～ 40℃为宜）。

（3）让老年人先排空大、小便，脱下裤子至膝盖处，搀扶老年人平稳地坐在浴盆内，嘱咐老年人双手放于身边的扶托物上。

（4）坐浴时间为 15 ～ 20 分钟。

（5）坐浴后擦干局部，穿好裤子，搀扶老年人休息。

（6）洗手，记录坐浴的时间、所用药液及坐浴的效果和反应。

【评价】

1. 老年人或家属能够知晓护士告知的事项。

2. 达到热敷目的，未烫伤老年人。

3. 护士操作过程规范、准确，出现异常，能妥善处理。

【注意事项】

1. 对老年人，热水袋的水温应调至 50℃以内，并用大毛巾包裹，以避免直接接触老年人的皮肤而引起烫伤。

2. 热水袋使用过程中，应经常观察局部皮肤的颜色。如发现皮肤潮红，应立即停止使用，并在局部涂凡士林，可起保护皮肤的作用。

3. 热水袋如需持续使用，应及时更换热水。

4. 严格执行交接班制度。

5. 面部热湿敷的老年人，敷后 15 分钟方能外出，以防受凉感冒。

6. 热湿敷过程中，应注意观察局部皮肤状况，及时更换敷布，每 3 ～ 5 分钟 1 次，以保持适当温度。

7. 有伤口的部位做热湿敷时，应按无菌操作进行，敷后伤口按换药法处理。

8. 坐浴过程中，应注意观察老年人有无心慌、面色苍白、头晕等不适，如有不适应停止坐浴。

9. 坐浴过程中，注意维持水温，水温不足时要及时添加热水，加热水时防止烫伤老年人。

10. 对会阴、肛门部有伤口的老年人，应准备无菌浴盆及坐浴液，并于坐浴后按换药法处理伤口。

11. 老年女性有阴道出血、盆腔器官有急性炎症时，不宜坐浴，以免引起感染。

## 二十一、氧疗法

【目的】

1. 供给老年人氧气，改善缺氧症状。

2. 提高呼吸效率、使老年人舒适。

【用物】

1. 方盘内　流量表、一次性氧气湿化瓶、棉签、盛水治疗碗、鼻导管。

2. 方盘外　弯盘、笔、用氧登记本。氧气筒供氧需另准备氧气筒和扳手。

3. 治疗车下层　生活垃圾桶、医疗垃圾桶、弯盘。

【评估】

1. 全身情况　老年人的病情、呼吸状况、缺氧程度、鼻腔黏膜及有无分泌物堵塞等。

2. 局部情况　老年人鼻腔黏膜及有无分泌物堵塞等。

3. 其他情况　老年人的心理状态、合作程度。

【准备】

1. 老年人　取舒适卧位，安静休息。

2. 环境　周围无烟火及易燃品。

3. 用物　用物准备齐全，摆放合理美观。

4. 护士　修剪指甲、洗手、戴口罩。

【实施】

1. 用物推至床旁，核对老年人，解释操作目的及方法，取得老年人配合。

2. 连接供氧装置：①氧气筒供氧。检查氧气筒，打开氧气筒上总开关，放出少量氧气，以冲掉气门上的灰尘，立即关好；使用扳手安装流量表，将氧气表螺帽与氧气筒的螺丝接头衔接，手动初步旋紧；用扳手旋紧固定，使氧气表直立于氧气筒旁，连接湿化瓶。②中心供氧。将流量表接上墙上中心供氧装置，打开开关，冲洗管道后关上，连接湿化瓶。

3. 清洁鼻腔，打开双腔鼻塞，连接流量表，调节氧流量，检查是否漏气。检查双腔鼻塞是否通畅。帮助老年人戴好后，调整松紧。

4. 安置体位、记录、交代注意事项。

5. 湿化瓶与鼻导管注明启用日期。

6. 观察老年人用氧后病情改善情况。

7. 停止用氧：①中心供氧。用氧完毕取下双腔鼻塞于弯盘内，关流量表开关。②氧气筒供氧。拔管，关氧气总开关，放余气，关流量表开关。

8. 整理床单位，安置老年人舒适卧位，将用物撤回。

9. 洗手，记录停止用氧时间。

【评价】

1. 操作中保持和老年人交流，密切观察病情变化，确保吸氧过程安全。

2. 操作动作轻柔、娴熟、准确、节力。

3.氧流量符合病情需要，老年人缺氧症状改善、感觉舒适。

【注意事项】

1.注意用氧安全，确实做好"四防"。

2.使用及停止氧气时严格执行操作程序，使用氧气时，先调后用，停用氧气时，先拔后关。

3.使用过程中，观察老年人缺氧情况。排除影响用氧效果的因素，按需调节流量。

4.长期吸氧者湿化瓶每周更换 2 次，鼻导管每天用 75% 乙醇或蒸馏水擦拭，每周更换 1 次。

## 二十二、雾化吸入

【目的】

1.湿化呼吸道　常用于呼吸道湿化不足、痰液黏稠、气道不畅的老年人。

2.控制呼吸道感染　消除炎症，减轻呼吸道黏膜水肿，稀释痰液。常用于咽喉炎、支气管扩张、肺炎、肺脓肿、肺结核等老年人。

3.改善通气功能　解除支气管痉挛，保持呼吸道通畅。常用于支气管哮喘等老年人。

4.预防呼吸道感染　常用于胸部手术前后的老年人。

【用物】

1.方盘内　雾化吸入药物（根据医嘱配制）、蒸馏水（超声雾化吸入者）。

2.方盘外　雾化吸入装置、弯盘、治疗巾、纸巾、手消毒液。

3.治疗车下层　生活垃圾桶、医疗垃圾桶。

【评估】

1.全身情况　老年人的病情、用药史、过敏史。

2.局部情况　老年人的呼吸状况。

3.其他情况　老年人的配合能力。

【准备】

1.老年人　排空大、小便，根据病情取坐位或半卧位。

2.环境　温、湿度适宜，安静整洁，光线适中。

3.用物　用物准备齐全，性能完好，摆放合理美观。

4.护士　修剪指甲、洗手、戴口罩，必要时戴手套。

【实施】

1.根据医嘱配制药物，二人核对无误后，将药物置入雾化器内。

2.备齐用物携至老年人床旁，核对老年人姓名、年龄，解释操作目的。协作老年人取舒适体位（以坐位或半卧位为宜）。

3.接通电源，调节适宜的雾量。再次告知老年人配合的要点，将口含嘴放入老年人口中，或将面罩置于口鼻部，鼓励老年人做有效呼吸和咳嗽；观察老年人吸入药物后的反应及效果。

4.治疗完毕，取下口含嘴或面罩，关雾化器（或氧气）开关；协助老年人漱口，擦干老年人面部；协助老年人取舒适卧位，整理床单位，并做健康指导。

5.用物按规定处理，口含嘴或面罩一人一套，防止交叉感染，超声雾化螺纹管浸泡消毒。

6.洗手，记录雾化时间和雾化效果。

【评价】

1.程序正确，动作规范，操作熟练。

2. 正确指导老年人雾化吸入，及时进行健康教育，操作过程体现人文关怀，老年人感觉舒适，配合良好。

【注意事项】

1. 治疗前应检查超声雾化器各部件，确保性能良好，连接正确。使用雾化器后及时消毒雾化管道，防止发生感染。

2. 超声雾化器水槽内应保持足够的水量，水温超过 50℃或水量不足，应关机换水。

3. 保护晶体换能器及透声膜，动作轻稳。

4. 正确使用供氧装置，注意用氧安全，氧气湿化瓶内勿盛水或使用三通式吸氧装置，三通转向雾化，以免液体进入雾化器内，使药液稀释而影响疗效。

5. 在治疗过程中，老年人如出现呼吸困难、胸闷、气喘应停止治疗，汇报医师。

6. 治疗后，观察老年人痰液排出情况，如痰液仍未咳出，可予拍背、吸痰协助排痰。

7. 低氧血症老年人宜使用氧气雾化吸入，缺氧伴二氧化碳潴留者宜使用压缩雾化吸入。

## 二十三、振动排痰

【目的】

应用叩击头背部，借助振动，使分泌物松脱而有利于排出体外。

【用物】

1. 方盘外　振动排痰机 1 台（根据老年人情况选择合适的叩击头，检查振动排痰机功能是否正常）、医嘱执行单、一次性叩击帽。

2. 治疗车下层　生活垃圾桶、医疗垃圾桶。

【评估】

1. 全身情况　老年人的病情、肺部情况、咳嗽能力。

2. 局部情况　老年人是否进餐，或进餐时间。

3. 其他情况　老年人的活动能力及配合程度，有无禁忌证等。

【准备】

1. 老年人　取舒适卧位，安静休息。

2. 环境　温、湿度适宜，安静整洁，光线适中。

3. 用物　用物准备齐全，性能完好，摆放合理美观。

4. 护士　修剪指甲、洗手、戴口罩，必要时戴手套。

【实施】

1. 携用物至老年人床旁，核对姓名、年龄，告之老年人配合方法，并询问雾化及进餐情况，协助老年人取舒适体位。

2. 将振动排痰机置于稳定、不易绊倒的地方，接通电源，打开开关，视老年人情况调节合适挡位。

3. 套好叩击帽，帮助老年人取侧卧位。将叩击头对老年人的胸廓，按开始键开始工作，治疗时平稳握住叩击头，由下而上，由外向内叩击，每个部位叩击 30 秒左右，然后移动到下一个部位，直至整个胸廓。在肺下叶及重点感染部位，可适当延长叩击时间，同时加大一些压力，可增加频率，促进痰液排出。注意观察老年人病情变化，如有不适或异常立即停止操作，振动时间 10 分钟，可视病情给予调节。

4. 振动完毕后关机拔电源，整理用物，协助老年人取舒适体位，整理床单位。5～10分钟后鼓励并指导老年人咳嗽，气管切开老年人给予吸痰。

5. 对物品进行分类处理，将一次性叩击帽放入医疗垃圾桶内，将振动排痰机用中性消毒剂进行清洁风干后物归原处。

6. 清洗双手，在治疗单签执行时间与全名，并在护理记录单上记录排痰效果并签全名。

【评价】

1. 程序正确、安全，动作规范，操作熟练。

2. 操作过程体现人文关怀，老年人排痰效果好，感觉舒适，配合良好。

【注意事项】

1. 排痰机的基本治疗频率为 15～35 CPS。使用叩击接合器治疗时，频率不能超过 35 CPS。

2. 使用轭状海绵叩击头治疗时，不能用叩击接合器，其他叩击头则要用叩击接合器。

3. 使用叩击接合器治疗时，要让叩击接合器上的箭头对向老年人的主气道。

4. 为避免交叉感染，应尽量使用一次性叩击头罩。

5. 使用轭状海绵叩击头，先套上一个塑料套对海绵进行保护，再在外面罩上一次性叩击头罩。

6. 治疗前可进行 20 分钟雾化吸入治疗。

7. 每日可治疗 2～4 次。餐前 1～2 小时或餐后 2 小时进行治疗。

8. 对于不能忍受叩击的老年人，无论何种情况应选用海绵状叩击头。

9. 对于正在使用其他监护设备的老年人，要在使用振动排痰机之前，详细了解老年人情况，并随时观察监护设备情况。

10. 对于正在静脉滴注的老年人，在使用振动排痰机前详细检查有无渗漏、脱针现象。

11. 对于可以行走的老年人，在进行叩击治疗后，可以请老年人下床活动，以帮助肺部纤毛运动，利于排痰。

12. 对于无自主咳痰能力及昏迷的老年人，请在使用振动排痰机前准备好吸痰设备，并在操作中随时观察老年人的反应。

## 二十四、吸痰

【目的】

清除呼吸道分泌物，保持呼吸道通畅。

【用物】

1. 吸痰盘内　备有无菌碗或盖罐、灭菌注射用水、一次性吸痰管包（戴手套）、无菌纱布、棉签、口腔用药、一次性压舌板和电筒、盛注射用水玻璃瓶，必要时备张口器、舌钳。

2. 吸痰盘外　电动吸引器或中心吸引器、听诊器、吸引管和弯盘。

3. 治疗车下层　生活垃圾桶、医疗垃圾桶。

【评估】

1. 全身情况　老年人的病情、意识状态、治疗（吸氧流量），以及既往病史、呼吸、血氧饱和度等，听诊有无痰鸣音。

2. 局部情况　经口鼻吸痰，检查老年人口、鼻腔分泌物，黏膜有无破损，有无鼻息肉、鼻中隔偏曲，有无义齿；若有人工气道，检查人工气道固定情况。

3. 其他情况　老年人心理状态，是否能理解并配合。

【准备】

1. 老年人　取舒适卧位，安静休息。

2. 环境　温、湿度适宜，安静整洁，光线适中。

3. 用物　用物准备齐全，性能完好，摆放合理美观。

4. 护士　修剪指甲、洗手、戴口罩。

【实施】

1. 吸痰前准备：①带用物至床旁、核对老年人，观察老年人监护情况；②吸氧老年人酌情调节氧流量，使用呼吸机者将氧浓度调至100%，给予纯氧2分钟；③病情允许时协助老年人翻身拍背；④安装吸引器连接管，调节吸引器压力；⑤打开两只无菌罐盖；按无菌操作打开吸痰管，暴露末端，右手使用无菌镊或戴上手套保持无菌；⑥连接吸痰管，试吸是否通畅。

2. 吸痰。

（1）经口鼻吸痰：①不连接负压，吸痰管插入口或鼻腔；②连接负压，左右旋转，向上提吸，鼓励清醒老年人咳嗽，吸痰时间适宜（每次≤15秒）；③冲洗吸痰管负压吸引管；④根据老年人的情况同法吸痰数次；⑤观察老年人的面色、呼吸、气道通畅情况，有心电监护者观察血氧饱和度。

（2）经气管切开吸痰：①断开呼吸机与气管导管，将呼吸机接头放在无菌纱布上，不连接负压，将吸痰管经人工气道插入气管内至最深部，上提少许，连接负压，以旋转手法边吸边退，尽量一次吸尽痰液，鼓励清醒老年人咳嗽；②根据痰液黏稠情况给予气道湿化，必要时可用超声雾化吸入等；③根据老年人情况同法吸痰数次，每次更换吸痰管；④观察老年人的面色、呼吸，监护者观察心电及血氧饱和度；⑤吸痰结束立即连接呼吸机通气给予纯氧2分钟，等血氧升至正常水平后再将氧浓度调至正常氧流量；⑥冲洗吸痰管和负压吸引管；⑦需要时按口鼻腔吸入法从口鼻腔吸痰。

3. 吸痰后处理：①分离吸痰管，关闭吸引器；②擦净面部及口鼻腔分泌物，观察有无黏膜损伤；③听诊肺部呼吸音。

4. 协助老年人取舒适体位，调节氧流量。

5. 用物按规定处置。正确处理导管、储液瓶。

6. 洗手，记录吸痰时间及痰液色、量、性状。

【评价】

1. 老年人呼吸道分泌物被及时吸净，气道通畅，缺氧改善。

2. 操作过程中注意观察老年人情况，及时发现病情变化，确保老年人安全。

3. 老年人或家属理解吸痰的必要性。

【注意事项】

1. 严格执行无菌操作，吸痰盘内用物每天更换1～2次，吸痰导管每次更换，加强口腔护理。

2. 使用呼吸机或缺氧严重的老年人，吸痰前可加大氧流量，再行吸痰操作。

3. 密切观察病情，当发现喉头有痰鸣音或排痰不畅时应及时抽吸。

4. 插管前先吸少量无菌生理盐水，检查导管是否通畅，如痰液黏稠，可交替使用超声雾化吸入或缓慢滴入少量无菌生理盐水或在滴入的生理盐水中加入化痰药物（α-糜蛋白酶），使痰稀释，辅以叩拍胸背便于痰液吸出。

5.每次抽吸时间不宜过长（不超过 15 秒），痰未吸尽时，隔 3～5 分钟再抽吸，以免影响老年人的呼吸。

6.储液瓶内的液体应及时倾倒，做好清洁消毒处理。电动吸引器连续使用时间不宜过长，每次不超过 2 小时。

# 第二节　专科护理操作

## 一、膈下腹部冲击法

【目的】

迅速解除呼吸道异物阻塞，重新开放气道，恢复有效的自主呼吸。

【评估】

1.全身情况　老年人意识，确认出现气道梗阻，判断梗阻程度。

2.其他情况　老年人能否配合。

【准备】

1.老年人　取舒适卧位，安静休息。

2.环境　安全，利于抢救，有条件时屏风遮挡。

3.用物　用物准备齐全，摆放合理。

4.护士　符合职业规范要求。

【实施】

### （一）意识清醒老年人

1.向老年人解释，取得配合。

2.协助老年人取立位或坐位。

3.站在老年人身后，双臂环抱老年人腰部，一手握成拳头、拇指侧放在老年人腹部中线、脐部上方、剑突下，再用另一手握住此拳，迅速向内上方连续冲击。

4.必要时冲击可重复 7～8 次，每次冲击动作应分开和独立，直至异物排出。

5.正确指导老年人或家属。

6.用物按规定处置。

7.洗手、记录（老年人呼吸道梗阻、呼吸状况）。

### （二）昏迷老年人

1.安置老年人仰卧位，头偏向一侧并后仰。

2.骑跨于老年人髋部或跪于老年人一侧，一手掌根置于老年人腹部，位于脐与剑突之间，另一手置于其上，迅速有力地向内上方冲击。

3.必要时冲击可重复 7～8 次，每次冲击动作应分开和独立，直至异物排出。

其余同上述意识清醒老年人。

【评价】

1.操作规范、熟练、节力。

2.老年人气道异物及时有效排出。

3. 体现人文关怀。

4. 老年人或家属知晓注意事项。

【注意事项】

1. 操作前，简单询问，初步判断异物的种类、大小及发生阻塞的时间，判断神志。

2. 若呼吸道部分梗阻，气体交换良好，鼓励老年人用力咳嗽。

3. 用力要适当，防止暴力冲击。

4. 在使用本办法后，检查老年人有无并发症发生。

5. 肥胖及应用该手法无效者，可使用胸部推击法。

6. 指导老年人进食前将食物切成细块，充分咀嚼可预防气道梗阻；口中含有食物时应避免大声讲话或活动等，以预防气道梗阻。

## 二、经外周静脉置入中心静脉导管（PICC）维护

【目的】

1. 预防感染。

2. 保持导管通畅。

【用物】

1. 方盘内　正压接头、无菌手套、无菌生理盐水、20ml注射器、一次性7号头皮针、肝素帽、棉球、乙醇、碘伏、透明敷料、无菌乙醇棉片、PICC换药包、抗过敏胶布、治疗巾。

2. 方盘外　弯盘。

3. 治疗车下层　生活垃圾桶、医疗垃圾桶。

【评估】

1. 全身情况　老年人生命体征、治疗等情况。

2. 局部情况　老年人导管周围皮肤情况，检查导管穿刺日期、贴膜更换日期、导管外露刻度。

3. 其他情况　老年人能否理解并配合。

【准备】

1. 老年人　取舒适卧位，安静休息。

2. 环境　温、湿度适宜，安静整洁，光线适中。

3. 用物　用物准备齐全，符合无菌要求，摆放合理美观。

4. 护士　修剪指甲、洗手、戴口罩，必要时戴手套。

【实施】

1. 携用物入病房，再次核对老年人，暴露穿刺部位，洗手，铺肩下治疗巾。

2. 更换接头、冲封管：①用生理盐水连接预冲正压接头，排气，打开换药包，戴手套。②用纱布包裹，去掉原有的正压接头。对接头处进行消毒，接头用乙醇棉球用力正反摩擦消毒15秒以上。③连接新的接头。④回抽导管见血液，如果见血栓应回抽血栓，弃掉注射器及接头重新更换，如无血栓，血液不可抽到注射器内。⑤用10ml生理盐水脉冲式冲洗导管后，用正压封管。

3. 更换敷料：①撕除旧敷料时，以180°或0°移除需更换的透明敷料，注意应顺着穿刺点方向，切勿沿导管方向，以免导管移位；②再次检查导管刻度和穿刺点周围情况，无红肿，无皮疹，导管刻度无变化；③脱手套、快速手消液擦手。

4. 消毒：①戴手套；②皮肤清洁，75% 乙醇由内向外去皮脂和残胶，待干；③提起导管末端，以穿刺点为中心，按顺一逆一顺时针消毒；④再次用碘伏消毒液（或 0.5% 葡萄糖氯己定）进行消毒，以穿刺点为中心，先消毒穿刺点 3 ～ 5 秒，按顺一逆一顺时针消毒（消毒面积大于敷料的面积），自然待干。

5. 贴膜固定：①无张力粘贴，透明敷料中央对准穿刺点；②塑形，抚平整块敷料；③边撕边框边按压，脱手套；④用第一条胶带蝶形固定导管连接器与透明敷料边缘交界处，第二条胶带交叉固定于第一条胶带上，第三条胶带书写日期，叠加 1/3 固定在第二条胶带上，也可贴于管道的对边；⑤导管延长管部分呈 U 形合理摆放，胶布用高举平台法固定，以老年人活动方便为宜。

6. 向老年人进行健康教育。

7. 按垃圾分类处理废弃物。

8. 脱手套、洗手。

9. 填写维护记录单。

【评价】

1. 导管通畅，未发生堵塞。

2. 置管处未发生感染。

3. 老年人或家属知晓导管留置注意事项。

【注意事项】

1. 输入全血、血浆等黏性较大的液体后，应用等渗液体冲管，防止管腔堵塞。

2. 可以使用 PICC 导管进行常规加压输液或输液泵给药，但不能用高压注射泵推注造影剂等。

3. 严禁使用＜ 10ml 的注射器，否则如遇导管阻塞可以导致导管破裂。

4. 进行导管维护时，应当洗手并严格按照执行无菌技术原则操作。

5. 尽量避免在置管侧肢体测量血压。

6. 每周进行 PICC 置管维护一次。

7. 老年人衣着应宽松，置管侧肢体可以进行适度活动，以促进血液循环，但不宜用置管侧肢体提重物，洗澡时避免敷贴受潮。

## 三、血糖监测

【目的】

快捷、方便地监测血糖，为控制血糖提供依据。

【用物】

1. 方盘内  血糖仪、匹配的血糖试纸、一次性采血针、75% 乙醇、无菌棉签。

2. 方盘外  弯盘、记录单、笔。

3. 治疗车下层  生活垃圾桶、医疗垃圾桶。

【评估】

1. 全身情况  老年人的病情、进餐情况，有无乙醇过敏史。

2. 局部情况  老年人双手手指皮肤的颜色、温度，有无伤口、污染、感染、瘢痕等情况。

3. 其他情况  老年人的心理状态，对末梢血糖监测的认识，配合程度及接受健康教育的能力。

**【准备】**

1. 老年人　洗手，排空大、小便，取舒适卧位。

2. 环境　温、湿度适宜，安静整洁，光线适中。

3. 用物　用物准备齐全，仪器性能良好，电池有效，试纸与血糖仪匹配。

4. 护士　修剪指甲、洗手、戴口罩，必要时戴手套。

**【实施】**

1. 核对老年人，解释操作目的，取得配合。

2. 准备一次性采血针。

3. 轻揉手指欲采血部位，消毒手指，待干。

4. 取出血糖试纸并盖紧试纸盒，必要时记录开瓶时间。

5. 将血糖试纸从插口处轻轻插入。

6. 检测血糖仪的测量状态。

7. 将一次性采血针固定在采血部位（采血针在手指上压得越重，则刺得越深），按下按钮。

8. 轻轻挤压手指，切勿用力挤压手指。

9. 将测试孔吸满足够的血量。

10. 用干棉签按压采血处，等待屏幕上显示血糖的测定值。

11. 判断结果，有异常及时联系医师。

12. 告诉老年人血糖值，交代注意事项。

13. 从血糖仪中一侧推取下用过的试纸。

14. 用物按规定处置：将采血针放入物品收集器中、血糖监测仪进行终末处理（试纸区无须擦拭，如果血液倒吸入测试区则用清水擦拭，血糖仪用 75% 乙醇擦拭）。

15. 洗手，记录。

**【评价】**

1. 操作熟练，动作连贯性强。

2. 与老年人沟通自然，表达清晰

**【注意事项】**

1. 血糖仪存放在清洁干燥处，温度（10～40℃）和湿度（20%～80%）适宜，避免将仪器置于电磁场（如移动电话、微波炉等）附近。清洁血糖仪时，应用软布蘸清水擦拭，不可用清洁剂或乙醇等有机溶剂，定期校对血糖仪。

2. 血糖试纸保存在阴凉干燥的地方，开启后注明过期时间，用后及时将瓶盖盖紧，并在厂家规定的期限内用完。

3. 测血糖前，确认血糖仪上的号码与试纸号码一致。

4. 确认老年人手指上的乙醇完全挥发后方可采血，滴血量充足。

5. 对需长期监测血糖的老年人，告知穿刺部位应轮换，在指尖或耳垂侧边采血疼痛较轻，且血量充足。另外，采血时不要挤压采血的手指，太用力挤压手指会导致血液稀释，影响检测结果。血量不充足时，可从指根部向指尖轻轻按摩。并指导血糖监测的方法，告知血糖正常值。

6. 遵循查对制度，符合无菌技术、标准预防原则。

7. 血液中血细胞比容、缺氧状态、吸氧等均可影响末梢血糖测定结果，血糖异常时应汇报给医师，遵医嘱采取措施，必要时复检静脉生化血糖。

#### 四、输液泵操作

【目的】

1. 准确控制静脉输液的速度和量。

2. 保证药物能够均匀、持续、安全地进入老年人体内，避免药物浓度波动过大而产生副作用，达到最理想的效果。

3. 提高临床给药操作的效率和灵活性，降低护理工作量。

【用物】

1. 方盘内　皮肤消毒液、无菌棉签、药物（遵医嘱准备）、专用输液器、止血带、输液胶贴。

2. 方盘外　医嘱单、输液挂卡、输液瓶贴、手消毒液、笔、护士表。

3. 治疗车下层　生活垃圾桶、医疗垃圾桶。

4. 其他　输液架、输液泵及电源。

【评估】

1. 全身情况　老年人的意识、病情、年龄、体重、治疗概况、心功能情况、血管状况（输液局部及通畅情况）。

2. 局部情况　老年人的血管状况、输液局部及通畅情况。

3. 其他情况　老年人的心理状态、配合程度及接受健康教育的能力。

4. 设备情况　输液泵的性能、电源插头是否与病室内电源插座吻合。

【准备】

1. 老年人　排空大、小便，取舒适卧位，安静休息。

2. 环境　温、湿度适宜，安静整洁，光线适中。

3. 用物　用物准备齐全，性能完好，有电源及插座。

4. 护士　修剪指甲、洗手、戴口罩，必要时戴手套。

【实施】

1. 固定输液泵：备齐用物至床旁，"三查八对"并解释。将输液泵固定在输液架上；接通电源，打开电源开关。

2. 固定输液管：将专用输液器插入配好的药液内，排气，检查有无气泡；关闭专用输液器上的调节器（如无静脉输液通路，则依照静脉输液法重新建立）；按照输液泵操作指南，将专用输液器嵌放进输液泵的管道槽内。

3. 设定参数：根据医嘱设定输液速度和输液量。

4. 连接输液泵：再次检查有无气泡；连接老年人的静脉通路（或常规穿刺静脉后与专用输液器连接）。

5. 启动输液：确认输液泵设置无误；打开专用输液器上的调节器；按输液泵开始键，启动输液泵，观察仪器运行及通畅情况。

6. 安置老年人，交代注意事项。

7. 记录观察：记录输液卡，并将其悬挂于输液架上；加强巡视，听取老年人的主诉，观察各项参数，观察用药效果及不良反应，观察输液是否通畅、输液局部情况、机器运转情况，若出现报警声，针对原因处理后，再按开始键。

8. 停用输液泵，核对老年人；按停止键→关电源→关闭输液调节器，分离输液泵皮条，封管；必要时拔针撤去输液；安置老年人。

9. 用物按规定处理。

10. 擦拭输液泵，充电后备用。

11. 洗手，记录。

【评价】

1. 老年人及其家属能了解使用输液泵的目的，并能配合。

2. 保障老年人安全：根据生命体征病情变化及时调整输注速率，输注处无渗漏。

3. 输注时输液泵出现的报警能得到及时、正确的处理。

【注意事项】

1. 护士应熟悉输液泵的工作原理，熟练掌握其使用方法。

2. 熟悉报警信号，并能正确、快速地排除。

3. 输液时应加强巡视，密切观察穿刺部位，及时排除异常情况。

4. 定期对输液泵进行清洁、检查、维护。

## 五、人工肛门袋更换

【目的】

1. 保持造口周围皮肤清洁和老年人舒适，避免造口周围皮炎的发生。

2. 及时观察处理造口及造口周围并发症。

3. 帮助老年人及其家属掌握造口的护理方法。

【用物】

1. 方盘内　造口袋、清洁纱布、治疗碗、镊子、生理盐水棉球若干、造口护肤粉、皮肤保护膜、造口量尺、棉签、防漏膏、一次性治疗巾、手套。

2. 方盘外　医嘱单、弯盘、剪刀、消毒液、笔。

3. 治疗车下层　生活垃圾桶、医疗垃圾桶。

【评估】

1. 全身情况　老年人的病情、年龄及意识状态。

2. 局部情况　造口位置、手术名称、造口类型、造口袋更换频率及型号、造口肠黏膜情况、粪便性状、造口周围皮肤情况。

3. 其他情况　老年人的心理状态，配合程度及接受健康教育的能力。

【准备】

1. 老年人　取平卧或低半坐卧位。

2. 环境　温、湿度适宜，安静整洁，光线适中。

3. 用物　用物准备齐全，性能完好，摆放合理美观。

4. 护士　修剪指甲、洗手、戴口罩，必要时戴手套。

【实施】

1. 备齐用物携至老年人床旁，核对姓名、床号、住院号。

2. 松开盖被，解开病员服，暴露造口部位，注意保暖。

3. 取旧造口袋：协助老年人取舒适卧位，在造口下方铺治疗巾，置弯盘于造口侧身旁；按无菌原则戴手套；一手轻按腹壁，另一手将造口底板缓慢撕下，从上至下剥除造口袋，勿扯伤皮肤；将剥除的造口袋扔入医疗垃圾袋内。

4. 清洁造口皮肤：用镊子夹取生理盐水棉球由外向内清洁造口周围皮肤及造口；用纱布轻轻擦干造口周围皮肤；观察造口黏膜的颜色，造口周围皮肤有无皮疹、破损等；在造口周围喷适量的造口护肤粉，用棉签涂抹均匀；用清洁纱布将造口护肤粉擦拭干净，涂抹皮肤保护膜；根据造口周围情况选择是否使用防漏膏；按无菌原则脱手套。

5. 测量造口大小：用测量板测量造口大小；根据测量值修剪出造口袋中心孔，用手指磨平、磨滑孔边缘。

6. 粘贴造口袋：撕去底板的剥离纸，拉平造口周围皮肤；内口对准造口，由下而上粘贴底盘，轻压内圈粘胶，再由内向外侧加压，使造口底盘紧贴皮肤并均匀按压各处 3 ～ 5 分钟；将造口袋与造口袋底盘连接；关闭造口袋的排放口；撤去治疗巾及弯盘；试戴修剪好的造口袋底盘。

7. 协助老年人取舒适卧位，告知注意事项。

8. 用物按规定处置。

9. 洗手，记录。

【评价】

1. 程序正确，动作规范，操作熟练。

2. 与老年人沟通有效，体现人文关怀。

【注意事项】

1. 护理过程中注意向老年人详细讲解操作步骤。

2. 更换造口袋时应当防止袋内容物排出污染伤口。

3. 撤除造口袋时注意保护皮肤，防止皮肤损伤。

4. 注意造口与伤口距离，保护伤口，防止污染伤口。

5. 贴造口袋前一定要保持造口周围皮肤干燥。

6. 造口袋剪裁时与实际造口方向相反，不规则造口要注意裁剪方向。

7. 造口袋底盘与造口黏膜之间保持适当空隙（1 ～ 2mm），缝隙过大粪便会刺激皮肤易引起皮炎，过小底盘边缘与黏膜摩擦将会导致不适甚至出血。

8. 如使用造口辅助用品应当在使用前认真阅读产品说明书，如使用防漏膏应当按压底盘15 ～ 20 分钟。

9. 教会老年人观察造口周围皮肤的血供情况，若造口出血，肠黏膜为紫黑色或造口回缩情况，应及时通知医师。皮肤若有红、肿、糜烂或破损，可使用皮肤保护粉，严重者可加用皮肤保护膜。若造口周围皮肤不平整或凹陷，可用防漏膏填补，以增加密合度，或使用凸面底板的造口袋。

10. 定期用手扩张造口，防止造口狭窄。

## 六、指（趾）关节挛缩老年人的清洁维护

【目的】

1. 保持老年人指（趾）关节清洁，增加舒适感。

2. 活动老年人指（趾）关节，促进血液循环，尽量维护其正常功能。

【用物】

热敷相关用物或红外线灯。

【评估】

1.全身情况 老年人的病情、自理能力。

2.局部情况 老年人指（趾）关节挛缩情况。

3.其他情况 老年人或家属的心理状况及配合程度。

【准备】

1.老年人 取舒适卧位，安静休息。

2.环境 温、湿度适宜，安静整洁，光线适中。

3.用物 用物准备齐全，性能完好，摆放合理美观。

4.护士 修剪指甲、洗手、戴口罩，必要时戴手套。

【实施】

1.查对床号、姓名，向老年人说明操作的目的和方法，以取得老年人配合。询问老年人是否需要排大、小便。

2.评估指（趾）关节挛缩情况。使用物理因子（热敷或红外线局部照射），加强局部血液循环，缓解痉挛。经常询问和观察老年人反应，特别是治疗部位的温度，以防烫伤。

3.再使用挛缩关节的被动运动和牵伸技术。用手牵拉患肢30秒至数分钟后松开，反复进行直到关节活动范围增大；或用夹板将患肢关节于活动范围最大处固定，维持数小时后松开（注意压力性损伤），或肢体摇摆运动法，将挛缩关节近端固定，远端反复摇摆；配合局部手法按摩，均能改善关节活动范围，改善挛缩。

4.温水擦拭指（趾）关节进行清洁护理，保持局部皮肤清洁干燥。

5.协助老年人取舒适卧位，指（趾）关节处于功能位，嘱咐老年人规律作息，心态平和，加强营养支持提高免疫力。

6.用物按规定处置。

7.洗手，记录。

【评价】

1.操作步骤正确，动作规范、熟练。

2.老年人理解并配合护理人员，指（趾）关节得到功能锻炼，且未造成损伤。

3.态度认真，有耐心，操作过程中关心爱护老年人。

【注意事项】

1.在被动活动时，手法要轻柔、缓慢，每个关节的每个方向均活动到一定程度。

2.被动活动前进行关节松动可增强关节活动度，避免软组织的冲击、压迫或撕裂。

3.避免损伤，防止骨折。用力不可过大过猛。

4.防止疼痛。疼痛持续到治疗后 2～3 小时以上说明有组织损伤，应当减轻运动量。

# 七、心电监测

【目的】

1.监测老年人的生命体征，动态评价病情变化。

2.为评估病情及治疗、护理提供依据。

【用物】

1.仪器设备 心电监护仪及模块、导联线、配套血压计袖带、$SpO_2$ 传感器、插座。

2. 方盘内　电极片、75% 乙醇棉片、纱布、记录单、棉签、记录单和弯盘。

3. 治疗车下层　生活垃圾桶、医疗垃圾桶。

【评估】

1. 全身情况　老年人的年龄、病情、意识状态、生命体征、是否有使用监护仪的指征和适应证、所需监测的项目。

2. 局部情况　皮肤情况、活动情况、肢体活动度。

3. 其他情况　老年人的心理状态及合作程度并解释目的、注意事项。

4. 设备情况　监护仪的性能：袖带是否漏气，电极及指脉氧完好情况。

【准备】

1. 老年人　皮肤准备，取舒适卧位，安静休息。

2. 环境　整洁，有电源及插座，无其他电子干扰。

3. 用物　用物准备齐全，摆放合理美观。

4. 护士　修剪指甲、洗手、戴口罩。

【实施】

1. 核对老年人，解释目的，安置舒适体位（注意放平床头）。

2. 连接监护仪电源，打开主机开关。

3. 无创血压监测：①选择合适的部位，绑血压计袖带，袖带置于手臂间可容纳一横指；②按测量键（NIBP-START）；③设定测量间隔时间（TIME-INTERVAL）。

4. 心电监测：①暴露胸部，正确定位（必要时放置电极片处用 75% 乙醇清洁），粘贴电极片：先将电极片与导联线连接，再将电极片贴在老年人身上；②选择 P、QRS、T 波显示较清晰的导联；③调节振幅。

5. $SpO_2$ 监测：将 $SpO_2$ 夹指置于老年人的示指上（更换部位每小时 1 次）。

6. 其他监测：呼吸、体温等。

7. 根据老年人情况，设定报警限值（ALARM），打开报警系统。

8. 调节主屏：监测异常心电图并记录。

9. 交代注意事项：嘱老年人不要自行移动或摘除电极片；如皮肤出现瘙痒、疼痛及时告诉医务人员；避免在监测仪附近使用手机，以免干扰监测波形。

10. 停止监护：①向老年人解释；②关闭监护仪，断开电源；③撤除导联线及电极、血压计袖带等；④清洁皮肤；⑤安置老年人。

11. 清除原有老年人的信息资料。

12. 终末处置：用 75% 乙醇或 250mg/L 含氯消毒剂擦拭，血压计袖带有污染时可用 250 ～ 500mg/L 含氯消毒剂浸泡 30 分钟后清洗晾干，消毒后将各部件整理妥当备用。

13. 洗手，记录。

【评价】

1. 操作熟练规范，动作连贯性强。

2. 熟练掌握监护仪各种功能键、常用模块的用途。

3. 设置报警音量合适，不影响老年人的睡眠。

【注意事项】

1. 正确安放电极位置：①三电极，RA—胸骨右缘锁骨中线第 1 肋间；左上（LA）—胸骨左缘锁骨中线第 1 肋间；左下（LL）—左锁骨中线剑突水平处。②五电极：右上（RA）—胸骨右缘锁骨中线第 1 肋间；左上（LA）—胸骨左缘锁骨中线第 1 肋间；右下（RL）—右锁骨中线剑突水平处；左下（LL）—左锁骨中线剑突水平处；胸导（V）—胸骨左缘第 4 肋间。

2. 必须留出一定范围的心前区，以不影响在除颤时放置电极板。

3. 定期更换电极片安放位置，防止皮肤过敏和破溃。

4. 报警系统应始终保持打开状态，正确设置报警值，出现报警应及时正确处理。

5. 报警值设置：原则上根据老年人的实际病情结合医师的治疗方案而定。无特殊者可参照：所测数值在正常范围内，报警按正常值的上下限设置；数值不在正常范围内，在实际数值的基础上正负 10% ～ 20% 设置上下限（例如心率 110 次 / 分，上限 121 次 / 分，下限 60 次 / 分；血压 170/110mmHg，收缩压上限 187mmHg，下限 90mmHg，舒张压上限 121mmHg，下限 60mmHg；血压 88/50mmHg，收缩压上限 140mmHg，下限 80mmHg，舒张压上限 90mmHg，下限 45mmHg）。

6. 密切观察心电图波形，及时处理异常情况。

7. 对需要频繁测量血压的老年人应定时松解袖带片刻，以减少因频繁充气对肢体血液循环造成的影响和不适感。必要时应更换测量部位。

8. 躁动的老年人要固定好电极和导线，防止电极脱位、导线打折缠绕。

9. 密切观察心电图波形，及时处理干扰和电极脱落。

## 八、简易呼吸气囊操作

【目的】

当病情危急，在行气管插管或呼吸机使用前或停用呼吸机时，给予辅助通气，改善组织缺氧状态。

【用物】

1. 治疗盘内　无菌纱布、吸氧管、碘伏、无菌棉签、无菌手套。

2. 治疗盘外　简易呼吸器工具箱（呼吸囊、呼吸活瓣、适宜老年人的面罩、压舌板、口咽通气管、固定带及连接管、一次性手套）、湿化器、听诊器、弯盘、医嘱单、护理记录单、速干手消毒液。

3. 治疗车下层　生活垃圾桶、医疗垃圾桶、弯盘。

4. 设备装置　床边氧源、吸氧装置全套。

5. 其他　笔、护士表。

【评估】

1. 全身情况　老年人的病情、生命体征、治疗等情况。

2. 局部情况　老年人的呼吸型态：如呼吸次数减慢、不规则，甚至呼吸衰竭、呼吸停止，老年人呼吸道通畅情况。

3. 设备情况　有无氧气装置，氧气管道与简易呼吸器的接头是否配套。简易呼吸器面罩边缘气囊是否充气，各连接是否紧密，有无漏气。

【准备】

1. 环境　环境安全整洁，温、湿度适宜，光线适中，围帘遮挡。

2. 用物　用物准备齐全，仪器设备性能完好，摆放合理美观。

3. 护士　修剪指甲、洗手、戴口罩。检测简易呼吸气囊。

【实施】

1. 简易呼吸器连接氧气，调节氧流量 8～10L/min。

2. 卸下床头，固定好病床。

3. 记录抢救时间。

4. 急救者位于老年人头部，将老年人去枕、仰卧、解开衣领。

5. 清除口鼻腔异物（可用吸引器），有义齿应取下，保持呼吸道通畅。

6. 用双手拉住下颌角尽量把下颌往上拉，并托牢下颌使其朝上，确保使气管与口腔成一条直线，气道保持通畅。

7. 如果有舌根后坠，就插入通气导管（选择合适规格）。

8. 将面罩扣住口鼻，并用拇指和示指紧紧按住，其他手指则紧按住下颌，使其紧贴老年人面部，一手以"EC"手法固定面罩，另一手挤压简易呼吸囊。

9. 成人以 10 次 / 分，潮气量 400～600ml，有规律地反复挤压呼吸气囊（按压使胸廓起伏维持 1 秒）。

10. 经由透明盖观察单向阀是否适当运用，及时接多功能监护。

11.2 分钟后观察通气是否有效：①观察胸廓是否随着呼吸囊的挤压而起伏；②老年人面色、口唇颜色变化；③面罩内是否呈雾气状；④移开面罩，看胸廓有起伏；听有呼吸音；感觉有气流逸出，判断有无自主呼吸恢复。

12. 无自主呼吸者：使用至麻醉科医师到场行气管插管，呼吸机辅助呼吸。

13. 有自主呼吸者：停止使用，清洁老年人口鼻及面部，根据医嘱改用鼻导管或面罩给氧，氧流量为 4～6L/min。

14. 根据病情取合适体位；整理床单位。

15. 用物按规定处置：面罩、球体、储气袋 75% 乙醇擦拭消毒，有特殊感染送供应室消毒，放回指定位置。

16. 洗手，正确记录抢救全过程。

17. 继续观察老年人病情变化，有异常立即报告医师，及时处理。

【评价】

1. 正确检查简易呼吸器各配件性能（面罩完好无漏气、单向阀工作正常、气囊及贮氧袋完好无漏气）。

2. 正确连接简易呼吸机。

3. 关心老年人，观察病情细致。

4. 动作敏捷，迅速准确。

【注意事项】

1. 保持气道通畅，及时清理分泌物。

2. 按压呼吸球囊时应注意气流速度；使用期间注意观察老年人胸廓起伏、双肺呼吸音、脉搏、血氧及老年人的呼吸是否有改善。

3. 按压呼吸球囊时，压力不可过大，频率不可时快时慢，以免损伤肺组织，造成呼吸中枢紊乱，影响呼吸功能恢复。

4. 观察胃区是否胀气，避免过多气体挤压到胃部而影响呼吸的改善。

5. 如老年人有自主呼吸则要注意挤压球体必须与老年人的呼吸同步。

6. 密切观察生命体征、神志、面色等变化。

## 九、口咽通气管放置

【目的】

1. 防止舌根后坠，堵塞气道，保持呼吸道通畅。

2. 避免牙关紧闭，压迫气管导管。

3. 有利于口咽部分泌物被吸出。

【用物】

1. 方盘内　根据实际选择合适型号的口咽通气管（宁大勿小，宁长勿短）、胶布、必要时备舌钳、压舌板。

2. 治疗车下层　生活垃圾桶、医疗垃圾桶。

【评估】

1. 全身情况　老年人的病情、生命体征、治疗等。

2. 局部情况　老年人的呼吸状况、有无分泌物堵塞等。

【准备】

1. 老年人　取舒适卧位，安静休息。

2. 环境　温、湿度适宜，安静整洁，光线适中。

3. 用物　用物准备齐全，摆放合理美观。

4. 护士　修剪指甲、洗手、戴口罩，必要时戴手套。

【实施】

1. 核对老年人，解释操作目的，取得配合。

2. 放平床头，协助老年人取平卧位，头后仰，使呼吸道三轴线（口、咽、喉）尽量保持在同一直线上。

3. 清除口腔内分泌物，保持呼吸道通畅。

4. 置管：①直接放置。用舌拉钩或压舌板作为辅助工具，将通气管的咽弯曲沿舌面顺势送至上咽部，将舌根与口咽后壁分开。②反向插入法。把口咽管的咽弯曲部分向腭部插入口腔，当其内口接近口咽后壁时（已通过悬雍垂），即通气管1/2，将其旋转180°，借老年人吸气时顺势向下推送，至合适位置，弯曲部分下面压住舌根，弯曲部分上面抵住口咽后壁，气流通畅后胶布妥善固定。

5. 气流通畅后胶布妥善固定。

6. 安置老年人舒适卧位，交代注意事项。

7. 用物按规定处置。口咽通气管作为医疗垃圾处理；长期使用的口咽通气管24小时更换，并予以500mg/L含氯消毒剂浸泡，冲洗晾干后备用。

8. 洗手，记录。

【评价】

1. 老年人安全，放置位置正确，妥善固定，呼吸道通畅。

2. 操作规范、熟练，动作轻柔。

3. 与老年人有效沟通，体现人文关怀。

【注意事项】

1. 口咽通气管选择：长度相当于从门齿至耳垂或下颌角的距离，宽度以能接触上颌和下颌的 2～3 颗牙齿为最佳。

2. 严密观察病情变化，备好抢救物品和机械，必要时配合医师行气管插管术。

3. 昏迷者，口咽通气管可持续放置在口腔内，口咽管外口一层生理盐水纱布保湿，每隔 2～3 小时重新换位置 1 次，每隔 4～6 小时清洁口腔及口咽管 1 次，24 小时更换 1 次口咽管。

## 十、人工气道固定

【目的】

固定人工气道，保持老年人呼吸通畅，确保老年人安全。

【用物】

1. 方盘内　吸痰用物、牙垫（或固定器）、胶布（普通胶布 2 条，长约 20cm，宽约 1.5cm）。

2. 治疗车下层　生活垃圾桶、医疗垃圾桶。

3. 其他　吸痰装置。

【评估】

1. 全身情况　评估老年人的病情、意识、生命体征。

2. 局部情况　评估管路位置、深度，气囊压力，固定部位的皮肤情况、口腔情况。

3. 其他情况　老年人的理解及合作程度。

【准备】

1. 老年人　取舒适卧位，安静休息。

2. 环境　温、湿度适宜，安静整洁，光线适中。

3. 用物　用物准备齐全，性能完好，摆放合理美观。

4. 护士　修剪指甲、洗手、戴口罩，必要时戴手套。

【实施】

1. 携物品至床旁，核对姓名、腕带，协助老年人取舒适卧位。

2. 湿润口唇、口角。测量气管导管外露长度，经口插管者应测量距门齿处的长度，记录并做标记。

3. 检测气管导管气囊的压力，吸净气管及口腔内分泌物。

4. 固定气管导管，将牙垫放置在导管的一侧，嘱老年人咬住；防止气管导管左右偏移，可在导管的两侧都放置牙垫。

5. 采用蝶形交叉固定法，先固定气管导管和牙垫，再交叉固定气管导管，胶布末端固定于面颊部；或选择其他适宜的固定方法，如固定器。

6. 气管切开导管固定时，在颈部一侧打死结或手术结，松紧度以能放入一指为宜，用棉垫或纱布保护颈部皮肤。

7. 操作后，测量气管导管的气囊压力，观察两侧胸部起伏是否对称，听诊双肺呼吸音是否一致。

8. 整理床单位，协助老年人取舒适卧位。

9. 用物按规定处置。

10. 洗手，记录。

【评价】

1. 严格执行无菌操作，流程熟练。

2. 老年人安全，呼吸道通畅。

【注意事项】

1. 操作前，测量气囊压力，使其在正常范围。

2. 操作前后，检查气管导管深度和外露长度，避免气管导管的移位。

3. 躁动者给予适当约束或应用镇静药。

4. 更换胶布固定部位，避免皮肤损伤，采取皮肤保护措施；气管切开的老年患者，要注意系绳的松紧度，防止颈部皮肤受压或气管套管脱出。

5. 调整呼吸机管路的长度和位置，保持头颈部与气管导管活动的一致性。

# 十一、人工气道换药

【目的】

保持伤口清洁，避免伤口感染。

【用物】

1. *方盘内*　吸痰用物、换药包（无菌治疗碗 2 个、无菌开口纱布、消毒棉球 8 个、无菌镊子 2 把）、皮肤消毒剂，必要时备有固定带。

2. *方盘外*　弯盘、手消毒剂。

3. *治疗车下层*　生活垃圾桶、医疗垃圾桶。

【评估】

1. *全身情况*　老年人的病情、意识、生命体征及治疗情况。

2. *局部情况*　气管切开伤口情况，套管有无脱出迹象，敷料污染情况，颈部皮肤情况。

3. *其他情况*　老年人理解及合作程度。

【准备】

1. *老年人*　取舒适卧位，安静休息。

2. *环境*　温、湿度适宜，安静整洁，光线适中。

3. *用物*　用物准备齐全，性能完好，摆放合理美观。

4. *护士*　修剪指甲、洗手、戴口罩，必要时戴手套。

【实施】

1. 核对老年人床号、姓名、腕带，做好解释，取得老年人合作。

2. 协助老年人取去枕仰卧位，充分暴露颈部，使操作视野清晰。

3. 换药前充分吸痰，观察气道是否通畅，防止换药时痰液外溢污染。

4. 操作前检查气管切开套管位置，气囊压力及固定带松紧度，防止操作过程中因牵拉使导管脱出。

5. 取一把镊子取下老年人气管切开处敷料，置于弯盘中。

6. 取另一把镊子使用碘伏棉球擦拭伤口缝线及周围皮肤。顺序：清洁伤口从内向外，污染伤口从外向内。

7. 消毒待干后，无菌纱布敷料完全覆盖气管切开伤口。

8. 整理床单位，协助老年人取舒适卧位。交代注意事项。

9. 用物按规定处置。

10. 洗手，记录。

【评价】

1. 严格执行无菌操作，操作熟练。

2. 老年人安全，呼吸道通畅。

【注意事项】

1. 严格执行无菌操作，避免感染。

2. 根据老年人气管切开伤口情况选择敷料。

3. 每天换药至少 1 次，保持伤口敷料及固定带清洁、干燥。

4. 操作中防止牵拉。

## 十二、气管插管护理

【目的】

确保气道通畅，保证肺泡通气，预防肺部感染及非计划拔管。

【用物】

1. 方盘内　吸痰用物、口腔护理用物、雾化吸入用物。

2. 方盘外　弯盘、手消毒剂。

3. 治疗车下层　生活垃圾桶、医疗垃圾桶。

【评估】

1. 全身情况　老年人的神志、病情。

2. 局部情况　气管插管情况。

3. 其他情况　老年人及其家属对操作的了解程度，是否愿意配合。

【准备】

1. 老年人　取舒适卧位，安静休息。

2. 环境　病室空气新鲜，定时通风，保持室温 22～24℃，相对湿度 60%。

3. 用物　用物准备齐全，性能完好，摆放合理美观。

4. 护士　修剪指甲、洗手、戴口罩，必要时戴手套。

【实施】

1. 核对老年人，解释操作目的，取得配合。

2. 根据病情取合适体位，需翻身或改变体位时，应同时转动头颈和上身，避免活动导致套管刺激气道或套管脱出引发呼吸困难。对于烦躁、谵妄、昏迷等意识不清或障碍的老年人应使用保护性约束，松紧适宜，并做好局部皮肤的观察。

3. 妥善固定气管导管，做好标记；定期检查气管插管的深度，每 4 小时记录 1 次。避免导管随呼吸运动上下滑动而滑出，同时还应防止咬口的脱落。

4. 保持气道湿润、通畅。及时吸除气道分泌物，观察分泌物的性状、颜色、量。遵医嘱予以气道给药、雾化吸入及持续湿化，气道湿化液应每 24 小时更换 1 次。

5. 保持气管插管局部清洁，固定气管插管的胶布或衬带如被污染应立即更换。

6. 做好口腔护理，每天 1～2 次，要求做到口腔无异味。在进行口腔护理前必须测量口插管的深度以及监测气囊压力。

7. 定时监测气囊压力，在拔除导管前，必须清除气囊上滞留物。

8. 使用呼吸机者按呼吸机护理常规。

9. 拔除气管插管的护理：①准备好吸氧装置；②吸尽鼻腔、口腔及胃内物，防止拔管时呕吐误吸；③气管内充分吸痰；④提高吸氧浓度 3 ～ 5 分钟；⑤解除固定气管插管的胶布；⑥观察 $SpO_2$ 及其他生命体征。

10. 拔管后的护理：①做好口腔护理。②遵医嘱予以雾化吸入，首次雾化吸入时，护士不得离开床边。③观察有无呼吸困难，出现鼻翼扇动、呼吸浅促、唇甲发绀、心率加快、脉氧＜ 90% 应及时处理，必要时重新给予气管插管。④拔管后遵医嘱复查动脉血气。嘱老年人安静休息，观察老年人有无声音嘶哑、呛咳现象。⑤鼓励老年人咳嗽排痰，叩拍背部，定时更换体位，必要时吸痰。

11. 用物按规定处置。

12. 洗手，记录。

【评价】

1. 严格无菌操作，防止感染。

2. 老年人安全，呼吸道通畅。

【注意事项】

1. 做好老年人及其家属的心理护理，消除焦虑恐惧感。

2. 注意观察老年人神志、$SpO_2$（最好保持在 95% 以上）、血压、心率，发现异常情况及时处理。观察要点：①严密观察老年人生命体征、神志、瞳孔、$SpO_2$ 变化；②注意观察导管插入的深度；③观察气管分泌物的性状、颜色；④拔管后严密观察病情变化，监测心率、血压、血氧饱和度，观察呼吸道是否通畅，呼吸交换量是否足够，皮肤黏膜色泽是否红润，同时遵医嘱行血气分析；观察有无喉头水肿、黏膜损伤等情况，发现异常及时通知医师处理。

3. 使用呼吸机的老年人，呼吸机报警时，查找报警原因，相应处理。呼吸机管道每周更换消毒 1 次（500mg/L 有效氯浸泡 30 分钟，冲净晾干备用），预防呼吸机相关性肺炎。

## 十三、无创呼吸机使用

【目的】

应用于多种疾病引起的呼吸衰竭、手术后呼吸衰竭、神经肌肉疾病、辅助脱机或拔管后的呼吸衰竭加重、哮喘、肥胖低通气综合征、胸廓疾病引起的限制性通气功能障碍、睡眠呼吸暂停综合征、呼吸康复治疗等。

【用物】

1. 方盘内　氧流量表、吸氧管、无创呼吸机及配套湿化装置、呼吸管路、无创通气面罩、固定头带、听诊器、灭菌蒸馏水。

2. 方盘外　弯盘、手消毒剂。

3. 治疗车下层　生活垃圾桶、医疗垃圾桶。

4. 其他　多功能监护仪（可测脉氧饱和及可行电除颤）、抢救药品、抢救设备（气管插管等）。

【评估】

1. 全身情况　老年人的一般情况、生命体征、全身状况。

2. 局部情况　相关的体格检查，胸部双肺、口、鼻等。

3. 其他情况 注意适应证和禁忌证。

【准备】

1. 老年人 取舒适卧位，安静休息。

2. 环境 温、湿度适宜，安静整洁，光线适中。

3. 用物 用物准备齐全，性能完好，摆放合理美观。

4. 护士 修剪指甲、洗手、戴口罩，必要时戴手套。

【实施】

1. 向老年人或家属说明操作方法及目的，取得合作。

2. 协助老年人取半坐卧位。

3. 选择和试佩戴合适的连接器：连接方法有鼻罩、口鼻面罩、全面罩、鼻囊管及接口器等。年老或无牙齿的老年人口腔支撑能力较差，主张用口鼻面罩。

4. 连接氧流量表、吸氧管路、呼吸机管路、调节氧流量，连接呼吸机电源。

5. 装呼吸机：湿化器加灭菌蒸馏水，不超过上线，不低于下线；湿化器与呼吸机出口连接，湿化器出口与呼吸管连接；呼吸管另一头与排气阀、面罩连接。头带固定。

6. 参数调整：开动呼吸机、参数的初始化和连接老年人，逐渐增加辅助通气的压力和潮气量（适应过程）。

7. 应用无创呼吸机后评估：生命体征、$SpO_2$、呼吸音、呼吸频率、潮气量、通气频率、吸气压力、呼气压力、血气分析、人机配合等。

8. 根据老年人病情变化随时调整通气参数，最终以达到缓解气促、减慢呼吸频率、增加潮气量和改善动脉血气为目的。注意头带松紧度。

9. 安置老年人取舒适卧位，交代注意事项。

10. 用物按规定处置。

11. 洗手，记录。

【评价】

1. 操作规范熟练，能够处理各种报警。

2. 老年人安全，呼吸道通畅。

【注意事项】

1. 严格遵循适应证和禁忌证。

2. 操作时避免在较高的吸气压力状态下戴面（鼻）罩。

3. 应用过程中注意密切监测病情变化、并发症和不良反应。应随时检查呼吸机是否处于正常、面罩是否漏气，随时询问老年人是否有腹胀、胀气，并及时报告医师处理各种异常情况。

4. 若老年人置入胃管，经常检查胃管是否在位，尤其是在挪动面罩时，注意勿牵拉出胃管（因面罩与胃管相连，一旦不注意，胃管容易脱出）。

5. 及时清除螺纹管中积水，防止逆流感染。

6. 随时检查呼吸机光标是否在上下跳动，如果光标固定不动或上下浮动小，提示管道可能有堵，需冲管道。若管道充气后光标跳动无改变，应立即报告医师。

（丁彩云　陈玉华）

# 第 6 章

# 护理院常见护理风险防范

## 第一节　护理风险

### 一、概述

#### （一）定义

1.风险　风险是指某一特定危险情况发生的可能性和后果的组合。风险大致有两种定义：一种定义强调了风险表现为不确定性；另一种定义则强调风险表现为损失的不确定性。若风险表现为不确定性，说明风险产生的结果可能带来损失、获利或是无损失也无获利，属于广义风险。而风险表现为损失的不确定性，说明风险只能表现出损失，没有从风险中获利的可能性，属于狭义风险。

2.护理风险　护理风险至今尚未形成统一、规范且被广泛认可的定义。有学者认为狭义的护理风险是指在护理工作中对患者所造成的一切不安全事件发生的可能性；广义则指在护理工作中对患者、医院工作人员、探视者所造成的损害或被投诉的事件。另有学者将其定义为存在于护理过程中的不确定性危害因素，直接或间接导致患者死亡、损害和伤残事件的不确定性或可能发生的一切不安全事件，或者可能会给医院带来额外资源消耗的事件。

#### （二）护理风险的特点

1.与医疗护理行为的伴随性　医疗护理行为在实施的过程中一直存在各种风险和不测，在给患者带来健康恢复希望和获得新生的同时，也对正常的人体具有一定的侵害性。

2.难以预测性　难以预测性是指护理风险的发生带有极大的偶然性、突然性和个体差异性。难以预测不等于不能预测。有的风险是可以预测的，有的风险难以预测，但仍然可以预测或者预测到发生的概率。对于不可预测的医疗护理风险，如果护理行为在实施前，已经将该风险有发生的可能告知了患者，并征得患者的理解与同意，然后才实施该护理行为，此时医疗机构对该护理风险不承担责任。

3.难以防范性　护理风险难以防范不等于不能防范。有的风险可以防范，而有的风险经过努力之后，仍然不能防范和避免，仍然会导致对患者的伤害。因此，护理人员应尽到法律赋予其应当履行的"危害结果回避义务"，即在预测到风险有可能发生后，护理人员在实施护理行为之前就可能发生的护理风险尽可能地做好准备，制订对风险的预案，采取相应的防范措施，最大限度地减少不良事件对患者造成的伤害。

4.后果的严重性　护理风险一旦发生，其结果往往是加重病情，或者造成新的损害，甚至给患者的生命造成威胁。

## 二、护理风险评估

### （一）护理风险的识别

护理风险识别是护理风险管理的基础，其主要任务是对护理服务过程中客观存在的及潜在的各种风险进行系统地识别和归类，并分析产生护理风险事故的原因。由于护理服务过程中患者的流动、设备运转、疾病的护理都是一个动态的过程，因此风险的识别，实际上也是一个动态监测过程。

1. 患者因素所致的风险

（1）患者疾病因素所致的风险：患者疾病发生发展的复杂性、多变性是造成护理风险的重要因素。相同的疾病有不同的症状，不同的疾病却有相同的症状，疾病的发展转归呈现出多样性和复杂性。这对护理行为产生一定的风险隐患。患者个体的不确定性也可造成护理风险，如高过敏体质患者，有应用药物发生过敏反应的危险。

（2）患者就医行为所致的风险：护理工作是一项护患双方共同参与的活动，护理活动正常进行有赖于患者的密切配合和支持。患者就医动机和行为对疾病转归有着重要影响。患者能否与医护人员密切配合、积极参与疾病治疗对护理安全具有重要的影响。

2. 护理行为所致的风险

（1）护理行为特殊性所致的风险：作为护士，在决定进行某项护理操作时，应根据专业经验及患者从中所获利益和潜在风险所占比例等因素进行评估。应尽到相应的注意义务、预见义务和危险规避义务。如果预期的收益较风险大，则建议患者接纳风险，实施相关治疗。

（2）护理行为局限性所致的风险。护士的护理行为经常受诸多因素的影响和条件制约，具有一定的局限性。由于医疗水平的局限，一些疾病无法治愈，造成患者及其家属的不理解而诱发风险。

3. 护理人员因素所致的风险　护理人员如果缺乏良好的职业道德修养，法律意识淡薄，人文科学和社会知识缺乏，专业技术水平低，护理人员配置失调等都给患者带来了风险隐患。

4. 系统因素所致的风险　在医院系统中，医疗设备运行及医疗服务实践实际上是一个动态过程，所有人员、设备、服务都存在着风险。如管理者思想麻痹，管理不力，要求不严，对护理工作不安全环节缺乏预见性，未及时采取措施，或风险来临时采取的措施不力；设备、物品的管理不善等。

### （二）评估方法

1. 系统观察　即使用视、听、嗅、味、触等感觉获取患者资料，观察是进行科学工作的基本方法，护士与患者初次见面就是观察的开始。

2. 交谈　包括正式交谈与非正式交谈。正式交谈如询问病史等，非正式交谈如查房、治疗等。

3. 护理查体　在望、触、叩、嗅等方法基础上进行体格检查，收集与护理有关的资料。

4. 查阅记录　包括患者的病历、各种护理记录及有关文献等。

### （三）评估工具

1. 有形的评估工具　血压计、体温计、监护仪、叩诊锤等。

2. 无形的评估工具　评估量表等。

**（四）评估量表**

常用的护理风险评估量表包括压力性损伤评估量表、跌倒 / 坠床风险评估量表、生活自理能力评分表、疼痛评估量表、格拉斯哥昏迷评分表、管道脱落风险评估表等，见附表 2 ～附表 6。

# 第二节　护理常见急危重症应急预案

## 一、猝死的护理应急预案

### （一）应急措施

1. 护士应严格遵守护理院及科室各项规章制度，坚守岗位，定时巡视病房，尤其是对新入院患者、危重患者应按要求巡视，及早发现病情变化，尽快采取抢救措施。

2. 急救物品做到"四固定"，班班清点，检查急救物品性能，完好率 100%。

3. 熟练掌握心肺复苏流程，常用急救仪器性能、使用方法及注意事项。仪器及时充电，定期检查，防止电池耗竭。

4. 快速判断患者有无反应及呼吸，确定心跳呼吸停止。患者在病房内猝死，应迅速做出准确判断，第一发现者不要离开患者，应立即进行胸外心脏按压、人工呼吸等急救措施，同时请旁边患者或家属帮助呼叫其他医务人员。

5. 抢救时应注意心肺脑复苏，开放静脉通路，必要时开放两条静脉通路。

6. 发现患者在厕所、走廊等病房意外的环境下发生猝死，迅速做出正确判断后，立即就地抢救，行胸外心脏按压、人工呼吸等急救措施，同时请旁边的患者或家属帮助呼叫其他医护人员。

7. 其他医务人员到达后，按心肺复苏抢救流程迅速采取心肺复苏，及时将患者搬上病床，搬运过程中不可间断抢救。

8. 在抢救中，应注意随时清理环境，合理安排，将急救设备摆放到位，腾出空间，利于抢救。

9. 参加抢救的人员应注意相互密切配合，有条不紊，严格查对，及时做好各项记录，并认真做好与家属的沟通、安慰等心理护理工作。

10. 按《医疗事故处理条例》规定，在抢救结束后 6 小时内，据实、准确地记录抢救过程。

11. 抢救无效死亡，做好尸体护理，协助家属将尸体运走，向医务处或院总值班汇报抢救过程和结果。

### （二）流程

突发猝死的护理流程见图 6-1。

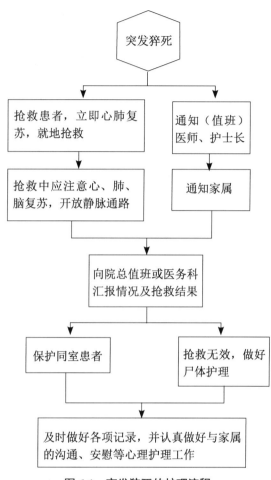

**图 6-1 突发猝死的护理流程**

## 二、消化道大出血的护理应急预案

### （一）应急措施

1. 当呕出物颜色为鲜红色或暗红色，大便呈暗红色或柏油样稀便时，立即报告医师。准备抢救药品及吸引器、双气囊三腔管等物品，配合抢救。

2. 急性期嘱患者禁食、禁水。去枕平卧，头偏向一侧，清理口腔分泌物，保持呼吸道通畅。大出血时协助患者取平卧位并将下肢略抬高，保证脑部供血。

3. 立即清除呕出物，协助漱口、洗脸、更换污染的衣被，保持床单位和环境清洁。

4. 给予氧气吸入及心电监护。

5. 迅速建立两条以上静脉通路，补充血容量，尽量选择粗、直的血管，避免在输血、输液的肢体侧采血或监测血压。

6. 遵医嘱积极补充血容量，准确抽取血标本，为输血做好准备。

7. 遵医嘱静脉给予止血药物、输注新鲜血等，静脉使用生长抑素者保证用药的连续性，及时续用。

8. 遵医嘱给予各种止血治疗，如冰盐水洗胃、胃内灌注去甲肾上腺素或内镜止血等。

9. 严密观察生命体征、神志的变化,准确记录 24 小时出入液量,密切观察呕血、大便的颜色、量、性状及伴随症状。准确估计出血量,判断出血是否停止。

10. 做好心理护理。呕血或排黑粪后及时清除血迹、污物,稳定患者情绪。

11. 及时、准确记录抢救过程,严格交接班。

### (二)流程

消化道大出血的护理流程见图 6-2。

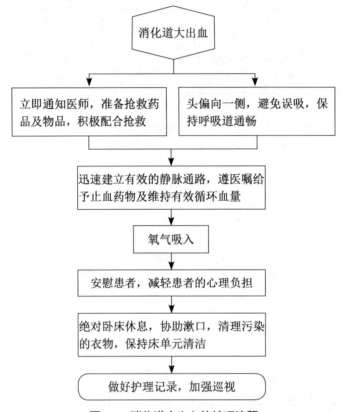

**图 6-2 消化道大出血的护理流程**

## 三、脑疝的护理应急预案

### (一)应急措施

1. 脑疝患者常见的先兆症状有剧烈头痛、频繁呕吐、血压上升,一侧瞳孔散大,脉搏慢而有力,伴有不同程度的意识障碍,健侧肢体活动障碍等。

2. 护理人员发现患者有脑疝先兆症状时,立即报告医师,立即采取紧急降低颅内压的措施。

3. 立即置患者于侧卧位或仰卧位,头偏向一侧,床头抬高 15°～30°。

4. 建立静脉通路,遵医嘱给予脱水药。快速静脉输入 20% 甘露醇 200～500ml(应 15～30 分钟静脉滴注完)、地塞米松 10mg,暂时降低颅内压,纠正脑组织灌注不足。

5. 保持呼吸道通畅,给氧。呼吸功能障碍者,立即气管插管行人工辅助呼吸。

6. 患者烦躁时,可行保护性约束,加床挡,防止坠床。

7. 密切观察意识、呼吸、血压、心率、瞳孔变化和肢体活动情况，做好脑室外引流准备。

8. 患者出现呼吸、心跳停止时，应立即行胸外心脏按压、气管插管、人工呼吸机辅助呼吸等心肺复苏措施。遵医嘱给予呼吸兴奋药及强心药等药物治疗。

9. 头部放置冰袋或冰帽，进行脑复苏，防止脑水肿。

10. 抢救结束后 6 小时内督促医师补记医嘱，做好护理记录，加强巡视及交接班。

（二）流程

脑疝的护理流程见图 6-3。

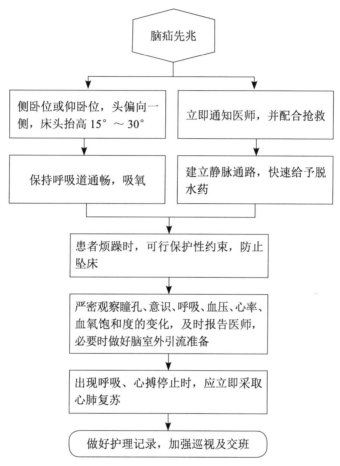

图 6-3　脑疝的护理流程

## 四、药物引起过敏性休克的护理应急预案

（一）应急措施

1. 一旦发生过敏性休克，立即停用引起过敏的药物，就地抢救，立即报告医师。

2. 立即平卧，遵医嘱皮下注射盐酸肾上腺素 1mg。如症状不缓解，每隔 30 分钟再皮下注射或静脉注射 0.5mg，直至脱离危险期。注意保暖。

3. 改善缺氧症状，给予氧气吸入，呼吸抑制时应遵医嘱给予人工呼吸，喉头水肿影响呼吸时，应立即准备气管插管，必要时配合施行气管切开术。

4.迅速建立静脉通路,补充血容量,必要时建立两条静脉通路。遵医嘱应用晶体液、升压药维持血压。应用氨茶碱解除支气管痉挛,给予呼吸兴奋药,此外还可给予抗组胺及皮质激素类药物。

5.发生心搏骤停,立即行胸外按压、人工呼吸等心肺复苏的抢救措施。

6.密切观察患者的意识、体温、脉搏、呼吸、血压及病情变化,患者未脱离危险前不宜搬动,做好观察处理记录。

7.按《医疗事故处理条例》规定,6小时内据实补记抢救过程。

## (二)流程

1.过敏反应防护流程　过敏反应的防护流程见图6-4。

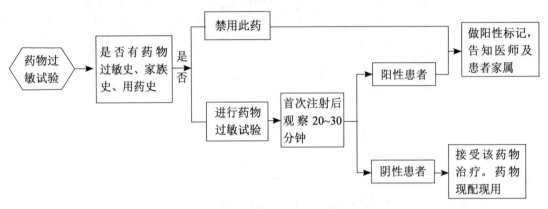

**图6-4　过敏反应的防护流程**

2.药物引起过敏性休克的急救流程　药物引起过敏性休克的急救流程见图6-5。

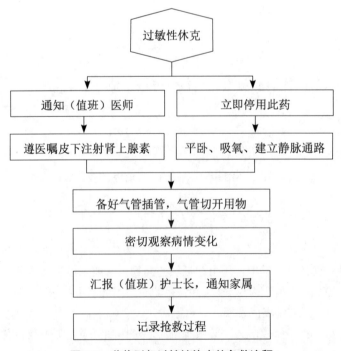

**图6-5　药物引起过敏性休克的急救流程**

### 五、突发肺栓塞的护理应急预案

#### （一）应急措施

1. 患者出现不明原因的虚脱、面色苍白、出冷汗、呼吸困难、胸痛、咳嗽，甚至晕厥、咯血等症状时，立即报告医师。

2. 立即平卧，指导患者绝对卧床休息，避免做深呼吸、咳嗽、剧烈翻动，保持大便通畅，避免用力。

3. 立即给予高流量吸氧，调节氧流量 4 ～ 6L/min，保持呼吸道通畅。低氧血症者经鼻导管或面罩给氧，必要时建立人工气道，应用呼吸机辅助呼吸。

4. 急性呼吸窘迫者行气管插管或机械通气，心搏骤停者进行心肺复苏。

5. 开放静脉通路，遵医嘱进行溶栓抗凝治疗和缓解冠状动脉反射性递增痉挛的药物，定时监测患者的凝血功能等。

6. 遵医嘱行抗休克治疗，补充血容量，维持血压，及时纠正水、电解质平衡紊乱。

7. 严密监护，监测患者呼吸、心率、血压、血氧饱和度及动脉血气的变化。

8. 留取血、尿标本并及时送检。

9. 出现右心功能不全但血压正常，可使用小剂量多巴酚丁胺和多巴胺；若出现血压下降，增加多巴胺剂量或去甲肾上腺素。

10. 做好心理护理，减轻患者的焦虑与恐惧，采取措施缓解患者疼痛。

11. 记录抢救过程，做好护理记录及交接班。

#### （二）流程

突发肺栓塞的护理流程见图 6-6。

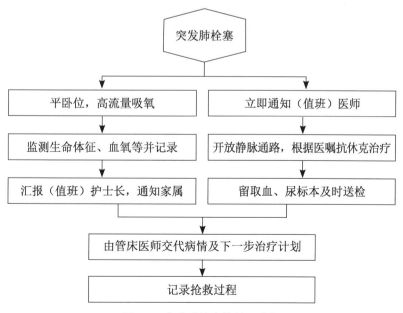

**图 6-6　突发肺栓塞的护理流程**

# 第三节 重点环节护理应急预案

## 一、发生用药错误的应急预案

### （一）应急措施

1. 发生用药错误后，如为口服药，观察患者反应；如静脉给药，立即停止输液，更换液体及输液器，保留静脉通路。报告护士长和医师，遵医嘱进行处理。

2. 如发生过敏性休克，按照过敏性休克应急预案执行。情况严重者就地抢救，记录患者生命体征、一般情况、抢救过程及结果。

3. 对患者及其家属做好安抚工作，尽最大努力将患者的各方面损失降到最低。

4. 如患者及其家属有异议且无法协调，要求对用物及药物或护理文书进行封存时，按《医疗事故处理条例》有关程序进行。

5. 护士长 24 小时内填写护理差错、事故报表上报护理部。

### （二）流程

发生用药错误的应急流程见图 6-7。

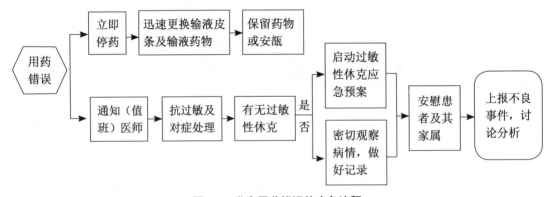

**图 6-7 发生用药错误的应急流程**

## 二、用药不良反应的护理应急预案

### （一）应急措施

1. 根据药物的种类、性质分类放置，定期检查，及时更换，如出现沉淀、变质、过期等严禁使用。

2. 严格执行查对制度及无菌操作规程，掌握药物的配伍禁忌，现配现用。

3. 加强巡视，观察患者用药后反应，发现异常反应及时通知医师，配合处理。

4. 如出现药物不良反应病例，按要求填写《药品不良反应报告卡》，并报告药剂科。

### （二）流程

用药不良反应的护理流程见图 6-8。

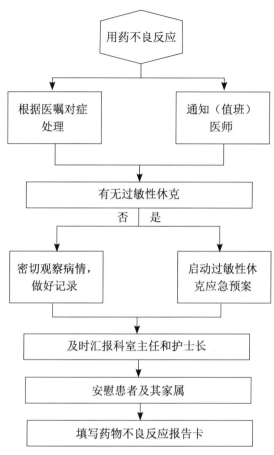

**图 6-8** 用药不良反应的护理流程

## 三、输液时发生发热反应的护理应急预案

### （一）应急措施

1. 减慢输液速度或停止输液，保留静脉通路，改换输液器和液体。

2. 报告医师并遵医嘱处理。

3. 情况严重者就地抢救，必要时行心肺复苏。

4. 严密观察病情变化，记录患者生命体征、一般情况和抢救过程。

5. 及时报告护理部、医院感染管理科、药剂科。

6. 保留输液器和药液，同时取相同批号的液体、输液器和注射器分别送检。

7. 患者家属有异议时，按《医疗事故处理条例》相关程序对余液和输液器具封存。

### （二）流程

输液时发生发热反应的护理流程见图 6-9。

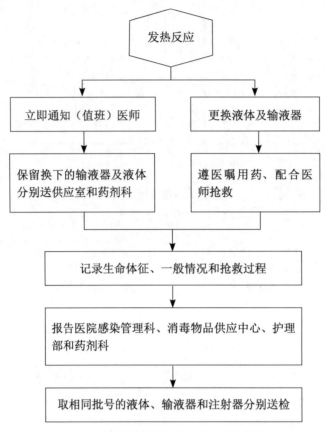

图 6-9　输液时发生发热反应的护理流程

## 四、输液时发生肺水肿的护理应急预案

### （一）应急措施

1.患者出现肺水肿症状时，立即停止输液或减慢输液速度，保留静脉通路。

2.及时与医师联系，并进行紧急处理。

3.将患者安置为端坐位，双下肢下垂，以减少回心血量，减轻心脏负担。

4.高浓度给氧，减少肺泡毛细血管渗出，同时湿化瓶内加入 20%～30% 乙醇，改善肺部气体交换，缓解缺氧症状。

5.遵医嘱给予镇静、扩血管和强心药物。

6.必要时进行四肢轮流结扎，每隔5～10分钟轮流放松一侧止血带,可有效地减少回心血量。

7.加强巡视，观察病情变化，重点交接班。

8.做好抢救记录和相关护理记录。

### （二）流程

输液时发生肺水肿的护理流程见图 6-10。

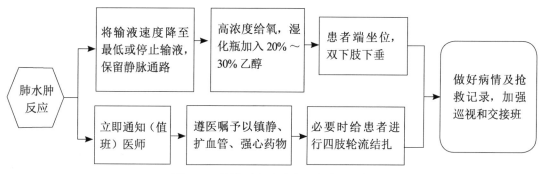

图 6-10　输液时发生肺水肿的护理流程

## 五、PICC（CVC）导管脱落处理应急预案

### （一）预防措施

见第 5 章第二节。

### （二）应急措施

1. 如部分 PICC（CVC）导管脱落，报告医师。拍胸片，确定导管尖端位置，判断导管尖端是否位于上、下腔静脉。如导管尖端位于上、下腔静脉内，则导管可继续使用。如导管尖端未位于上、下腔静脉，评估输注药物性质、pH、渗透压。检查输注药物是否为发疱剂，有刺激性、pH > 9 或 pH < 5、渗透压 > 600mOsm/L，是则拔除导管；若不是则进行体外修剪导管后重新固定，留置使用 1 ~ 4 周。严禁将脱出的导管回送，做好护理记录并上报护士长。

2. 如导管完全脱落，测量导管长度，观察导管有无损伤或断裂；评估穿刺部位是否有血肿及渗血。立即戴无菌手套，用无菌敷贴压迫穿刺部位，直到完全止血；消毒穿刺点，用无菌敷贴覆盖；评估渗出液性状、量；检查脱出导管长度、完整性，根据需要重新置管，观察患者有无空气栓塞等症状。

3. 立即向护士长报告，将发生经过、患者状况及后果于 24 小时内及时报告护理部。护士长组织科室人员认真讨论，分析原因并进行整改，做好质量持续改进。

4. 安慰患者，交代注意事项，做好患者及其家属的健康宣教，提高其防范意识及管道自护能力。

### （三）流程

PICC（CVC）导管脱落处理流程见图 6-11。

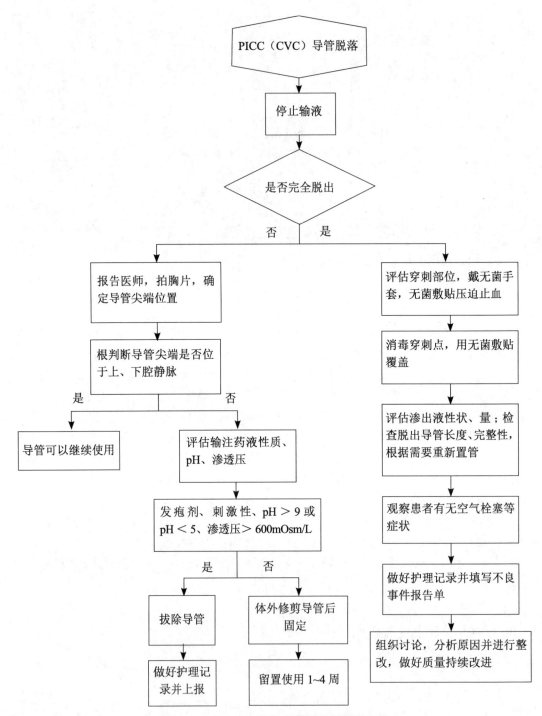

**图 6-11 PICC（CVC）导管脱落的处理流程**

## 六、PICC（CVC）导管破裂、断裂应急预案

### （一）预防措施

同"PICC（CVC）导管脱落的预防措施"。

### （二）应急措施

1. 导管断裂的处理：导管断裂分为两种情况，即体外部分断裂和体内部分断裂。

（1）体外部分断裂处理方法：①前端开口导管破裂或断裂。及时沿着与皮肤平行的方向缓慢拔出导管，避免发生导管完全断裂。拔管过程中遇到阻力，切忌用力拔管，及时调整患者手臂位置或热敷血管，使患者情绪放松。导管拔出后，检查导管是否完整。②尾端开口导管破裂或断裂：判断导管断裂部位。如断端导管在体外且离穿刺点较近，立即用手反折断端，加压固定，避免导管回缩。汇报护士长，根据患者具体情况决策处理方法。如断端导管在体外且离穿刺点较远，用消毒液彻底消毒体外导管部分 3 次，消毒范围同穿刺时消毒范围。用无菌剪刀剪下导管破裂部分，将新的连接器的减压套筒套在导管尾端，再将导管与连接器的金属柄连接紧密，最后将连接器的倒钩完全插入减压套筒，确认锁紧。连接注射器抽回血确定导管通畅，20ml 生理盐水冲管后连接肝素帽（接头），封管，固定导管。

（2）体内部分断裂的处理方法：①若 PICC 导管在体内部分有破裂致液体渗漏发生静脉炎，须保持与皮肤平行的方向缓慢拔除导管，防止导管断裂到体内；②对于滞留于外周静脉内的导管断段，若在穿刺上方静脉内能触摸到导管，首先加压固定，用手指压住导管远端的血管或上臂近腋窝处扎止血带，X 线证实导管在外周静脉再行静脉切开取出体内留置段导管，注意止血带加压时间不能太长，以防止肢体缺血坏死；③ DSA 下血管内抓捕术，对于已移位至中心静脉甚至心脏的断裂导管，须立即在 X 线监视下应用介入方法进行血管内异物抓捕术。

2. 安慰患者，使其放松，立即联系放射科定位导管位置，请外科及介入科医师会诊。等待处理期间观察患者生命体征，结扎肢体血供情况，定时放松。

3. 填写不良事件报告单，做好记录。

### （三）流程

PICC（CVC）导管破裂、断裂的护理流程见图 6-12。

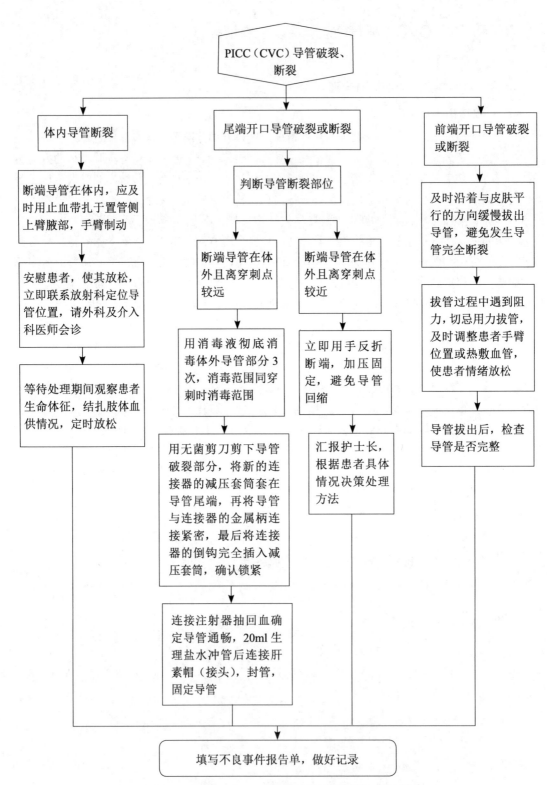

**图 6-12　PICC（CVC）导管破裂、断裂的护理流程**

## 七、标本错误的护理应急预案

### （一）应急措施

1. 发现标本采集错误时，若标本未送至检验科，通知送标本的人员，追回错误标本并毁弃。

2. 若标本已送至检验科，立即通知（值班）医师，逐级汇报护士长、科室主任。

3. 通知临床检验，检验科发现通知科室，追回不正确报告。

4. 标本毁弃后，值班护士重新遵守医嘱，并严格执行查对制度。向患者道歉、解释，经两人核对后重新采集标本，在医嘱单上签全名。

5. 做好护理记录并填写不良事件报告单，上报护理部，并由护士长组织讨论，总结经验教训。

### （二）流程

发生标本错误的处理流程见图 6-13。

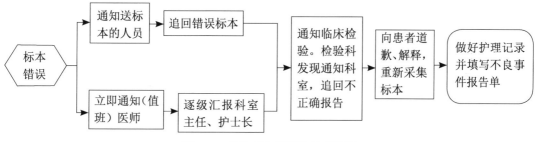

**图 6-13　发生标本错误的处理流程**

## 八、气管插管意外脱管的护理应急预案

### （一）应急措施

1. 患者突然拔除气管插管或气管插管脱出，立即通知医师并呼叫他人帮忙。

2. 如患者有自主呼吸，立即给予患者面罩高流量吸氧，刺激患者咳嗽，吸净口鼻分泌物，并观察血氧饱和度及生命体征情况。床旁备气管插管箱，做好再次插管的准备。

3. 如患者无自主呼吸，立即接加压面罩，呼吸机加压给氧，配合医师进行紧急气管插管。

4. 严密观察生命体征，行血气检查。

5. 及时记录，加强巡视，并上报不良事件。

### （二）流程

气管插管意外脱管的护理流程见图 6-14。

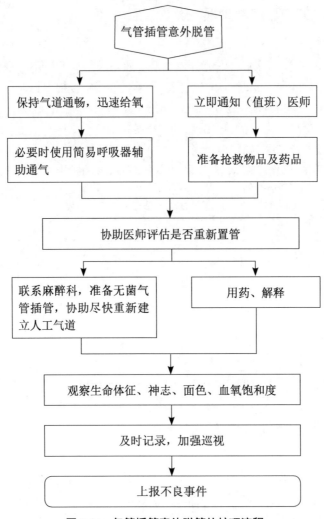

**图 6-14 气管插管意外脱管的护理流程**

## 九、气管套管脱落的护理应急预案

### （一）应急措施

1. 发现患者气管插管或套管意外脱落，护士应立即进行紧急处理，请旁边的患者或家属通知医务人员。

2. 有自主呼吸的患者发生导管脱落时，应加强患者的自主呼吸，辅以面罩吸氧，吸除口咽部分泌物，然后重新置管。

3. 无自主呼吸的患者，如气管切开时间超过 1 周，已形成窦道者，立即更换套管，重新置管更换无菌套管重置入。如无窦道形成者，立即打开气管切开包，用血管钳撑开气管切口处，将吸痰管插入气道直接氧气吸入，挤压胸廓，给予人工通气，改善缺氧，保持气道通畅，并立即通知专科医师重新置管。

4. 气管切开超过 1 周，判断气管套管是否完全脱出。如完全脱出，更换无菌套管，插入套管内芯，原位试行插入。如未完全脱出，插入套管内芯，原位试行插入。

5. 如置管失败，用气管撑开钳撑开气管切开处，重新放入套管。

6. 重新置管后，连接呼吸机调节氧流量至 100%，维持血氧饱和度在 96% 以上。

7. 其他医护人员应迅速准备抢救药品和物品，如患者出现心搏骤停时立即给予心脏胸外按压。

8. 配合医师抽血查动脉血气分析，根据结果调整呼吸机参数。

9. 严密观察患者生命体征及神志、瞳孔、血氧饱和度的变化，并做好记录。

10. 抢救结束后，及时补记抢救记录。

11. 做好心理护理，记录、上报不良事件，科内讨论分析脱管原因，采取针对性防范措施，避免再次发生脱管。

### （二）流程

气管套管脱落的护理流程见图 6-15。

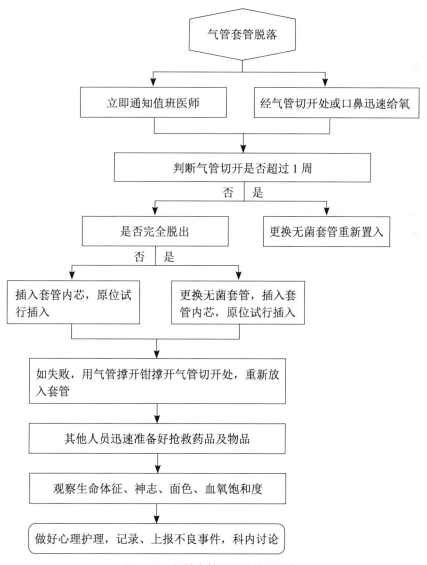

**图 6-15　气管套管脱落的护理流程**

### 十、胸腔闭式引流管滑脱的护理应急预案

#### （一）应急措施

1. 妥善固定胸腔闭式引流管，每班交接引流的通畅情况并做好记录。

2. 一旦胸腔闭式引流管滑脱，立即捏闭伤口。协助患者保持半卧位，不可活动。

3. 如胸腔闭式引流管的连接处脱落或引流瓶损坏时，双钳交叉夹闭引流管近心端，更换引流装置。

4. 如胸腔闭式引流管从胸腔滑脱时，捏紧伤口皮肤，消毒两遍后用凡士林油纱布封闭伤口，协助医师处理。

5. 高流量吸氧，必要时吸痰；建立静脉通路，遵医嘱给予镇咳药和镇痛药。

6. 密切观察胸腔闭式引流装置各处的衔接情况，以及患者生命体征和呼吸、呼吸音、引流液的性状及水柱的搏动。

7. 安慰患者及其家属，缓解他们紧张焦虑的情绪。

8. 做好护理记录并填写不良事件报告单，上报护理部，并由护士长组织讨论分析，总结经验教训，持续改进。

#### （二）流程

胸腔闭式引流管滑脱的护理流程见图 6-16。

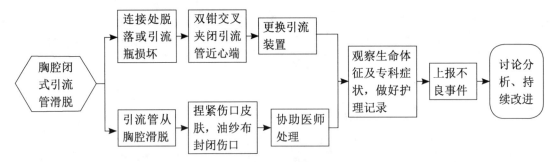

图 6-16　胸腔闭式引流管滑脱的护理流程

# 第四节　护理安全管理应急预案

## 一、突发流行性疾病的应急预案

#### （一）应急措施

1. 发现甲类流行性疾病（如鼠疫、霍乱等）或乙类流行性疾病（如传染性非典型肺炎、新型冠状病毒肺炎、艾滋病、病毒性肝炎等）时，根据病情按传染病管理办法实施管理，在第一时间通知上级领导（医务处、护理部、院内感染科等）。

2. 积极采取相应的隔离措施。尽量减少疫情的扩散，接诊人员、接诊场所不宜过多，就地管理，疑似患者进行医学隔离观察。

3. 保护其他患者及其家属，对密切接触者进行医学观察。

4. 观察病情变化，及时向有关领导及部门汇报。

5. 按传染病要求，严格消毒隔离，做好自身防护，确保安全。

6. 患者所有的物品应按消毒隔离制度执行，患者出院、转院后，应严格终末消毒。

**（二）流程**

突发流行性疾病的处理流程见图 6-17。

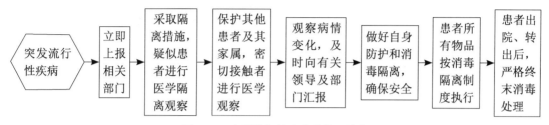

**图 6-17　突发流行性疾病的处理流程**

## 二、发生误吸患者的护理应急预案

**（一）应急措施**

1. 当发现患者发生误吸时，立即协助患者采取俯卧位、头低足高位，叩拍背部，尽可能使吸入物排出，并通知医师。

2. 及时清理口腔内痰液、呕吐物等。

3. 监测生命体征和血氧饱和度，如出现严重发绀、意识障碍及呼吸频率、深度异常，再采用简易呼吸器维持呼吸的同时，紧急气管插管吸引或气管镜吸引。

4. 做好记录，必要时遵医嘱开放静脉通路，备好抢救仪器和物品。

5. 通知家属，向家属交代病情。

6. 做好护理记录。

**（二）流程**

发生误吸患者的护理流程见图 6-18。

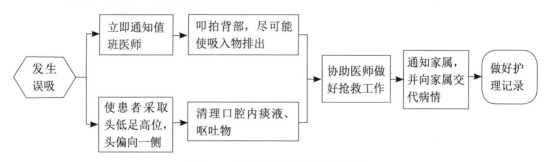

**图 6-18　发生误吸患者的护理流程**

## 三、自杀倾向患者的护理应急预案

**（一）应急措施**

1. 护理人员勤巡视病房，了解患者的思想动态。发现情绪低落、有自杀倾向的患者应立即报告护士长、主管医师及科室主任。

2.科室主任、护士长应立即汇报医务科、护理部，同时汇报保卫科，必要时根据实际情况适当增加夜间值班护士人员和保安人员。

3.加强患者心理护理，掌握其思想动态。查找患者自杀原因，有针对地做好心理护理，尽量减少不良刺激对患者的影响。

4.及时与患者家属取得联系，告知家属24小时监护，不得离开，避免患者独处。

5.检查患者病室内环境，若发现私藏药品、刀、剪锐器等危险物品给予没收，锁好门窗，防止意外。

6.严格交接班，密切注意患者心理变化，准确掌握心理状态。

7.值班人员对患者存在的自杀倾向、所采取的预防及护理措施、治疗应详细记录，并随病历一起留档。

8.对于确诊为有精神病的患者，须尽早联系专科医院进行进一步治疗。

### （二）流程

自杀倾向患者的护理流程见图6-19。

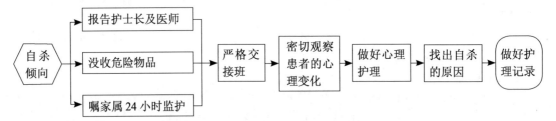

**图6-19　自杀倾向患者的护理流程**

## 四、患者自杀的护理应急预案

### （一）应急措施

1.发现患者自杀，应迅速做出准确判断，立即通知医师，携带抢救物品赶赴现场。

2.当班护士报告护士长、科室主任。护士长15分钟内上报医务科/院总值班、护理部、保卫部。

3.评估受伤程度，判断是否有抢救可能性，如有可能应立即开始就地抢救，自杀患者在病区范围以外通知急诊科医护人员协助抢救。

4.如经抢救后有生命迹象，转至相应科室继续抢救，做好抢救记录。每班重点交班，掌握患者心理状态，以防再次发生。

5.如确认患者死亡，保护现场（病房内及病房外现场）。及时通知家属，协助家属做好善后沟通、安慰等工作。

6.安抚其他相邻患者，为病情不稳定患者调换病房。

7.协助有关部门调查，做好各种护理记录。护士长24小时内填写《护理不良事件报告单》上报护理部。

8.科室组织分析讨论，提出整改措施。

### （二）流程

患者自杀的护理流程见图6-20。

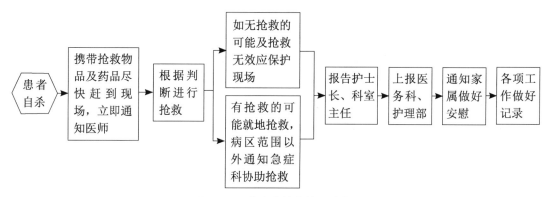

图 6-20　患者自杀的护理流程

## 五、发生坠床 / 跌倒的护理应急预案

### （一）坠床应急措施

1. 一旦患者不慎坠床，护士应立即到患者身边，通知医师检查患者坠床的着力点，迅速查看身体状况和局部情况，初步判断有无危及生命的症状、骨折或肌肉、韧带损伤等情况。

2. 配合医师对患者进行检查，根据伤情采取必要急救措施，通知护士长。

3. 皮肤出现瘀斑者进行局部冷敷，皮肤擦伤渗血者用碘伏清洗伤口后，用无菌敷料包扎，出血较多或有伤口者先用无菌敷料压迫止血，再由医师酌情进行伤口清创缝合。创面较大，伤口较深者遵医嘱注射破伤风针。

4. 对疑有骨折或肌肉、韧带损伤者，根据受伤的部位和伤情采取相应搬运患者的方法，将患者抬至病床，请医师对患者进行检查，必要时遵医嘱行 X 线摄片检查及其他治疗。

5. 头部受伤者，出现意识障碍等危及生命的情况时，应立即将患者轻抬至病床，严密观察病情变化，注意瞳孔、神志、血压等生命体征的变化，通知医师，迅速采取相应的急救措施及必要的检查如 CT、磁共振等。

6. 受伤程度较轻者，嘱其卧床休息，安慰患者。

7. 加强巡视至病情稳定。巡视中严密观察病情变化，发现病情变化，及时向医师汇报。

8. 及时准确记录病情变化，认真做好交接班，填写《护理不良事件报告表》。

### （二）跌倒应急措施

1. 检查病房设施，不断改进完善，杜绝安全隐患。

2. 当患者突然跌倒时，护士应立即到患者身边，检查患者跌倒情况，通知医师，判断患者的神志，受伤部位伤情程度及全身状况等，并初步判断跌倒原因。

3. 对疑有骨折或肌肉、韧带损伤的患者，根据跌倒的部位和伤情采取相应的搬运患者方法，将患者抬至病床，请医师对患者进行检查，必要时遵医嘱行 X 线摄片检查及其他治疗。

4. 对于跌伤头部，出现意识障碍等危及生命的情况时，应立即将患者轻抬至病床，严密观察病情变化，注意瞳孔、神志、呼吸、脉搏、血压的生命体征的变化情况，通知医师，迅速采取相应的急救措施。

5. 受伤程度较轻者，可搀扶或用轮椅将患者送回病床，嘱其卧床休息，安慰患者，并测量血压、脉搏，根据病情做进一步检查和治疗。

6. 对于皮肤出现瘀斑者进行局部冷敷；皮肤擦伤渗血者常规消毒处理后，以无菌敷料包扎，出血较多或有伤口者先用无菌纱布压迫止血，再由医师酌情进行伤口清创缝合；创面较大、伤口较深者遵医嘱给予破伤风预防措施。

7. 加强巡视，及时观察采取措施后的效果，直到病情稳定。

8. 向患者了解当时跌倒的情景，帮助患者分析跌倒的原因，向患者做宣教指导，提高患者的自我防范意识，尽可能避免再次跌倒。

9. 准确及时书写护理记录，认真交班，填写《护理不良事件报告表》。

### （三）流程

患者发生坠床、跌倒的护理流程见图 6-21。

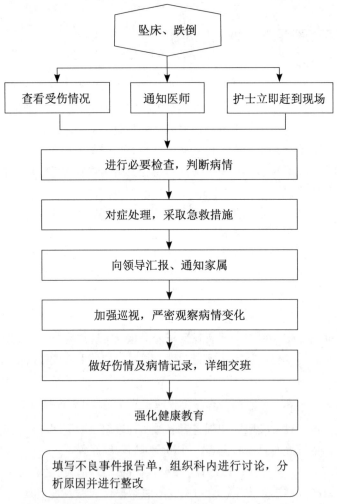

**图 6-21 患者发生坠床、跌倒的护理流程**

## 六、发生烫伤或烧伤的护理应急预案

### （一）应急措施

1. 护士全面了解患者的病情。

2. 对意识障碍、瘫痪、感觉减退、全麻未醒、自主活动丧失的患者禁用热水袋等保暖。必须使用时，热水袋水温应≤50℃并加布套进行保护。

3. 向患者及其家属做好宣教工作，防止发生烫伤。

4. 护士每天检查患者皮肤情况。

5. 发生烫伤后，报告护士长及主管医师，记录详细情况（发生的时间、烫伤范围、深度），并根据情况处理。

6. 班班交接烫伤创面，直到痊愈。

（二）流程

患者发生烫伤或烧伤的护理流程见图6-22。

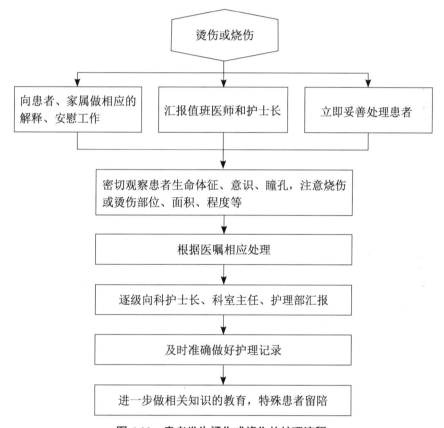

图6-22　患者发生烫伤或烧伤的护理流程

## 七、停水和突然停水的护理应急预案

（一）应急措施

1. 接到停水通知后，告知患者停水的时间，做好停水准备。

2. 做好应急准备，根据停水时间尽量储备水源，以备使用和饮用。

3. 突然停水时，白天与总务科联系，汇报情况，查询原因。夜间通知总值班，汇报停水情况。

4. 向患者做好解释工作，协助患者解决因停水带来的不便。

## （二）流程

停水和突然停水的处理流程见图 6-23。

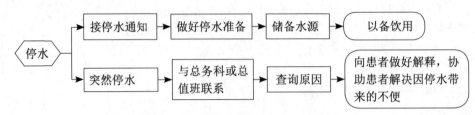

**图 6-23　停水和突然停水的处理流程**

## 八、停电和突然停电的护理应急预案

### （一）停电应急措施

1. 接到停电通知后，告知患者和家属，立即做好停电准备，备好应急灯、手电、照明用蜡烛等。

2. 查看重要医疗仪器、蓄电池和电量，保障停电期间仪器正常运转。

3. 如使用监护仪，更换有充电电池的监护仪，必要时护士自己监测。如有抢救患者使用电动力机器时，立即应急替代。手术室、抢救室、急诊科启动备用电源。

4. 备好急救替代设施，如呼吸气囊、大注射器等。

5. 加强巡视病房，安抚患者，同时注意防火、防盗。

### （二）突然停电应急措施

1. 突然停电后，应立即查找原因，立即报告有关部门，如医院办公室、医务科、护理部，并通知电工，查询停电原因，尽早排除故障或开启使用备用电源。

2. 立即启动应急替代方法，开启应急灯，维持抢救工作。

3. 采取措施保证抢救措施，保证仪器的运转。若患者正处于器材抢救过程中，应立即启用备用电源，如蓄电池等直流电。如无中心吸引，吸痰时可采用大容量的注射器抽吸；呼吸机如本身带有不间断电源（UPS）装置，UPS 装置启动后连接呼吸机，调试完毕后连接患者辅助通气，如无 UPS 装置，护士应携带简易呼吸机到患者床前，同时通知值班医师，观察患者面色、呼吸、血氧饱和度、意识及呼吸机情况。

4. 急诊用药可根据医嘱，开具借条与药房联系借药。

5. 为病房点燃照明用蜡烛，使用手电筒等。

6. 加强巡视病房，安抚患者，注意患者安全，注意防火、防盗。

### （三）流程

发生停电和突然停电的处理流程见图 6-24。

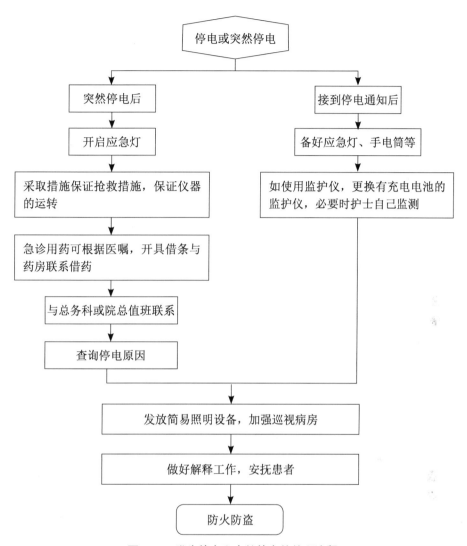

**图 6-24　发生停电和突然停电的处理流程**

## 九、火灾的护理应急预案

### （一）应急措施

1. 发现火情后立即呼叫周围人员分别组织灭火，立即按报警器，现场正确使用灭火器，同时通知保卫科或总值班。

2. 根据火势，若火势可控制可拿灭火器尽量消灭或控制火势扩大。报告保卫科。

3. 发现火情无法扑救，马上拨打"119"报警，并告知准确方位。通知院总值班。

4. 切断电源，关闭邻近房间的门窗，以减慢火势蔓延速度。

5. 遵循"高层先撤、患者先撤、重患者和老年人先撤、医务人员最后撤"的原则，避开火源，就近疏散，统一组织，有条不紊，由安全通道（每层楼的楼梯）撤离，不可乘坐电梯。叮嘱所有人员用湿毛巾捂住口鼻，尽可能以最低的姿势或匍匐快速前进紧急疏散患者。

6. 保护贵重仪器及资料。

7.配合公安、消防部门调查火灾原因，总结教训，加强防范措施。

**（二）流程**

发生火灾的处理流程见图6-25。

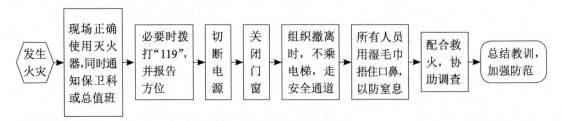

**图6-25　发生火灾的处理流程**

## 十、护理人员发生针刺伤时的应急预案

**（一）应急措施**

1.挤压：护理人员在进行医疗操作时应特别注意防止被锐器划伤刺破，如不慎被疑乙肝、丙肝、HIV病毒污染的尖锐物体划伤刺破发生针刺伤时，应立即在伤口旁由近心端向远心端轻轻挤压，挤出伤口血液，避免挤伤伤口局部。

2.冲洗：用肥皂水和清水冲洗伤口，再用75%乙醇或0.5%聚维酮碘消毒，必要时包扎伤口。

3.报告：立即按规定逐级报告，向科室负责人及医院感染及管理部门报告。

4.填表：发生24小时内填报针刺伤发生报告记录表。

5.评估：检查患者、评估针刺伤预后。

6.若患者有血源性感染疾病，分析疾病传播途径和潜伏期，接种相关疫苗。采取相应的补救措施。

（1）如被乙肝、丙肝阳性患者血液、体液污染锐器刺伤后，在24小时内抽血查乙肝、丙肝抗体，必要时同时抽患者血对比，遵医嘱进行预防性用药。同时注射乙肝免疫高价球蛋白，按1个月、3个月、6个月接种乙肝疫苗。

（2）如被HIV阳性患者血液、体液污染的锐器刺伤后，应在24小时内抽血查HIV抗体，必要时同时抽患者血对比,遵医嘱进行预防性用药,口服贺普丁（拉米夫定）每日1片,按1个月、3个月、6个月复查，并通知护理部、院感科进行登记、上报、追访等。

7.检测各类症状，追踪记录针刺伤症状。

8.分析针刺伤发生的原因，修正措施。

**（二）流程**

护理人员发生针刺伤时的处理流程见图6-26。

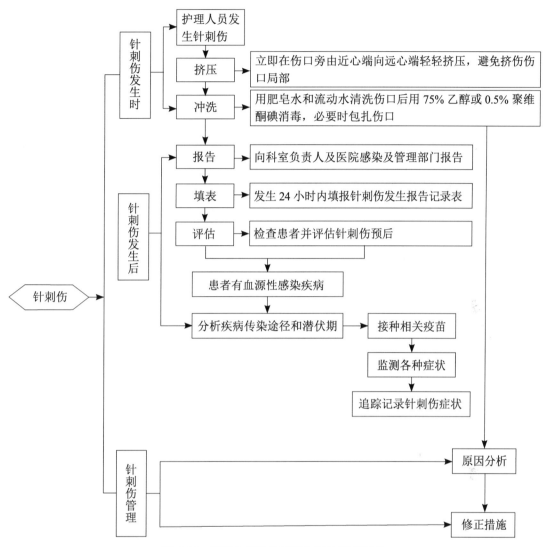

**图 6-26　护理人员发生针刺伤时的处理流程**

## 十一、患者擅自外出或走失的应急预案

### （一）应急措施

1. 发现患者擅自外出或走失，应立即询问同病室的其他人员是否知道患者的去向。

2. 联系患者或家属是否知道患者去向，并告知家属患者擅自外出或走失，请求家属帮忙寻找。

3. 立即报告病室主管医师、科室主任和护士长。报告医务科和护理部，夜间通知院总值班。同时报告保卫科，由保卫科联系"110"或当地政府帮助寻找患者，尽可能查找患者去向。

4. 如能联系上患者或家属，告知外出风险，要求患者立即返回病房。

5. 患者返回后立即通知医务部、护理部和院总值班，由主管医师及护士长按医院有关规定进行处理。患者回病房后，再次强调遵守医院规章制度的重要性，并在医患沟通、护患沟通上签字。

6. 若确属外出不归，需两人共同清理患者的用物、贵重物品等登记并妥善保存。

7. 记录患者外出过程、寻找患者所采取的措施及返院时间和病情状况。相关人员签字。

## （二）流程

患者擅自外出或走失的处理流程见图 6-27。

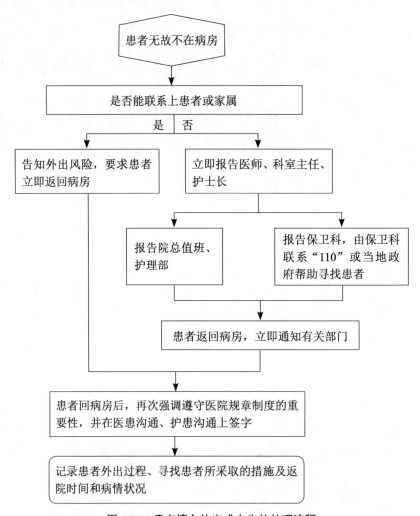

**图 6-27　患者擅自外出或走失的处理流程**

## 十二、转运途中患者突发病情变化的应急预案

### （一）应急措施

1. 转运途中发现患者突发病情变化，应立即给予紧急处理，保持呼吸道通畅，安置合适体位，同时请家属或护送工人到最近的医疗单位寻求帮助。

2. 有医师陪同时，配合医师立即给予紧急救治。

3. 必要时立即将患者送入途中最近的医疗单元实施急救。

4. 密切观察患者病情变化，做好护理记录及抢救记录。

5. 协助医师通知患者家属，若抢救工作紧张，可通知值班护士长，由其通知家属。

6. 及时通知病房主管医师、护士长，必要时报告医务处、护理部或院总值班。

7. 逐级汇报（值班）护士长，填写不良事件上报表。

## （二）流程

转运途中患者突发病情变化的处理流程见图 6-28。

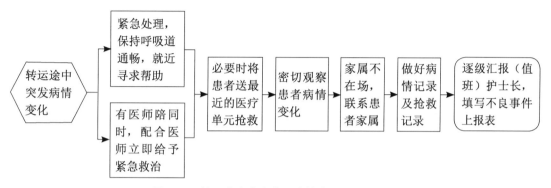

**图 6-28　转运途中患者突发病情变化的处理流程**

## 十三、患者发生精神症状的应急预案

### （一）应急措施

1. 护士首先应详细了解病情，做到心中有数，及时向医师汇报和通知家属。患者出现精神症状期间，应有家属陪护。

2. 在兴奋和有伤人企图的患者面前，护士要做到冷静，沉着，大胆，同时注意自我防护，防止被患者咬伤、打伤等意外发生。

3. 护士在语言态度上要尊重患者，消除患者的恐惧和敌对情绪。

4. 对于躁动患者应专人重点护理，必要时采取约束患者的方法，防止跌伤、坠床，同时要经常观察被约束患者的肢体颜色，以便了解血供情况。

5. 对用品要严格管理，如刀子、剪子、热水杯等易造成自伤和伤人的物品禁止放在患者处。

6. 吃药时要看护患者服下，经检查确认无误后方可离去。

7. 测体温时要有专人始终守护在患者身边，以免咬断或将体温表作为伤害性物品。

8. 饮食以无骨、无刺激为宜，防止暴食，必要时协助患者进食。进食时注意避免发生误吸、呛咳，防止发生吸入性肺炎。

9. 患者持续兴奋躁动时，体力消耗极大，应保证营养和水分的及时供给。

10. 从生活上关心体贴患者，对患者的合理要求要尽量满足；对不合理的要求要耐心解释。

11. 做好基础护理，保持床褥的清洁、干燥，预防压力性损伤的发生。

12. 遵医嘱对症处理，进行健康教育，做好病情记录及交接工作。

### （二）流程

患者发生精神症状的处理流程见图 6-29。

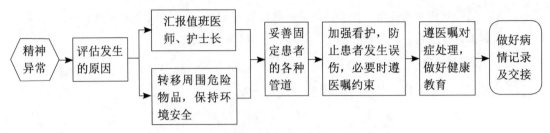

图 6-29  患者发生精神症状的处理流程

## 十四、遭遇暴徒袭击的应急预案

### （一）应急措施

1. 遭遇暴徒袭击时护理人员应当保持头脑冷静，正确分析和处理发生的各种情况。

2. 白天通知警务室，夜晚通知传达室或拨打"110"，伺机寻找在场其他人员的帮助，并向公安局派出所报案。

3. 安抚患者及其家属，消除焦虑、恐惧情绪，尽力保护患者及其家属的生命和财产安全，保护医院的财产不受侵犯。

4. 在与暴徒接触、交涉的过程中保持冷静，勿激怒暴徒，了解暴徒意图，记住体貌特征、言语特征和行为特征，尽量让暴徒到摄像头可及范围。同时保护自己，尽量减少伤亡。

5. 暴徒逃走后应注意其逃跑方向。

6. 主动协助公安机关的调查取证工作。

7. 尽快恢复病区正常医疗护理工作，保证患者的医疗护理不受影响。

### （二）流程

遭遇暴徒袭击的处理流程见图 6-30。

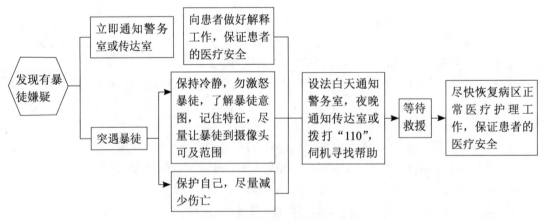

图 6-30  遭遇暴徒袭击的处理流程

# 第五节 仪器设备故障护理应急预案

## 一、吸氧过程中，中心吸氧装置出现故障的应急预案

### （一）应急措施

1. 立即打开备用氧气袋，连接氧气管，继续为患者吸氧。

2. 必要时将备用氧气筒装置推至患者床旁，予以继续吸氧。

3. 了解患者及其家属的心理，向患者家属做好解释安慰工作。

4. 密切观察患者的缺氧症状有无改善，有无呼吸急促、末梢发绀、血氧饱和度下降等病情变化。

5. 白天通知设备维修组进行维修，晚上与院总值班联系，立即进行维修。

6. 恢复供氧后，根据患者情况，调节氧流量。

7. 护理人员准确并详细记录经过及患者生命体征，将处理经过及患者病情报告护士长。

8. 日常工作中，注意加强对中心吸氧装置的定时检查与维护，氧气表、氧气包或氧气筒随时处于备用状态。

### （二）流程

吸氧过程中，中心吸氧装置出现故障的处理流程见图6-31。

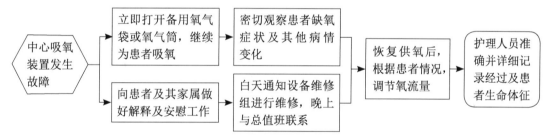

**图6-31 吸氧过程中，中心吸氧装置出现故障的处理流程**

## 二、输液泵、注射泵故障的应急预案

### （一）应急措施

1. 发生输液泵故障时，立即查看故障原因。管路堵塞报警时，查看管路是否折叠，针头是否堵塞，及时排除故障或重新注射。

2. 输液泵本身带有蓄电池，应定期充电，使其处于饱和状态。在使用过程中随时观察输液泵的工作状态，确保设备设置参数与实际运行参数相符合。

3. 如输液泵出现意外停电、速度失控等故障时，护士立即停用该设备，同时评估患者，通知医师恢复常规输注方法，条件允许时应及时更换备用设备。

4. 若故障不能排除，重新更换输液泵或注射泵，故障仪器悬挂"待修"标识。

5. 严密观察患者的生命体征及病情变化，做好患者及其家属的解释工作。

6. 通知设备科进行维修，维修过程及维修结果应及时登记备案。

## （二）流程

输液泵、注射泵故障的处理流程见图 6-32。

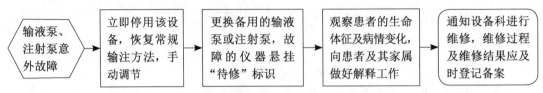

**图 6-32  输液泵、注射泵故障的处理流程**

## 三、冷藏药品冰箱故障的应急预案

### （一）应急措施

1. 配备冰箱温湿度计，定时观察冰箱温度，及时发现设备故障。

2. 将药品放入冰块保持其有效保存温度。

3. 白天通知设备维修组进行维修，晚上与院总值班联系。

4. 迅速清理冰箱内药品种类、数量，尽量不要频繁打开冰箱门，以免增加冰箱内温度。

5. 冷藏冰箱故障处理工作结束后，对事件的起因进行调查分析，并采取有效的防范措施预防类似事件的发生。

### （二）流程

冷藏药品冰箱故障的处理流程见图 6-33。

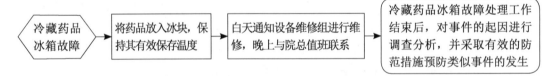

**图 6-33  冷藏药品冰箱故障的处理流程**

## 四、信息系统故障或停电护理的应急预案

### （一）防范措施

1. 网络设备保障：各交换机之间实行双线运行。

2. 应用软件保障：及时更新。

3. 供电保障：电源采用专用的双电源进房，进房后的电源再采用 UPS 不间断电源，以确保电源供应。

4. 病毒防范保障：安装防病毒软件，定期及时为电脑杀毒，禁止使用 U 盘。

5. 科室备手工操作所需要的各种记录单，如医嘱本、检查申请单、护理执行卡转抄单等。

### （二）应急措施

1. 信息系统故障或停电时，检查原因，保持故障界面，通知信息科。

2. 正常上班时间通知信息科排除故障，夜间或节假日通知院总值班。

3. 系统故障不能排除时，医师开具手写医嘱，一名护士手工转抄各种护理执行卡（输液单、注射卡、口服药卡、护理卡等），另一名护士核对无误后方可执行。

4. 各种护理执行卡上签执行时间及执行者，各类评估及需书写的护理记录以手工的方式记录，待系统恢复正常后在医嘱单上补签。

5. 根据医师开具的手写医嘱，开具借条，联系借药。同时做好借药记录和交接班。待系统恢复或来电后补录医嘱费用，及时还药，取回借条。

6. 对新入院、转科患者，先行办理入院手续、接收患者，待系统恢复后，再将信息输入计算机。

（三）流程

信息系统故障或停电的处理流程见图 6-34。

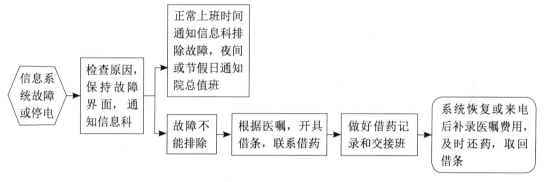

**图 6-34　信息系统故障或停电的处理流程**

（史崇清）

# 参考文献

谌永毅，马双莲 .2008. 实用专科护士丛书：肿瘤科分册 [M]. 长沙：湖南科学技术出版社 .

丁胜，申刚磊，杨庆有，等 .2019."互联网 +"与医疗深度融合在改善医疗服务中的实践 [J]. 中国医院管理，39（3）:78-80.

胡必杰，高晓东，韩玲祥，等 .2019. 医院感染预防与控制标准操作规程 [M].2 版，上海：上海科学技术出版社 .

胡亦新，余小平 .2017. 中国老年医疗照护技能篇（常见疾病和老年综合征）[M]. 北京：人民卫生出版社 .

化前珍，胡秀英 .2017. 老年护理学 [M].4 版 . 北京：人民卫生出版社 .

李春燕 .2017. 美国 INS 2016 版《输液治疗实践标准》要点解读 [J]. 中国护理管理，17（02）:150-153.

李玲，蒙雅萍 .2015 护理学基础 [M]. 3 版 . 北京：人民卫生出版社 .

李小寒，尚少梅，等 .2017. 基础护理学 [M].6 版，北京：人民卫生出版社 .

李鑫，秦月兰，胡婉琴，等 .2019. 三级医院护士开展"互联网 + 护理服务"意愿及需求的质性研究 [J]. 护理学杂志，34（20）:61-64.

刘秋霞，孙鸿燕，余思萍，等 .2019，我国"互联网 + 护理服务"面临的困境及对策 [J]. 护理学杂志，34（17）:11-13.

刘晓虹 . 邵阿末 . 吴永琴，2017. 护理心理学 [J]. 护士进修杂志，32（19）:1729-1731.

刘长虎，胡松，毛拥军，等 .2017. 老年人衰弱的研究进展 [J]. 中国全科医学，20（16）:2025-2033.

马勇，张晓林，胡金伟，等 .2019."互联网 + 医疗健康"中的个人信息保护问题探讨 [J]. 中华医院管理杂志，（1）:19-24.

美国静脉输液护理学会 .2016. 静脉输液治疗标准 .

缪荣明 .2019. 老年长期照护与康复指导书册 [M]. 北京：人民卫生出版社 .

强福林，杨莉萍，葛艺东 .2015. 临床肿瘤学概念 [M]. 北京：科学出版社 .

荣晓珊，何佳倩，彭幼清 .2014. 多元文化护理理念在肿瘤病人临终关怀中的应用 [J]. 护理研究，28（6）:2067-2059.

孙红，尚少梅 .2018. 老年长期照护规范与指导 [M]. 北京：人民卫生出版社 .

滕海英，彭雪娟，赵翠松，等 .2015. 应用日常生活活动能力表细化分级护理能力的实践 [J]. 中华护理杂志，50（2）:145-147.

王泠，郑小伟，马蕊，等 .2018. 国内外失禁相关性皮炎护理实践专家共识解读 [J]. 中国护理管理，18（1）:3-6.

王怡悦，何侃，叶芊，等 .2020. 江苏省"互联网＋康复医疗"新模式探究 . 价值工程，39（1）:6-8.

吴欣娟，王艳梅 .2017. 护理管理学 [M]. 4 版 . 北京：人民卫生出版社 .

吴欣娟 .2017. 外科护理学 [M].6 版 . 北京：人民卫生出版社 .

谢红 .2019."互联网＋护理服务"的创新发展路径研究 [J]. 中国护理管理，19（07）:961-964.

尤黎明 .2017. 内科护理学 [M].6 版 . 北京：人民卫生出版社 .

袁秀群，孟晓红，杨艳 .2017. 失禁性皮炎护理的研究进展 [J]. 解放军护理杂志，34（9）:51-55.

张波 .2017. 急危重症护理学 [M].4 版 . 北京：人民卫生出版社 .

张媛媛，朱春荷 .2019."互联网＋护理服务"背景下医疗废物管理存在的问题及对策 . 中国护理管理 [J]，19（7）:972-974.

赵煜华，王俊霞 .2019. 重症监护病区病人失禁相关性皮炎的研究进展 [J]. 护理研究，33（17）:3001-3004.

郑一宁，李映兰，吴欣娟 .2018. 针刺伤防护的护理专家共识 [J]. 中华护理杂志，53（12）:1434-1438.

钟小燕，白晶，罗荣 . 2019. 我国"互联网＋医疗"服务模式 . 中国卫生事业管理 [J]，36（01）:20-22, 28.

周郁秋，张会君 .2018. 老年健康照护与促进 [M]. 北京：人民卫生出版社 .

朱读伟，严谨 .2017. 国外老年谵妄护理管理现状 [J]. 中国护理管理，17（6）:796-799.

# 附录

# 护理院常见护理风险评估量表

护理院常见护理风险评估量表见附表 1～附表 13。

**附表 1 Braden 压力性损伤危险因素评估表**

| 评估标准 | | | 分值 | 评估日期 | | |
|---|---|---|---|---|---|---|
| 感知能力 | 完全受限 | 对疼痛刺激无反应 | 1 | | | |
| | 非常受限 | 对疼痛刺激有反应，但不能用语言表达，只能用呻吟、烦躁不安表示 | 2 | | | |
| | 轻度受限 | 对指令性语言有反应，但不能总是用语言表达不适，或部分肢体感受疼痛能力或不适能力受损 | 3 | | | |
| | 未受损 | 对指令性语言有反应，无感觉受损 | 4 | | | |
| 潮湿度 | 持续潮湿 | 每次移动或翻动患者时总是看到皮肤被分泌物、尿液渍湿 | 1 | | | |
| | 潮湿 | 床单由于频繁受潮至少每班更换一次 | 2 | | | |
| | 有时潮湿 | 皮肤偶尔潮湿，床单约每日更换一次 | 3 | | | |
| | 很少潮湿 | 皮肤通常是干的，床单按常规时间更换 | 4 | | | |
| 活动能力 | 限制卧床 | 被限制在床上 | 1 | | | |
| | 可以坐椅子 | 不能步行活动，必须借助椅子或轮椅活动 | 2 | | | |
| | 偶尔行走 | 白天偶尔步行，但距离非常短 | 3 | | | |
| | 经常行走 | 能自主活动，经常步行 | 4 | | | |
| 移动能力 | 完全无法移动 | 患者在他人帮助下方能改变体位 | 1 | | | |
| | 严重受限 | 偶尔能轻微改变身体或四肢的位置，但不能独立改变体位 | 2 | | | |
| | 轻度受限 | 只是轻微改变身体或四肢位置，可经常移动且独立进行 | 3 | | | |
| | 未受限 | 可独立进行随意体位的改变 | 4 | | | |

续表

| 评估标准 | | | 分值 | 评估日期 | | |
|---|---|---|---|---|---|---|
| 营养摄取能力 | 非常差 | 从未吃过完整一餐，或禁食和（或）进无渣流质饮食 | 1 | | | |
| | 可能不足够 | 每餐很少吃完，偶尔加餐或少重流质饮食或管饲饮食 | 2 | | | |
| | 足够 | 每餐大部分能吃完，但会常常加餐；不能经口进食患者能通过 | 3 | | | |
| | 非常好 | 鼻饲或静脉营养补充大部分营养需求<br>三餐基本正常 | 4 | | | |
| 摩擦力和剪切力 | 有问题 | 需要协助才能移动患者，移动患者时皮肤与床单表面没有完全托起，患者坐床上或椅子上经常会向下滑动 | 1 | | | |
| | 有潜在问题 | 很费力地移动患者，大部分时间能保持良好的体位，偶尔有向下滑动 | 2 | | | |
| | 无明显问题 | 在床上或椅子里能够独立移动，并保持良好的体位 | 3 | | | |

注：1.Braden 评估表主要适用于内外科、骨科以及老年长期卧床的住院患者。

2. 评分≤ 18 分，提示患者有发生压力性损伤的危险，建议采取预防措施。

### 附表 2 Morse 跌倒评估表

| 评估标准 | | 评估日期 | | | |
|---|---|---|---|---|---|
| 患者曾跌倒（3 个月内）/视觉障碍 | 没有 =0<br>有 =25 | | | | |
| 超过 1 个医学诊断 | 没有 =0<br>有 =15 | | | | |
| 使用助行器具 | 没有需要 =0<br>完全卧床 =0<br>护士扶持 =0<br>"丁"形拐杖 / 手杖 =15<br>助行器 =15<br>扶家具行走 =30 | | | | |
| 静脉治疗 / 肝素锁 / 使用药物治疗 | 没有 =0<br>有 =20 | | | | |

| 评估标准 | | 评估日期 | | | | |
|---|---|---|---|---|---|---|
| | | | | | | |
| 步态 | 正常 =0<br>卧床 =0<br>轮椅代步 =0<br>乏力 / ≥ 65 岁 / 直立性低血压 =10<br>失调及不平衡 =20 | | | | | |
| 精神状态 | 了解自己能力，量力而行 =0<br>高估自己 / 忘记自己限制 / 意识障碍 / 躁动不安 / 沟通障碍 / 睡眠障碍 =15 | | | | | |
| 得分 | | | | | | |
| 签名 | | | | | | |

注：1.评估时机　65 岁以上患者、临床上有跌倒危险的患者入院时评估；≥ 45 分每周至少评估 1 ～ 2 次；患者病情发生变化或者口服会导致跌倒的药物时需评估；患者转到其他科室时需评估；跌倒后需评估。

2.使用药物治疗：指用麻醉药、抗组胺药、降压药、镇静催眠药、抗癫痫痉挛药、轻泻药、利尿药、降糖药、抗抑郁抗焦虑抗精神病药。

3.总分 125 分，评分＜ 25 分为低风险；25 ～ 45 分为中度风险；≥ 45 分为高危风险，提示患者处于易受伤危险中，应采取相应的防护措施。得分越高表示跌倒风险越大

附表 3　日常生活活动能力量表

| 项目 | 评分 | 标准 | 评估日期 | | |
|---|---|---|---|---|---|
| | | | | | |
| 大便 | 0<br>5<br>10 | 失禁或昏迷<br>偶有失禁（每周＜ 1 次）<br>控制 | | | |
| 小便 | 0<br>5<br>10 | 失禁或昏迷或需由他人导尿<br>偶有失禁（每 24 小时＜ 1 次）<br>控制 | | | |
| 修饰 | 0<br>5 | 需要帮助<br>自理（洗脸、梳头、刷牙、剃须） | | | |
| 用厕 | 0<br>5<br>10 | 依赖他人<br>需部分帮助<br>自理（去和离开厕所、使用厕纸、穿脱裤子） | | | |
| 进食 | 0<br>5<br>10 | 较大或完全依赖<br>需部分帮助（切面包、抹黄油、夹菜、盛饭）<br>全面自理（能进各种食物，但不包括取饭、做饭） | | | |

续表

| 项目 | 评分 | 标准 | 评估日期 | | |
|------|------|------|------|------|------|
| 转移<br>（床—椅） | 0<br>5<br>10<br>15 | 完全依赖他人，无坐位平衡<br>需大量帮助（1～2人，身体帮助），能坐<br>需少量帮助（言语或身体帮助）<br>自理 | | | |
| 活动 | 0<br>5<br>10<br>15 | 不能步行<br>在轮椅上能独立行动<br>需1人帮助步行（言语或身体帮助）<br>独立步行（可用辅助器，在家及附近） | | | |
| 穿衣 | 0<br>5<br>10 | 依赖他人<br>需一半帮助<br>自理（自己系开纽扣，关、开拉锁和穿鞋） | | | |
| 上下楼梯 | 0<br>5<br>10 | 不能<br>需帮助（言语、身体、手杖帮助）<br>独立上下楼梯 | | | |
| 洗澡 | 0<br>5 | 依赖<br>自理（无指导能进出浴池并自理洗澡） | | | |
| 总得分 | | | | | |
| 评估人 | | | | | |

注：评分结果满分100分。Barthel指数得分40分以上者康复治疗的效益最大。

＜20分为极严重功能缺陷，生活完全需要依赖；20～40分为生活需要很大帮助；

40～60分为生活需要帮助；＞60分为生活基本自理

**附表4　疼痛评分量表**

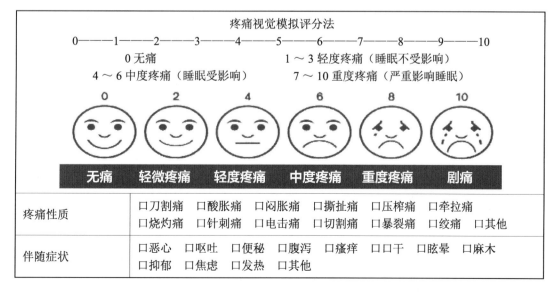

| 疼痛性质 | □刀割痛　□酸胀痛　□闷胀痛　□撕扯痛　□压榨痛　□牵拉痛<br>□烧灼痛　□针刺痛　□电击痛　□切割痛　□暴裂痛　□绞痛　□其他 |
|------|------|
| 伴随症状 | □恶心　□呕吐　□便秘　□腹泻　□瘙痒　□口干　□眩晕　□麻木<br>□抑郁　□焦虑　□发热　□其他 |

附表5 格拉斯哥昏迷评分表

| 项目 | | 评估日期 | | |
|---|---|---|---|---|
| | | | | |
| 睁眼反应 | 自发性地睁眼反应（4分）<br>声音刺激有睁眼反应（3分）<br>疼痛刺激有睁眼反应（2分）<br>任何刺激均无睁眼反应（1分） | | | |
| 语言反应 | 对人物、时间、地点等定向问题清楚（5分）<br>对话混淆不清、不能准确回答有关人物、时间、地点等问题（4分）<br>言语不流利，但字意可辨（3分）<br>言语模糊不清，字意难辨（2分）<br>任何刺激均无言语反应（1分） | | | |
| 运动反应 | 可按吩咐动作（6分）<br>能确定疼痛定位（5分）<br>对疼痛刺激有肢体躲避反应（4分）<br>疼痛刺激时肢体过屈（去皮质强直）（3分）<br>疼痛刺激时肢体过伸（去大脑强直）（2分）<br>疼痛刺激时无反应（1分） | | | |
| 总分 | | | | |
| 签名 | | | | |

注：格拉斯哥昏迷评分表按睁眼、语言、运动3种反应共15项检查。

正常人为15分，8分以下为昏迷，3分为深度昏迷，计分越低，预后越差。

>8分者预后较好，<8分以下者预后较差，<5分者死亡率较高

附表6 管道脱落风险评估表

| 评估项目 | | 分值 | 评估日期及得分 | | 管道的分类结果评定要求及防范措施 |
|---|---|---|---|---|---|
| 年龄 | 年龄≥70岁或≤7岁 | 2 | | | 管道的分类<br>1. I类导管 胸腔引流管、气管插管、脑室引流管、气管切开导管<br>2. II类导管 双套管、负压球、深静脉导管（PICC、CVC）、三腔管、造瘘管（胃、膀胱）、透析管、腹部引流管（每条管2分，累计加分）<br>3. III类导管 胃管、尿管（每条管1分，累计加分）<br>4. 其他（专科导管） T管、胆道引流管、鼻肠管、肛管、骶前引流管（每条管1分，累计加分） |
| 意识 | 嗜睡<br>模糊<br>躁动<br>谵妄 | 2<br>2<br>3<br>3 | | | |
| 精神不稳定状态或活动状态 | 痴呆<br>兴奋/行为异常<br>焦虑或恐惧<br>离床、床上、床边活动<br>其他 | 3<br>2<br>2<br>2<br>2 | | | |

续表

| 评估项目 | | 分值 | 评估日期及得分 | | | 管道的分类结果评定要求及防范措施 |
|---|---|---|---|---|---|---|
| 导管种类 | Ⅰ类导管 | 3 | | | | 结果评定及要求 |
| | Ⅱ类导管 | 2 | | | | 1. 低危：＜3分可能发生管道脱落； |
| | Ⅲ类导管 | 1 | | | | 中危：4～8分容易发生管道脱落。 |
| | 其他（专科导管） | 1 | | | | 高危：9分以上随时发生管道脱落 |
| 药物 | 镇静催眠药 | 1 | | | | 2. 对中高危患者每周复评一次，评估 |
| | 麻醉药 | 1 | | | | 结果在护理记录中记录 |
| | 其他 | 1 | | | | 防范措施： |
| 瘙痒或疼痛 | 全身皮肤瘙痒 | 1 | | | | 1. 按护理常规做好管道护理 |
| | 疼痛可耐受 | 1 | | | | 2. 妥善固定，经常巡视，床头交接班 |
| | 疼痛难忍 | 3 | | | | 3. 告知患者及其家属如何保持功能 |
| 沟通 | 一般、能理解 | 1 | | | | 位，防止管道脱落 |
| | 无法交流 | 3 | | | | 4. 患者躁动时进行肢体约束，以免患 |
| | 差、不配合 | 3 | | | | 者自行拔出 |
| 其他 | 呼吸机人机对抗 | 1 | | | | 5. 外出检查及患者下床活动时注意管 |
| | 其他 | 3 | | | | 道衔接要牢固 |
| 评估总分 | | | | | | 6. 注意观察，做好记录 |
| 评估者 | | | | | | |

## 附表7　营养不良风险评估表

| 姓名 | | 年龄（岁） | | 性别 | |
|---|---|---|---|---|---|
| 身高（m） | | 体重（kg） | | 体重指数（BMI，kg/m²） | |
| 联系电话 | | | | | |
| 初筛 | | | | | |

| | 0分 | 1分 | 2分 | 3分 |
|---|---|---|---|---|
| 1.BMI | BMI＜19kg/m² 或BMI＞28kg/m² | 19≤BMI＜21kg/m² 或26＜BMI≤28kg/m² | 21≤BMI＜23kg/m² 或24＜BMI≤26kg/m² | 23≤BMI≤24kg/m² |
| 2. 近3个月体重变化 | 减少或增加＞3kg | 不知道 | 1kg≤减少≤3kg 或1kg≤增加≤3kg | 0kg＜减少＜1kg 或0kg＜增加＜1kg |
| 3. 活动能力 | 卧床 | 需要依赖工具活动 | 独立户外活动 | — |
| 4. 牙齿状况 | 全口/半口缺 | 用义齿 | 正常 | — |
| 5. 神经精神疾病 | 严重认知障碍或抑郁 | 轻度认知障碍或抑郁 | 无认知障碍或抑郁 | — |

| 6. 近 3 个月有无饮食量变化 | 严重增加或减少 | 增加或减少 | 无变化 | — |
|---|---|---|---|---|

总分 14 分，＜ 12 分提示有营养不良风险，继续以下评估。≥ 12 分提示无营养不良风险，无须以下评估

评估

| | 0 分 | 0.5 分 | 1 分 | 2 分 |
|---|---|---|---|---|
| 7. 患慢性病数＞ 3 种 | 是 | — | 否 | — |
| 8. 服药时间在 1 个月以上药物种类＞ 3 种 | 是 | — | 否 | — |
| 9. 是否独居 | 是 | — | 否 | — |
| 10. 睡眠时间 | ＜ 5h/d | — | ≥ 5h/d | — |
| 11. 户外独立活动时间 | ＜ 1h/d | — | ≥ 1h/d | — |
| 12. 文化程度 | 小学及以下 | — | 中学及以上 | — |
| 13. 自我感觉经济状况 | 差 | 一般 | 良好 | — |
| 14. 进食能力 | 依靠别人 | — | 自行进食稍有困难 | 自行进食 |
| 15. 一天餐次 | 1 次 | — | 2 次 | 3 次及以上 |
| 16. 每天摄入奶类；每天摄入豆制品；每天摄入鱼 / 肉 / 禽 / 蛋类 | 0 ～ 1 项 | 2 项 | 3 项 | — |
| 17. 每天烹调油摄入量 | ＞ 25g | — | ≤ 25g | — |
| 18. 是否每天吃蔬菜水果 500g 及以上 | 否 | — | 是 | — |
| 19. 小腿围 | ＜ 31cm | — | ≥ 31cm | — |
| 20. 腰围 男 | ＞ 90cm | — | ≤ 90cm | — |
| 20. 腰围 女 | ＞ 80cm | — | ≤ 80cm | — |
| 小腿围（cm） | | 腰围（cm） | | |

年龄超过 70 岁总分加 1 分，即年龄调整增加的分值：年龄 <70 岁， 0 分；年龄≥ 70 岁，1 分，

初筛分数（满分 14 分）；　　　　　评估分数（满分 16 分）；　　　　　量表总分（满分 30 分）

执行者_____评估对象_____评估日期_____

注：1. 评估方法

（1）小腿围的测量：被测者站立，用软尺水平地绕过健侧小腿肚测得的最大围长。

（2）腰围的测量：被测者双足并拢，挺直站立，腰肌放松，用软尺在最下肋骨和上髂嵴中间处测得的躯干水平围长。

2. 评估内容及结果判定

（1）评估内容包括三部分，即基本情况；初筛（0～14 分）；评估（0～16 分）。

若初筛＜12 分，则继续进行评估，两项总分相加为最后总分。

（2）结果判定

1）若初筛总分≥12 分，提示无营养不良风险，无须评估。

2）若初筛总分＜12 分，提示有营养不良风险，继续评估。

3）若营养不良风险评估总分（初筛＋评估）≥24 分，表示营养状况良好。

4）若营养不良风险评估总分（初筛＋评估）＜24 分，当 BMI≥24 分（或男性腰围≥90cm，女性腰围≥80cm）时，提示可能是肥胖 / 超重型营养不良或有营养不良风险。

5）若营养不良风险评估总分（初筛＋评估）17～24 分，表示有营养不良风险。

6）若营养不良风险评估总分（初筛＋评估）≤17 分，表示有营养不良。

附表 8　噎食 / 误吸风险评估表

| 评价标准 | | | | 评估日期 | |
| --- | --- | --- | --- | --- | --- |
| 评价内容 | 1 分 | 2 分 | 3 分 | | |
| 年龄 | 10～49 岁 | 50～80 岁 | ＞80 岁或＜10 岁 | | |
| 神志 | 清醒 | 神志清醒但使用镇静药物 | 昏迷 | | |
| 痰液 | 量少 | 量多黏且黏稠 | 量多黏且稀薄 | | |
| 合并老年痴呆、脑血管意外、重症肌无力、帕金森病 | 无以上疾病 | 1 种疾病 | 2 种及 2 种以上疾病 | | |
| 饮食 | 禁食 | 普食，包括软食 | 流食或半流食，包括鼻饲流食 | | |
| 体位 | 半卧位≥30° | 半卧位＜30° | 平卧位 | | |
| 饮水试验 | 1 级 | 2 级 | 3 级及 3 级以上 | | |
| 人工气道机械通气 | 无 | 气管切开 /气管插管机械通气 | — | | |
| 评估总分 | | | | | |
| 执行者签字 | | | | | |

注：1. 评估要求　入院（转入）、病情变化（级别护理更改为上一级、医嘱变更饮食）、 评分≥19 分，每日评估 1 次；评分 10～18 分，每周评估 1 次。

2. 评估标准　10～12 分为低度危险；13～18 分为中度危险；19～23 分为重度危险。

3. 护理措施

（1）低度危险：一般患者为神志清醒，能够进行言语交流。健康宣教是此类患者的重点，包括饮食种类、进食时的体位、一次进食量、速度的控制。留置胃管鼻饲患者，4 小时测定胃内残留量，胃残余量＞200ml 暂停鼻饲。

（2）中度、重度危险：此类患者多需留置胃管。

1）意识障碍患者，尤其格拉斯哥昏迷评分＜9分及老年患者，鼻饲前进行翻身，吸净呼吸道分泌物。

2）喂养前检查并确定胃管位置，床头抬高≥30°，并在鼻饲结束后30分钟内仍保持30°体位。

3）采取适宜管径大小的胃管进行鼻饲，低流速、匀速喂养方式进行鼻饲。

4）每4小时测定胃内残留量，胃残余量＞200ml暂停鼻饲。

5）检查有无腹胀、反流等误吸危险因素，听诊肠鸣音。

6）机械通气患者4小时测定气囊压力，维持在25～30cmHg。

附表9　Fried衰弱评估方法

| 序号 | 项目 | 男性 | 女性 |
|---|---|---|---|
| 1 | 体重下降：过去1年中，意外出现体重下降>10磅（4.5kg）或>5%体重 | | |
| 2 | 行走时间（4.57m） | 身高≤173cm：≥7秒<br>身高>173cm：≥6秒 | 身高≤159cm：≥7秒<br>身高>159cm：≥6秒 |
| 3 | 握力（kg） | BMI≤24.0kg/m²：≤29<br>BMI24.1～26.0kg/m²：≤30<br>BMI26.1～28.0kg/m²：≤30<br>BMI>28.0kg/m²：≤32 | BMI≤23.0kg/m²：≤17<br>BMI 23.1～26.0kg/m²：≤17.3<br>BM26.1～29.0kg/m²：≤18<br>BMI>29.0kg/m²：≤21 |
| 4 | 体力活动（MLTA） | ＜383kcal／周<br>（约散步2.5小时） | ＜270kcal／周<br>（约散步2小时） |
| 5 | 疲乏 | CES-D的任何一个问题得分2～3分<br>您过去的1周内以下现象发生了几天？<br>（1）我感觉我做每一件事都需要经过努力；<br>（2）我不能向前行走。<br>0分：＜1天；1分：1～2天；2分：3～4天；3分：＞4天 | |
| 注：BMI.体重指数；MLTA.明达休闲时间活动问卷；CES-D.流行病学调查用抑郁自评量表；散步60分钟约消耗150kcal能量 | | | |
| 评分标准：<br>具备表中5条中3条及3条以上被诊断为衰弱综合征；不足3条为衰弱前期，0条为无衰弱健康老年人 | | | |

附表10　MRC呼吸困难指数（modified british medical research council，mMRC）

| mMR分级 | mMRC评估呼吸困难严重程度 |
|---|---|
| mMRC分级0 | 我仅在费力运动时出现呼吸困难 |
| mMRC分级1 | 我平地快步行走时或步行爬小坡时出现气促 |
| mMRC分级2 | 我由于气短，平地行走时比同龄人慢或者需要停下来休息 |
| mMRC分级3 | 我在平地行走100m左右或数分钟后需要停下来喘气 |
| mMRC分级4 | 我因严重呼吸困难以至于不能离开家，或在穿衣服、脱衣服时出现呼吸困难 |
| 注：接受评估的老年人应神志清楚。评估时，请视力好的老年人自己勾选答案；对于视力差的老年人，评估者要说出各个条目，请老年人回答 | |

#### 附表 11　视力评估

| 序号 | 筛查项目 | 评分方法 |
|---|---|---|
| 1 | 目前您阅读、行走和看电视时，觉得吃力吗？ | 0= 是　1= 否 |
| 2 | 目前您看东西时觉得有东西遮挡或视物有缺损吗？ | 0= 是　1= 否 |
| 3 | 目前您看东西时视物变形、扭曲吗？ | 0= 是　1= 否 |
| 结果判定标准：≤ 1 分，视力差；2 分，视力较差；3 分，视力良好 | | |

#### 附表 12　听力评估

| 序号 | 筛查项目 | 评分方法 |
|---|---|---|
| 1 | 是不是别人总抱怨您把电视机或收音机的声音开的太大？ | 0= 是　1= 否 |
| 2 | 是不是经常需要别人重复别人所说的话？ | 0= 是　1= 否 |
| 3 | 是不是感到听电话或手机有困难？ | 0= 是　1= 否 |
| 结果判定标准：≤ 1 分，听力差；2 分，听力较差；3 分，听力良好 | | |

#### 附表 13　会阴评估工具（PAT）

| 评估项目 | 评估内容 | 分值 |
|---|---|---|
| 刺激物类型 | 成型的粪便或尿液 | 1 |
| | 软便混合或未混合尿液 | 2 |
| | 水样便或尿液 | 3 |
| 刺激时间 | 床单 / 尿布 Q8H | 1 |
| | 床单 / 尿布 Q4H | 2 |
| | 床单 / 尿布 Q2H | 3 |
| 会阴皮肤状况 | 皮肤干净、完整 | 1 |
| | 红斑、皮肤合并或不合并念珠菌感染 | 2 |
| | 皮肤脱落、糜烂合并或不合并皮炎 | 3 |
| 影响因素：低蛋白、感染、鼻饲营养或其他 | 0 ～ 1 个影响因素 | 1 |
| | 2 个影响因素 | 2 |
| | 3 个以上影响因素 | 3 |
| 总分 4 ～ 12 分，分数越高表示发生失禁性皮炎危害性越高<br>4 ～ 6 分属于低危害群，7 ～ 12 分属于高危险群 | | |

（史崇清　施芊妤　陈玉华）